在宅介護応援ブック

介護の基本Q&A

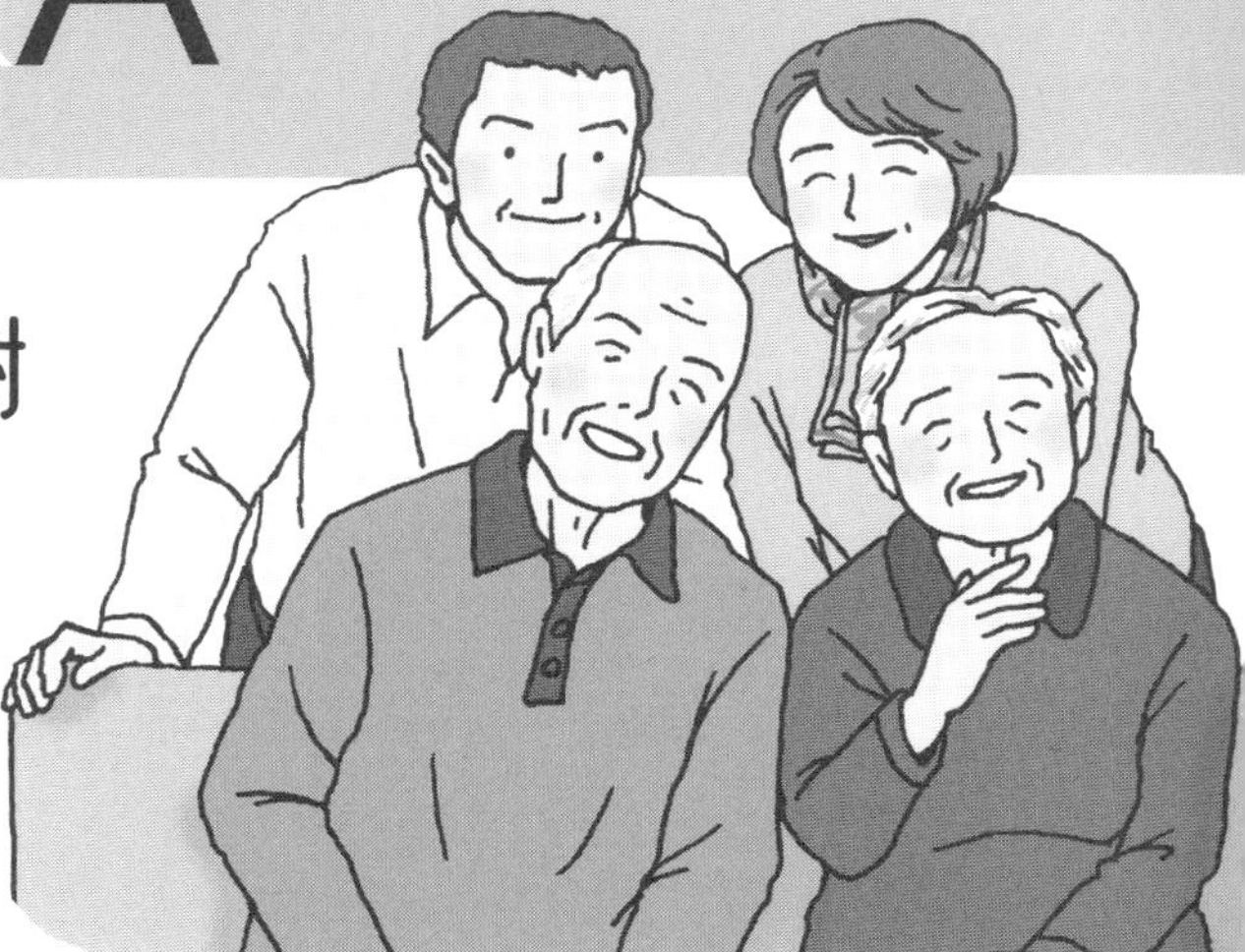

三好春樹

編集協力 東田 勉

講談社

介護の基本Q＆A

はじめに
～私の介護歴を辿《たど》りながら～

私が介護の世界に入ったのは24歳のときです。特別養護老人ホームの介護職になったのです。

それから40年。昨年、私は介護家族にもなりました。90歳の父親と88歳の母親が2人そろって要介護認定を受けたのです。新たな介護歴が始まっていくことを実感しています。

40年前、要介護の高齢者の大半は寝たきり老人でした。

なにしろ脳卒中で倒れると、絶対安静が必要と言われた時代でした。リハビリテーションという言葉すら知られてはおらず、それどころか、風呂に入れようとすると医者から「殺す気か」と言われるのです。

だから、立ったり歩いたりできるはずの軽いマヒの人も寝たきりになり、床ずれができ、さらに認知症（という表現はなく、呆《ぼ》け、痴呆《ちほう》と呼ばれていました）に至る人が大勢いたのです。

私が就職した特養ホームは、寝たきり老人をなんとかしたいと考えている、当時としては先駆的な施設でした。だから、高校中退の私でも、若い男性だというのでありがたがって採用してくれたのです。

寝たきりにしないためには、老人を起こして車イスに移さなくてはなりません。「寮母」と呼ばれていた女性介護職たちは、腰を痛めて辞めたり休んだりして、職場は慢性的な人手不足でした。いわば私は、力仕事担当として雇われたのです。私はこれを自嘲的に「介護力士士」なんて呼んでいます。

当時、寝たきり老人の問題が社会問題化し、寝たきり老人を点滴漬けにしている老人病院がマスコミで批判されるようになりました。

でも、病院という場はもともと治療の場です。病人は上を向いておとなしく寝て回復を待つのが任務です。なにしろ病気が治れば自立できるのですから。

しかし、治るわけではない老人にまで安静を強要することになってしまったのです。残念ながら、こうした病院の体質は現在でもそれほど変わってはいません。

そこで、寝たきり問題の解決にはリハビリテーションを導入すべきだと考えられるようになりました。しかし、リハビリテーションを担うPT（理学療法士）やOT（作業療法士）の数は少なく、高齢者というだけでリハビリの対象にはされないという時代でした。

その後、PT、OTの数は飛躍的に増えました。私もその資格を取った一人です。高齢者のリハビリも当たり前のものとなっていくのですが、新たな問題にぶつかります。

訓練室でPTやOTの指示で立ったり歩いたりできる高齢者が、生活の場である施設や家では寝たきりのままというケースが続出するのです。

いったいどうしてか、私は原因を探し始めました。それはすぐにわかりました。リハビリテーションで老人の身体機能を少々向上させても、生活環境が〈老い〉に適応していないのです。社会の側が〈老い〉を内在化していないと言っていいと思います。

私は「生活リハビリ講座」を介護職相手に始めました。その講座の最初のキャッチフレーズは、「リハビリするより、まずベッドの足を切れ」というものです。

病院用のベッドは、医者、看護師が処置するのに都合のいいように、腰ほども高さのあるものでした。訓練室でいくら立ち上がる練習をしても、ベッドが高すぎて足が降ろせないのでは何の役にも立ちません。

ベッドの幅も広くしようと訴えました。高齢や片マヒになると、十分横を向き、下になった腕を大きく開いて、マットを押して起き上がる必要があります。いくら腕に力があっても、狭いベッドではそれを生かせないのです。

今ではベッドは低くなりました。でも幅は、大半の介護用ベッドがシングルの幅にも足りないものです。こんなベッドを貸し出している介護保険制度は、自立支援ではなくて自立阻害を目的にしているみたいです。

「寝たきりゼロ」とは、高齢者を変えるのではなくて、環境を高齢者の側に適応させることなのです。

さらに、リハビリ専門職の仕事ではなく介護する私たちのやるべきことなのです。なにしろ高齢者に合わせるべき環境とは、一人ひとりの生活の場なのですから。

寝たきりにしてはならないとは、寝たままで食事をさせないということです。寝たきりにしてはならないとは、寝たままで排泄をさせてはならないということです。

そして、寝たきりにしてはならないということは、寝たままで風呂に入れてはならないということです。

私は「生活リハビリ講座」で、介護職はもちろん、医者、看護師、PT、OTなどの専門職にも、28年間、そのことを訴えてきました。医療やリハビリをやって、今よりよくなってから生活をつくるのではない、今ある能力で生活をつくるのです。だって高齢者は、今がいちばんいいんです。明日、明後日はもっと年をとっていくんですから。

この発想転換と方法論を、在宅の介護者にも伝えたいと、『完全図解 新しい介護』

（講談社）を出版したのが２００３年のことです。この本は、日本はもちろん、韓国、台湾、中国にも翻訳出版されるベストセラーとなり、２０１４年に11年ぶりの全面改訂版が出版されました。

本書は、この全面改訂版のなかの「三大介護」の章を、よりわかりやすくＱ＆Ａという形にまとめたもので、同じ秋田綾子さんのイラストを使用させていただきました。感謝。

また、本書は「在宅介護応援ブック」シリーズの第2弾として、前作『認知症ケアＱ＆Ａ』と同様、東田勉氏の全面協力でできあがりました。深謝。

一人でも寝たきりにならず、介護者が少しでも楽になることを願って。

三好春樹

『介護の基本Q＆A』目次

第3章 排泄の介助Q&A

第4章 入浴の介助Q&A

本文ＤＴＰ／長橋誓子

第1章 介護の基本Q&A

Q1

脳卒中で倒れた母がもうすぐ退院します。何を用意すればいいですか。

同居していた70代後半の母が2ヵ月ちょっと前にくも膜下出血で倒れ、手術を受けました。救急搬送された大きな病院の脳外科に入院中ですが、間もなく退院だと言われて困っています。

主人と私は、母が当然リハビリ病院へ転院すると思っていたので、何の準備もしていません。主治医に入院を延ばすようお願いしたところ、「これ以上の回復は望めないから」と言われました。

左片マヒの残る母のために、何をすればいいか教えてください。

A

お母様は生命の危機を乗り越えて、社会復帰できるところまで回復されたのですね。まずは、そのことを喜びましょう。医療面で「できるだけのことはした」と言われたわけですから、**あとは生活面です。生活面では、できることがたくさんありますから、心を強く持ってください。**

まずは、介護保険の申請です。病院の人に申請したいと言えば、手続き方法を教えてくれます。入院中に認定調査を受けると、要介護度が目いっぱい高く出るので、「おトク」なのです。

結果の通知は1ヵ月後ですが、介護保険は前倒しで使えます。

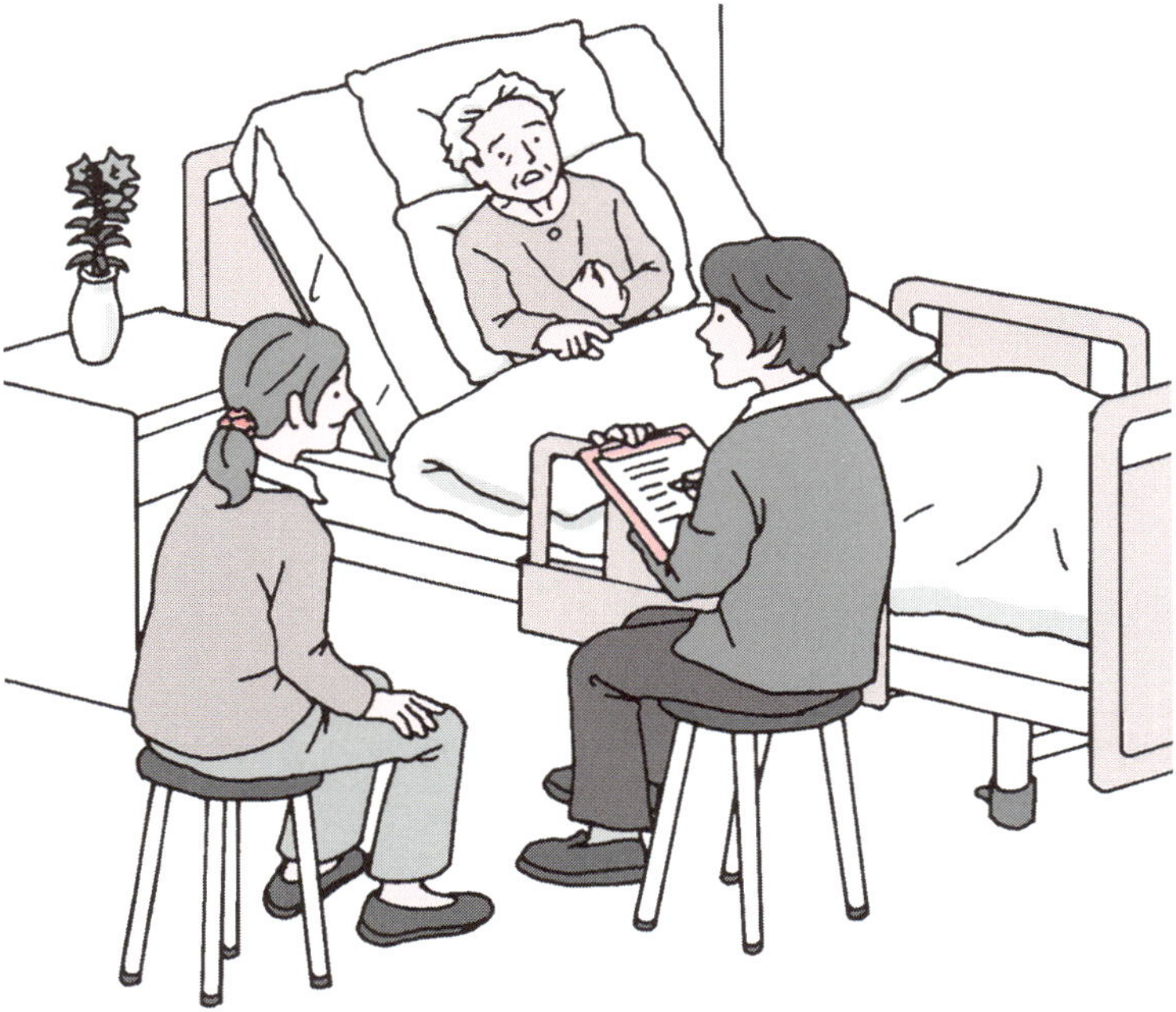

ベッド選びはとても大切

お母様は、これまで自宅でベッドを使っていましたか、それともふとんですか。これまでふとんを使っていて、現在床やタタミから楽に立ち上がれるのであれば、生活習慣を大切にしてふとんを続けてもいいでしょう。その場合、朝目覚めたらふとんを上げて、日中は起きてすごす生活にする必要があります。

これまでベッドを使っていたか、立ち上がりが難しければベッドです。また、車イスを使うなら、移乗するためにベッドが必要になります。

ベッド選びは、介護の質を決定づけるほど大切です。家にこれまでのお母様の

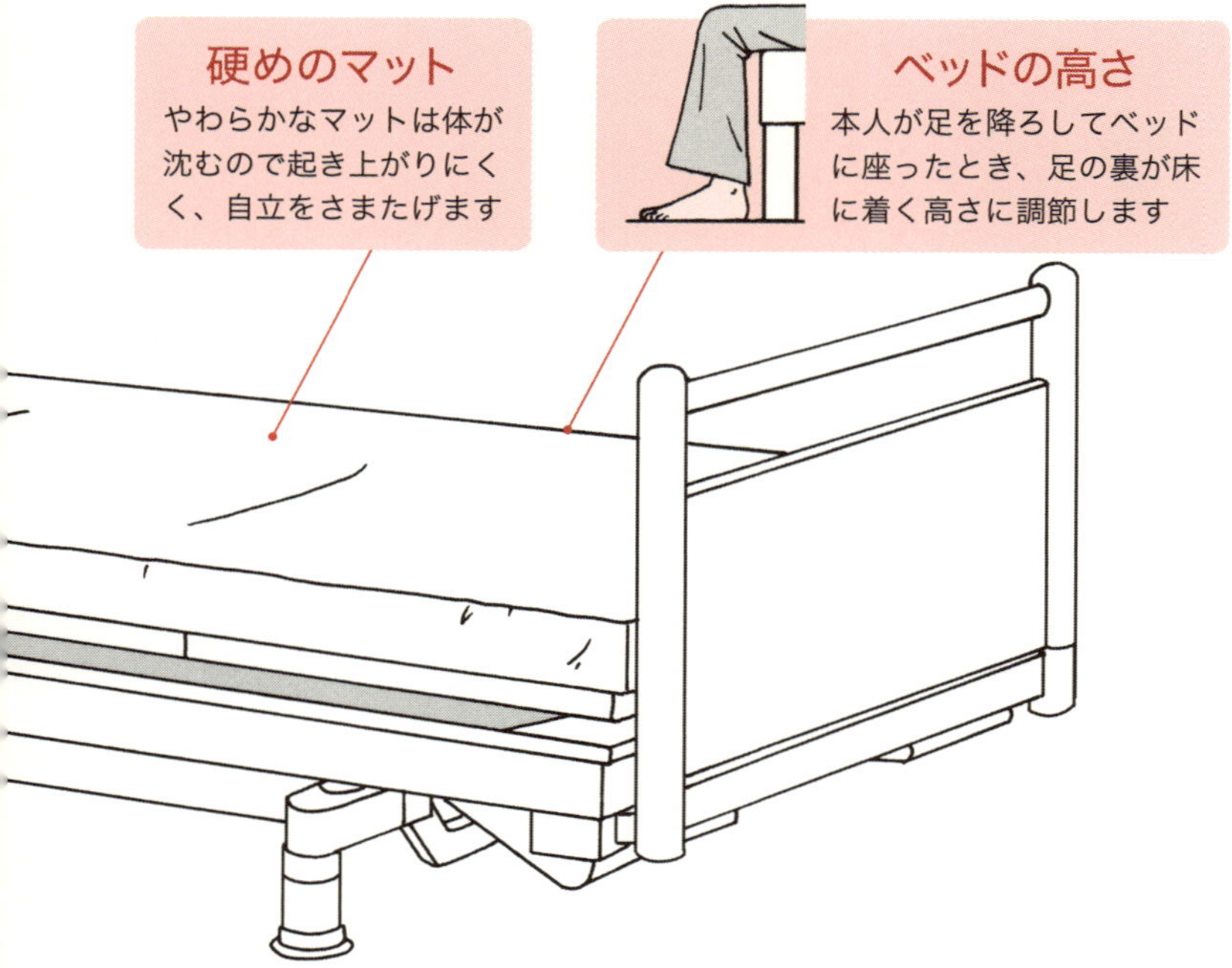
硬めのマット
やわらかなマットは体が沈むので起き上がりにくく、自立をさまたげます
ベッドの高さ
本人が足を降ろしてベッドに座ったとき、足の裏が床に着く高さに調節します

ベッドがある場合も、下のイラストを参考に介護にふさわしいかチェックし、**ふさわしくなければ新たに介護保険でレンタルしましょう。**この条件を満たすベッドを使うと、28～35頁の方法で起き上がることができ、介助バーで車イスに移乗することもできます。

そのためには、マット幅が少なくとも100㎝は必要です。幅の広いベッドは部屋が狭くなるとか、電動で背上げができるほうが本人も介護者も楽だと思いがちですが、**狭いベッドで電動起こしをしていると、寝たきりをつくってしまうことになりかねません。**

日中をベッドですごさないためにも、電動の背上げ機能は不要です。

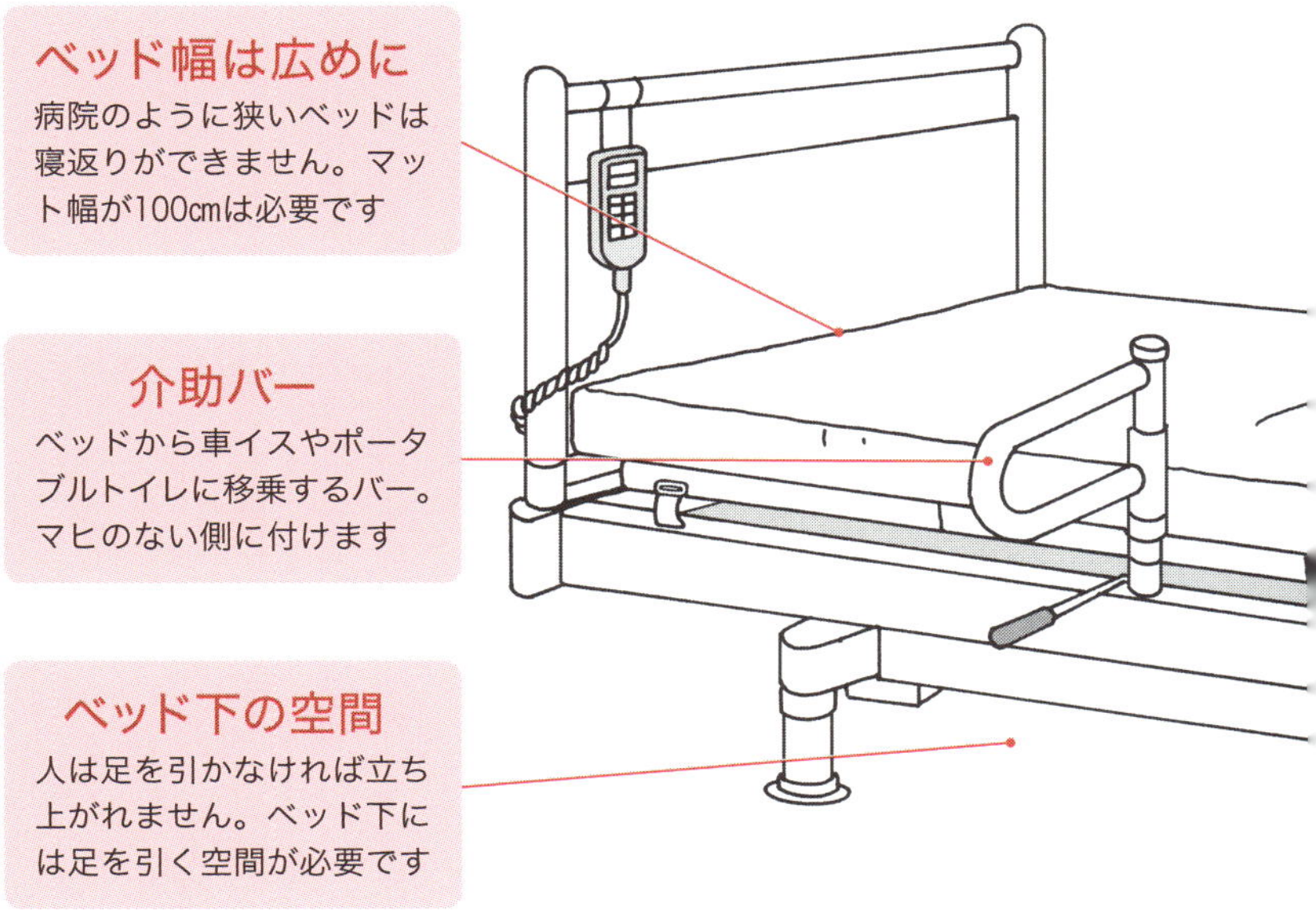
ベッド幅は広めに
病院のように狭いベッドは寝返りができません。マット幅が100㎝は必要です
介助バー
ベッドから車イスやポータブルトイレに移乗するバー。マヒのない側に付けます
ベッド下の空間
人は足を引かなければ立ち上がれません。ベッド下には足を引く空間が必要です

車イスは本人の状態に合わせて選ぶ

車イスは、介護保険でレンタルするのが一般的です。種類がいろいろあるので、本人の状態に合わせて選びましょう。種類を決めたら、次に大切なのは大きさです。シート幅が広すぎると姿勢が不安定になるので、座った状態でお尻の左右に2～3㎝ずつ余裕がある大きさを選びます。

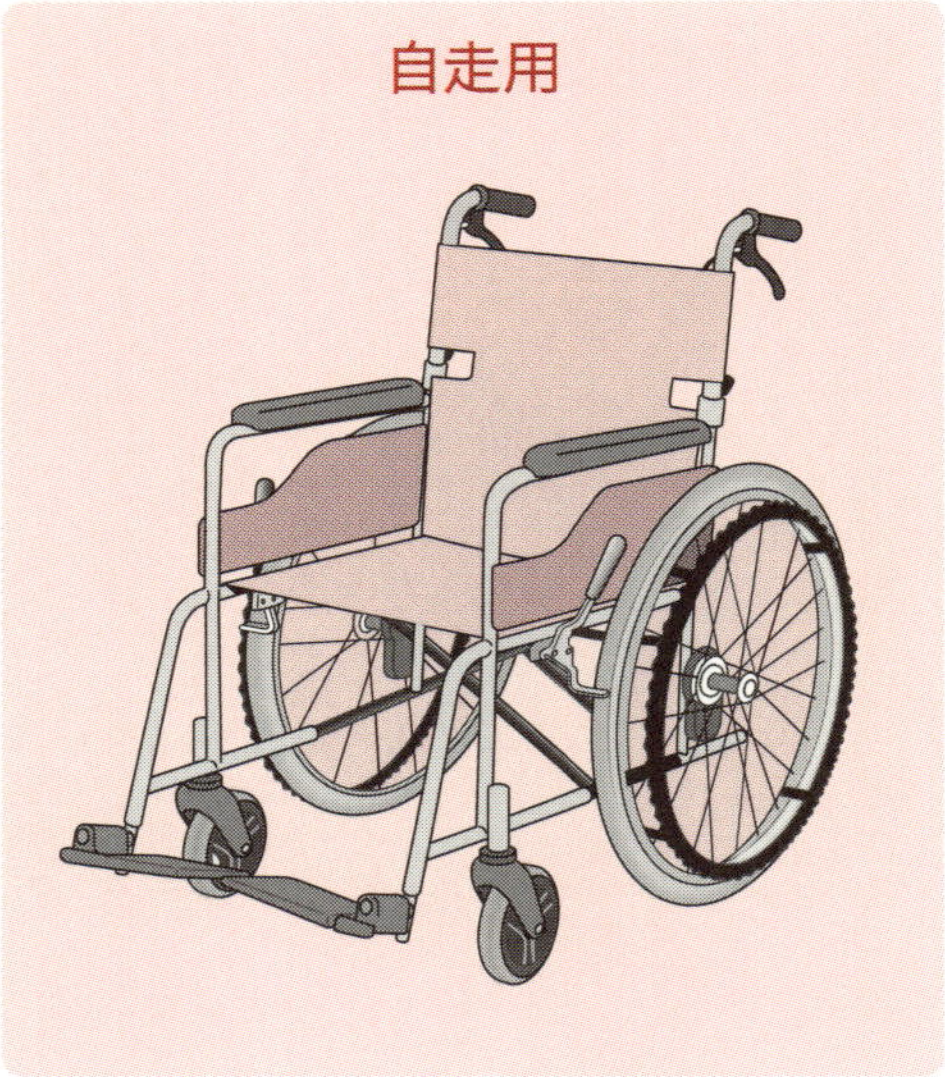

本人が手で回すハンドリム（駆動輪にぎり）が付いています。介護者が押せるようグリップと手元ブレーキもあるので、介護用として一般的です

車イスは移動の道具なので、一日中座らせておくものではありません。日中はかならず、リビングのソファーや椅子に移乗させてください。特に、食事中は食卓の椅子に移る習慣をつけましょう。

そのために、移乗しやすい車イスを選ぶことも大切です。ひじかけや足台が取り外せると移乗しやすいので、そのような車イスがないか、介護用品のレンタル屋さんに聞いてみましょう。

室内用

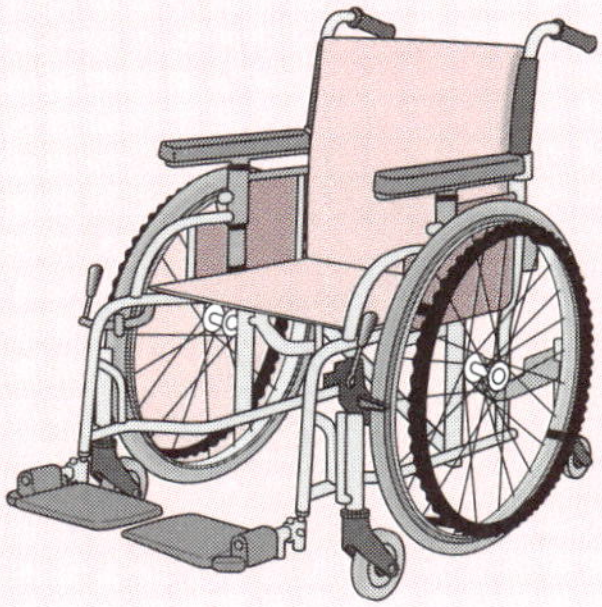

主輪の前後に補助輪がある6輪車です。狭い半径で方向転換ができるので、室内使用に適しています。自分で足こぎできる低床タイプもあります

介助用

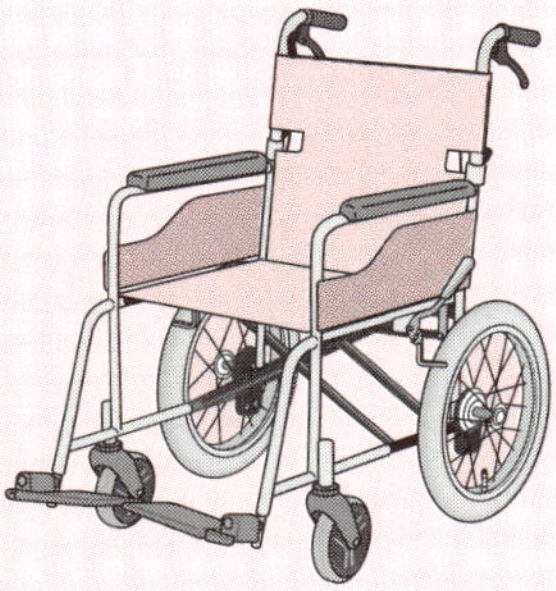

自分ではこげず、誰かに押してもらうための車イスです。軽量で収納は楽ですが、車輪が小さいのででこぼこ道に弱く、大柄な人には不向きです

ティルト機能付き

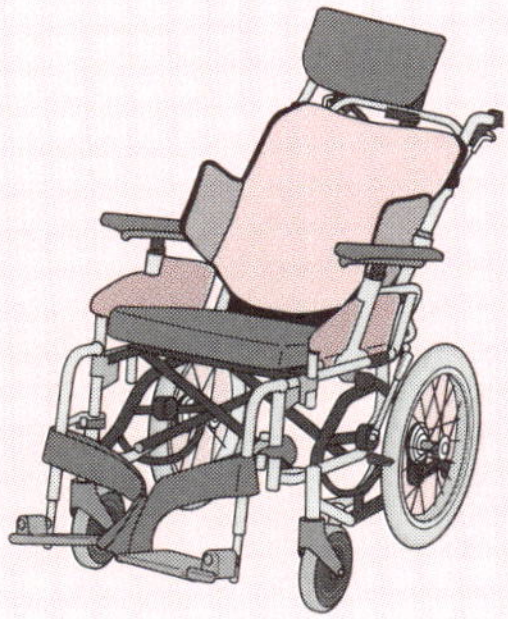

背もたれとシート面の角度を変えずに背を倒すことができます。座位を保っていることが難しい人、背中が曲がっている人のための車イスです

リクライニング式

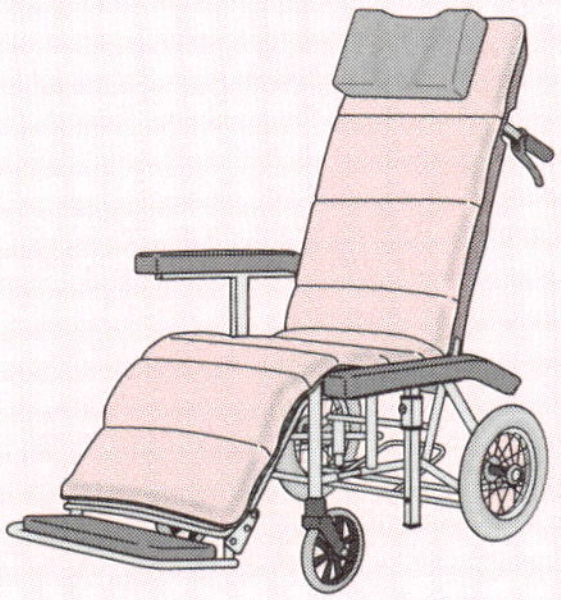

背もたれが長く、後ろに自由に倒せます。ベッドでの生活が長い人やどうしても上体を起こせない人、体調が急変しやすい人のための車イスです

Q2

母が父の介護を始めました。介護でいちばん大切なことは何ですか。

両親の実家の敷地内で、別棟に住む長男です。父が脳卒中の後遺症で要介護1になりました。身の回りのことはすべて母が世話をしていますが、体が思うようにならなくなった父が何かにつけて怒るので、母はとても大変そうです。

アドバイスをしてあげたいのですが、私も妻も介護の経験がありません。在宅介護を行ううえで、気をつけるべきことは何でしょうか。これだけは守ったほうがいい、ということがあれば教えてください。

A

脳卒中で片マヒになったお年寄りは（ほかの原因で障害を得たお年寄りも）、医療から介護へと頭を切り替えることが苦手です。そのため、退院してからもリハビリ一辺倒の生活を続け、楽しみを全て棚上げにしてしまいます。

介護で大切なことは、できないことを諦《あきら》め、できる力を使って生活を楽しむことです。もう「患者」ではなくふつうの「生活者」なのですから、「生活行為に優る訓練なし」をモットーに、残された機能を使って受け身の生活から脱出しましょう。

できることは自分でしてもらい、できないことでも介護者が先に手を出さず、本人が自発的に力を出すタイミングを待って力を貸すことが大切です。万事につけ、待てると介護の質がグンと上がります。

本人のできることが増えていけば、介護者は楽ですし、本人もプライドが保てて明るくなれます。

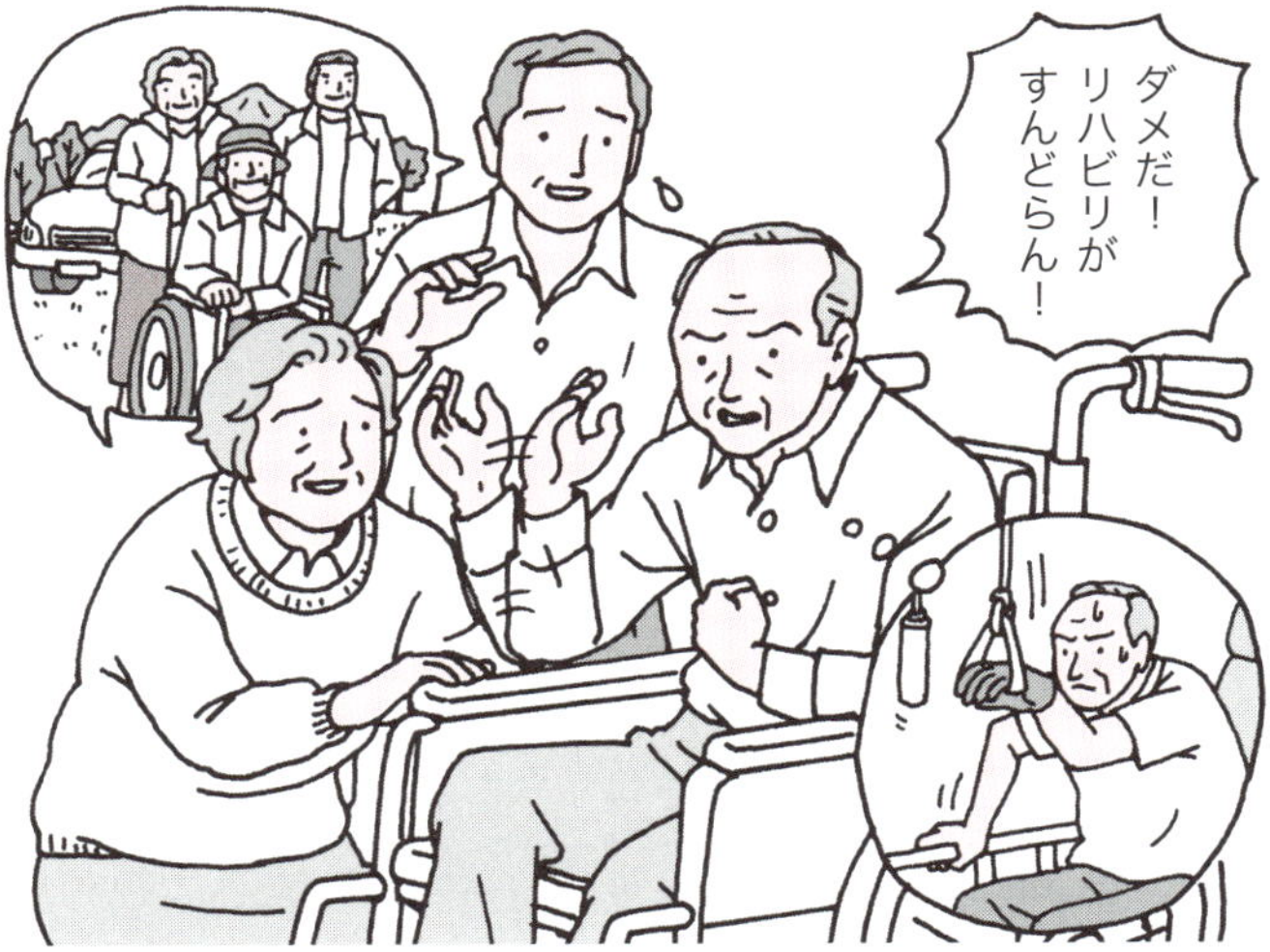
ダメだ！
リハビリがすんどらん！

デイサービスなどへお出かけを

介護の始まりは、突然のリタイアと似ています。男性でも女性でも、定年退職の日が来て仕事がなくなると、まったくすることがなくて困る人が多いようです。

そんなときによく、「きょうよう」と「きょういく」の大切さが語られます。教養と教育ではありません。「今日用（きょうよう）」とは、「今日しなければならない用があること」、「今日行く（きょういく）」とは、「今日行くところがあること」です。

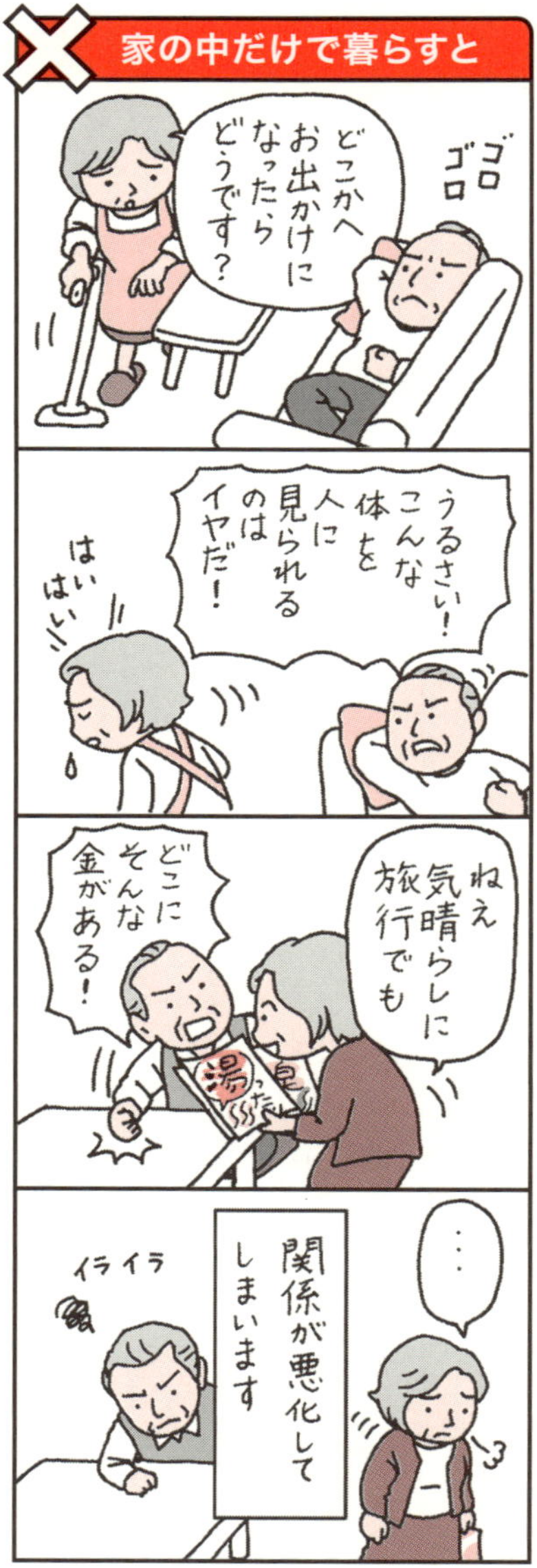
家の中だけで暮らすと
ゴロゴロ
どこかへお出かけになったらどうです？
うるさい！こんな体を人に見られるのはイヤだ！
はいはい
ねえ気晴らしに旅行でも
どこにそんな金がある！
湯
・・・
イライラ
関係が悪化してしまいます

要介護者が家の中に閉じこもると、介護者との関係は煮詰まります。何とか理由をつけて、デイサービスなどへ出かけてもらいましょう。男性は、介護を受けに行くことをイヤがるので、リハビリや麻雀、足浴など男性好みのケアを行っている3～5時間（食事なし、入浴なし）の半日デイを探すと、介護ではないと思ってくれるようです。また、介護保険サービスに限らず、友人から趣味の集まりなどへ誘ってもらうのもいいでしょう。

家庭での入浴が困難であれば、入浴を理由にデイサービスをすすめる方法が有効です。デイセンターを「健康ランド」だと思ってもらえれば、成功するかもしれません。

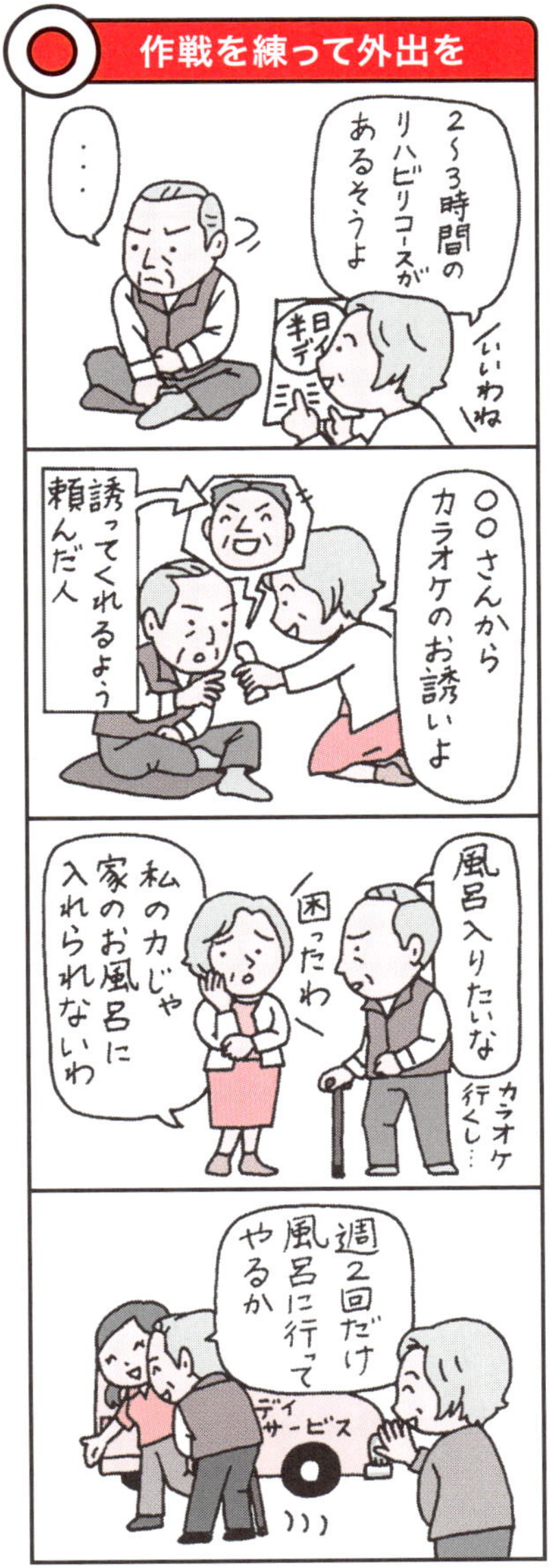
作戦を練って外出を
2～3時間のリハビリコースがあるそうよ
半日デイ
いいわね
・・・
○○さんからカラオケのお誘いよ
誘ってくれるよう頼んだ人
風呂入りたいな
カラオケ行くし…
困ったわ
私の力じゃ家のお風呂に入れられないわ
週2回だけ風呂に行ってやるか
デイサービス

本人に何か役割をつくりましょう

在宅介護の良し悪しを分けるのは、「本人に役割を持たせることができるかどうか」です。よく間違われますが、それが優しさだと思って身の回りのことを何もかもしてあげる介護者がいます。すると、本人の身体機能が衰えるだけでなく、「自分は世話になるだけで、何の役にも立たない人間なのだ」と悲観され、善意が逆効果になってしまうのです。

左のマンガは極端ですが、多少強引に役割をつくってお願いしてもいいでしょう。

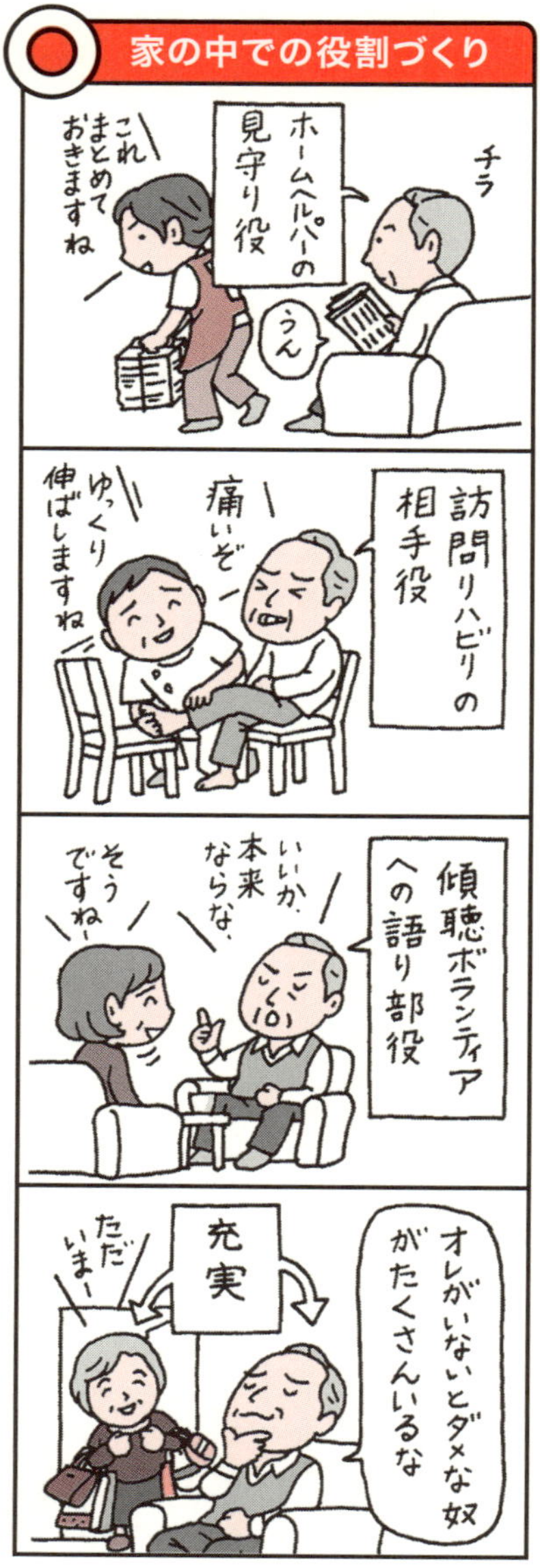
家の中での役割づくり
ホームヘルパーの見守り役
チラ
これまとめておきますね
うん
訪問リハビリの相手役
痛いぞ
ゆっくり伸ばしますね
傾聴ボランティアへの語り部役
いいか、本来ならな、
そうですね
オレがいないとダメな奴がたくさんいるな
充実
ただいまー

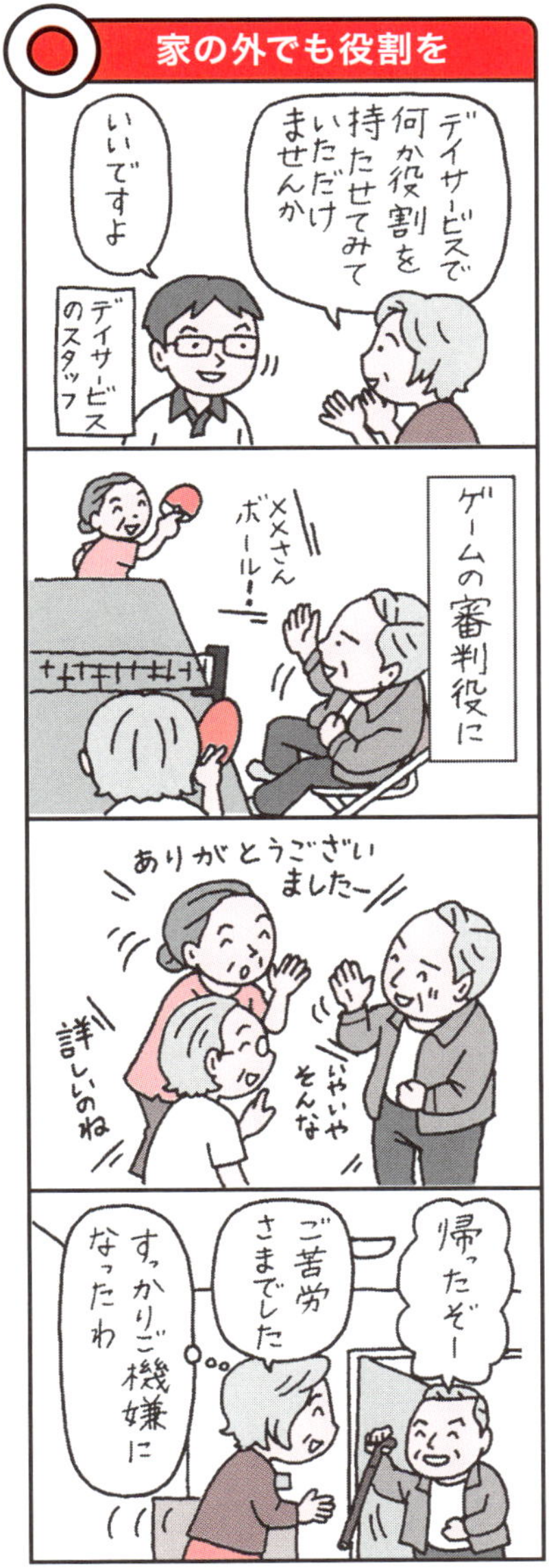
家の外でも役割を
デイサービスで何か役割を持たせてみていただけませんか
いいですよ
デイサービスのスタッフ
ゲームの審判役に
××さんボール!!
ありがとうございました〜
いやいやそんな
詳しいのね
帰ったぞー
ご苦労さまでした
すっかりご機嫌になったわ

定期的にデイサービスに通っているお年寄りであれば、デイサービスの人に相談して、何か役割をつくってもらいましょう。**役割の条件は、①本人がかつてやっていたか、それに近いことで、②今でもできることで、③役割を果たすと周囲から感謝されること、の3つです。**

この中の②は特に大切な条件なので、昔本人ができていたことであっても、今の体力や能力でできるかどうか、しっかりチェックしてから試みてください。役割は、「毎朝郵便受けから新聞を取る」といった無言の行為でもいいのですが（その分、介護者が精一杯ねぎらいの言葉をかける）、できれば対人関係の中で果たせる役割を探しましょう。

Q3

介護を始めて3ヵ月。腰を痛めない介護方法を教えてください。

28歳の女性です。3ヵ月前から、同居する祖母の介護を始めました。85歳の祖母は、特にどこが悪いというわけではないのですが、虚弱でほぼ全面的に身体介護を必要とし、要介護2の認定を受けています。

祖母は小柄な体格なので助かっていますが、それでも私に介護技術がないため、腰が痛くてつらい毎日です。どうしたら、腰を痛めない身体介護ができるでしょうか。

A

身体介護を行うときに大切なことは、相手を「物」のように扱ってはいけないということです。お年寄りは、意識がないか重度の四肢マヒでもない限り、動く力があります。その力を生かす介護をしなければならないのです。

物のように扱うと、お年寄りが持っている身体機能の低下が早まります。そのため介護が重度化し、介護者は腰を痛め、お互いに不幸になっていくのです。

お年寄りは介護を受ける前、自然に寝返り、起き上がり、立ち上がっていました。**介護者が行うべきことは、もう一度お年寄りにかつての自然な動きを取り戻してもらい、軽く力を添えることです。**そうすれば、介護者が腰を痛めることもありません。

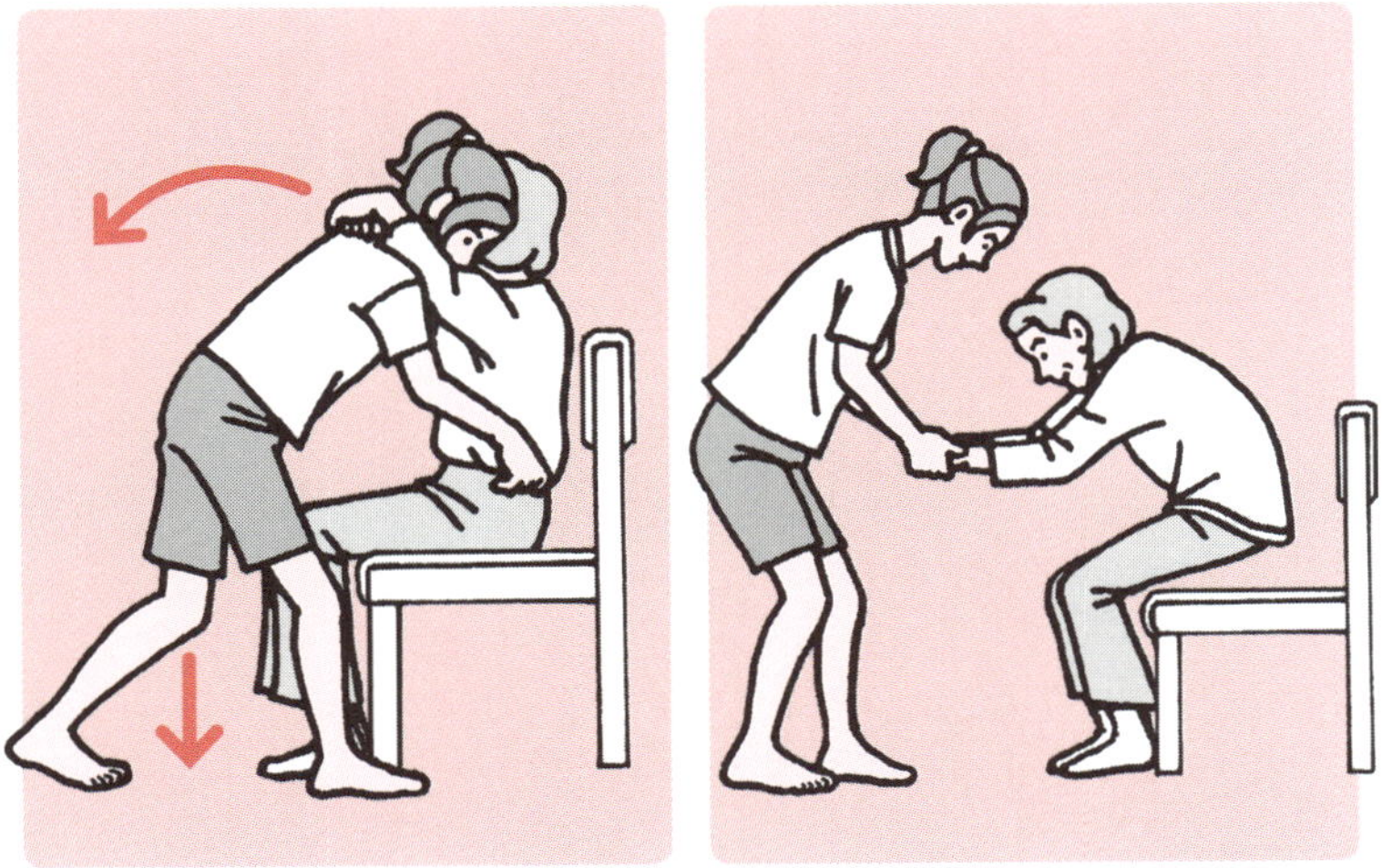

体を密着させずひざを落とせば、前かがみの動きを引き出せます

足を引いて前かがみになってもらえば、お年寄りのお尻が上がります

寝返りの介助法

寝ている人を力まかせに横向きにしようとすると、介護者は腰を痛めます。人が自然に行う動作に手を添えるのが介助ですから、介護者はまず、お年寄りの自然な動作を引き出さなければなりません。左のイラストは、人がふだん無意識に行っている寝返りの3要素を抜き出したものです。

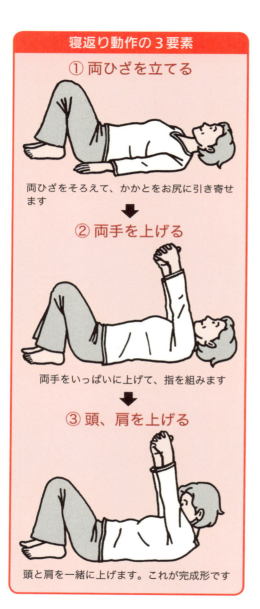

寝返り動作の３要素

① 両ひざを立てる

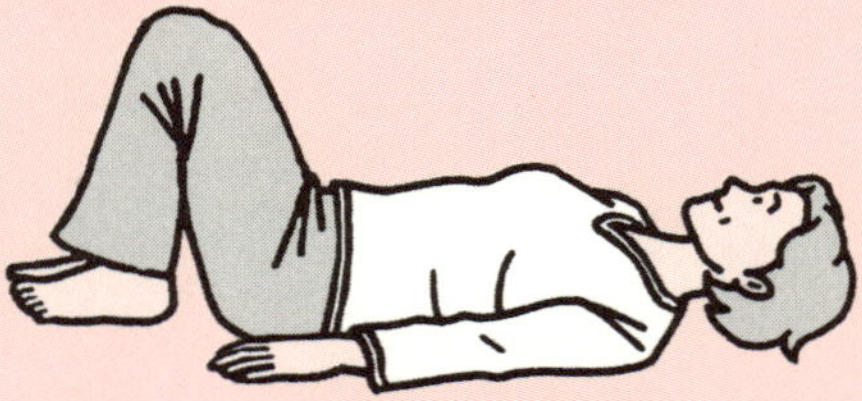

両ひざをそろえて、かかとをお尻に引き寄せます

② 両手を上げる

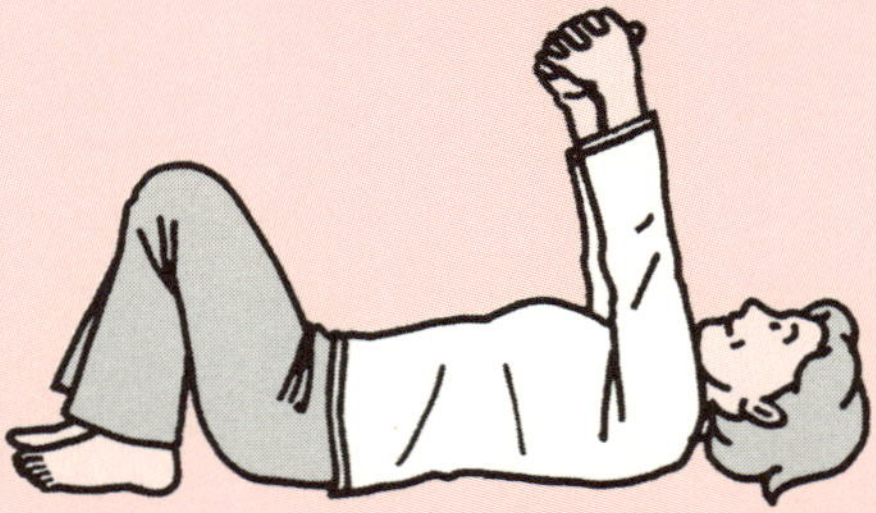

両手をいっぱいに上げて、指を組みます

③ 頭、肩を上げる

頭と肩を一緒に上げます。これが完成形です

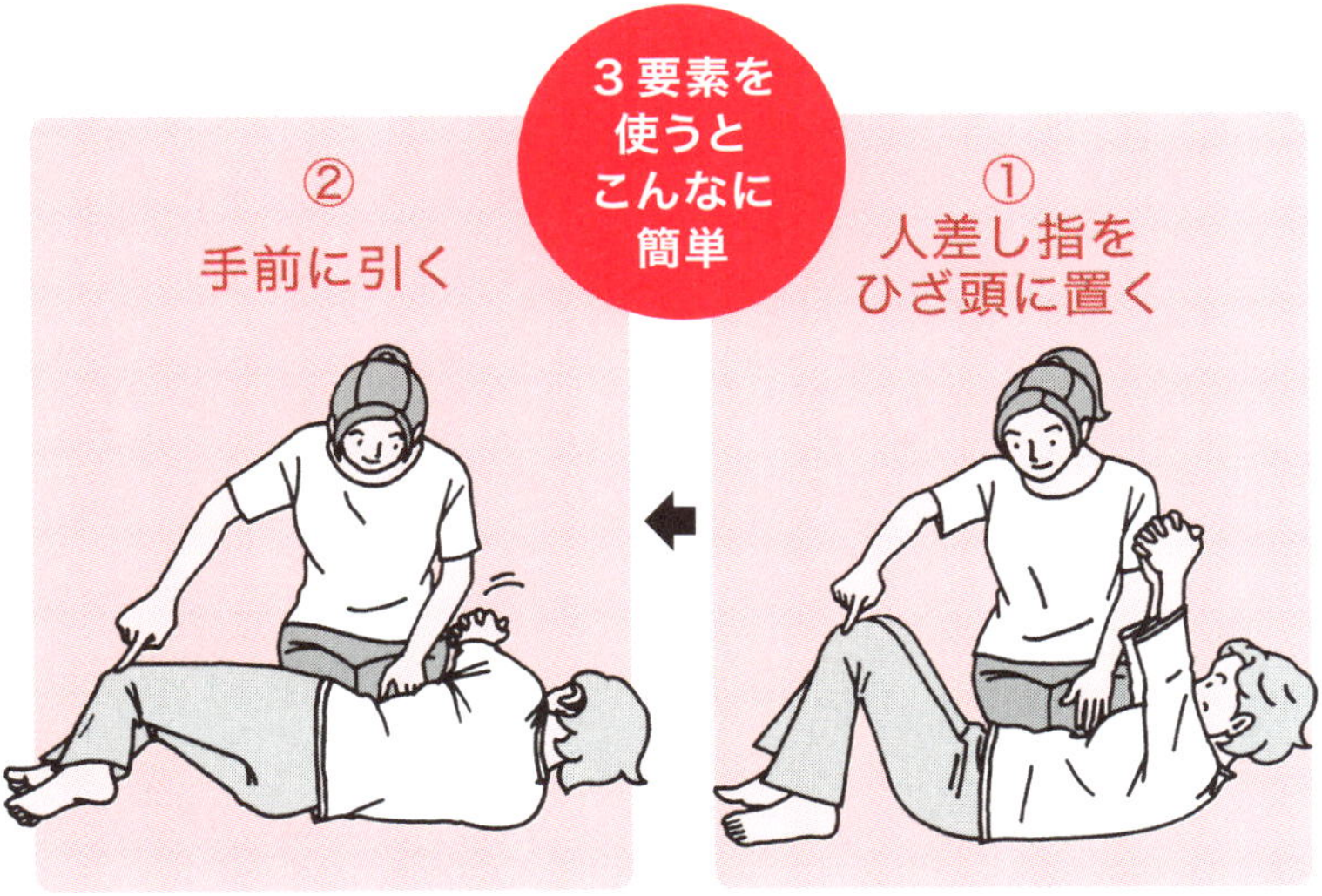

寝返りの介助をするときは、お年寄りのできる範囲で、「寝返り動作の3要素」の姿勢をとってもらいましょう。介護者は、寝返る側のやや上半身側（肩と腰の真ん中）に位置し、軽く手前に引くだけです。

上のイラストに示したように、もしお年寄りが3要素とも完全にできていたら、ひざ頭を指で引くだけで簡単に寝返り介助ができてしまいます。3要素のどれかができなくても、**協力してもらうだけで、介助がだいぶ楽になるはずです。**しかも、自然な寝返り動作をなぞっているので、**お年寄りにとっては自力で寝返るためのリハビリになります。**

人間の自立した動作はほとんどが「押す」動作なので、自立を支援する介助の基本は、介護者が「引く」動作です。

起き上がりの介助法

ここで紹介するのは、起き上がりの半介助法（少しだけ力を貸す介助）です。この場合も、お年寄り自身の力を生かし、**介護者は足りない分だけ力を貸すという原則は変わりません。**

ひじを伸ばすところが大切

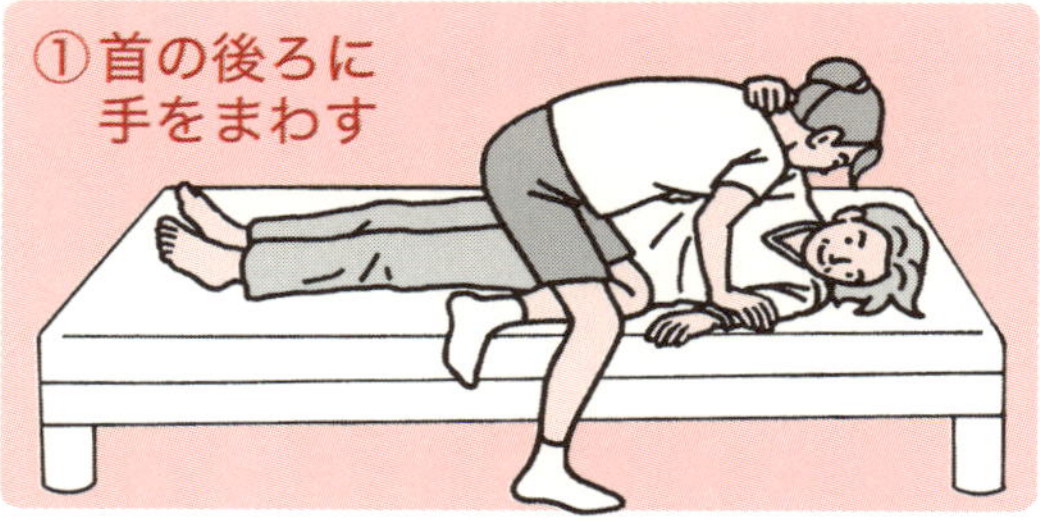
①首の後ろに
手をまわす

お互いの首に手をまわし、介護者はお年寄りの下の手のひじの下を軽く押さえます

⬇

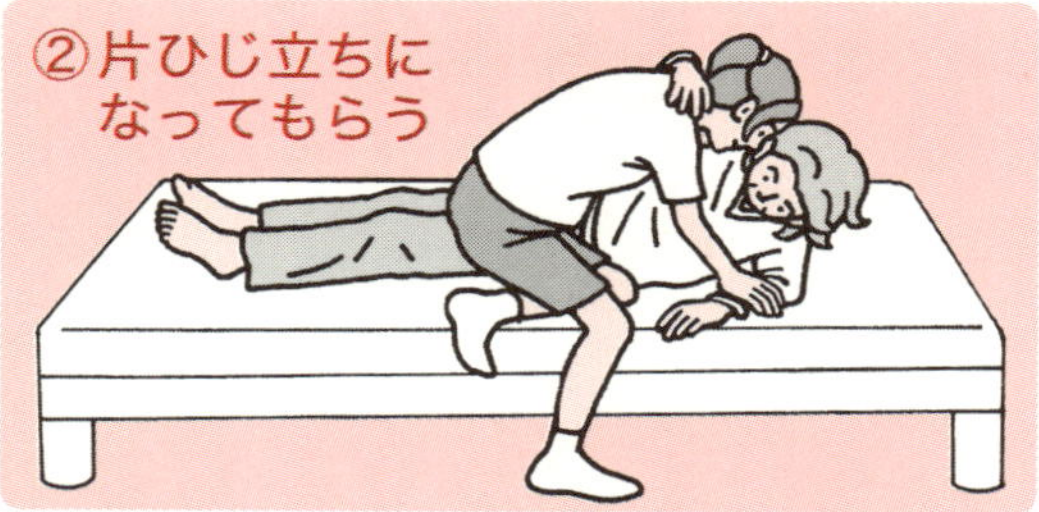
②片ひじ立ちに
なってもらう

お年寄りが片ひじ立ちになれるよう、介護者は支えた頭を少しずつ手前に引き寄せます

⬇

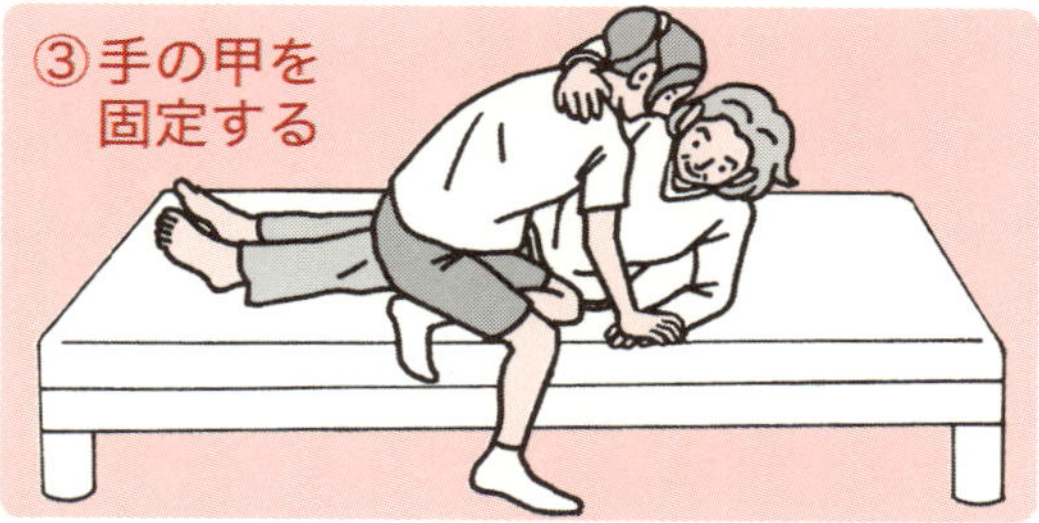
③手の甲を
固定する

お年寄りが片ひじ立ちになったら、介護者はひじの下から手の甲へ手を移します

介護者は、お年寄りにひじを伸ばしてもらい、起き上がってくるのを支えます

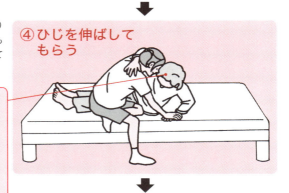

起き上がるとき、お年寄りの頭を上ではなく前に出してもらうのがポイントです。頭が前に出れば、ひじが伸びて起き上がれます

④ひじを伸ばしてもらう

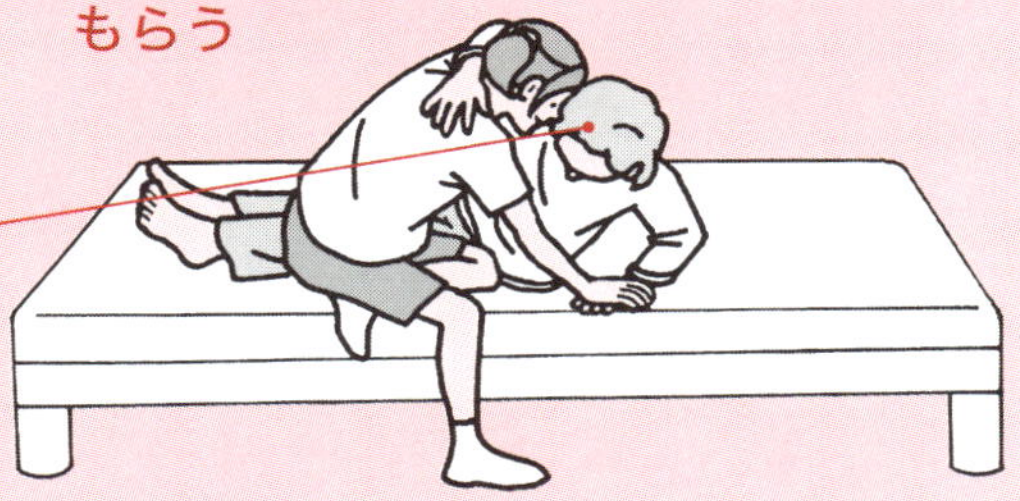

お年寄りがひじを伸ばすとき「頭を前に出して」と声をかけ、後ろに倒れるのを防ぎます

⑤頭を前に出してもらう

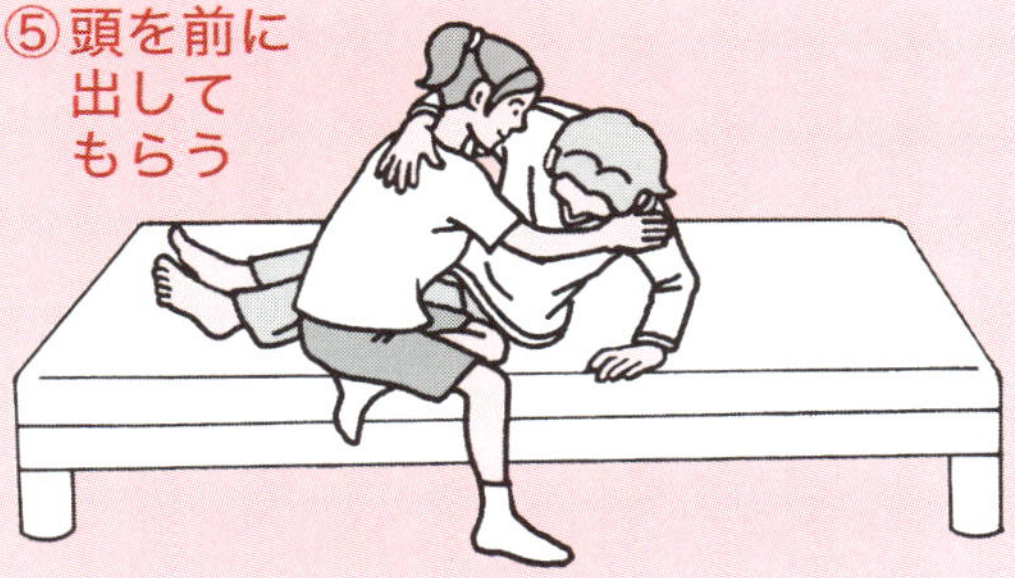

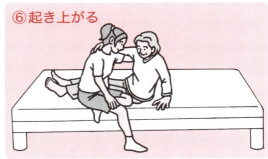

お年寄りの上体が完全に起き上がるまで、介護者は気を抜かずに支え続けます

⑥起き上がる

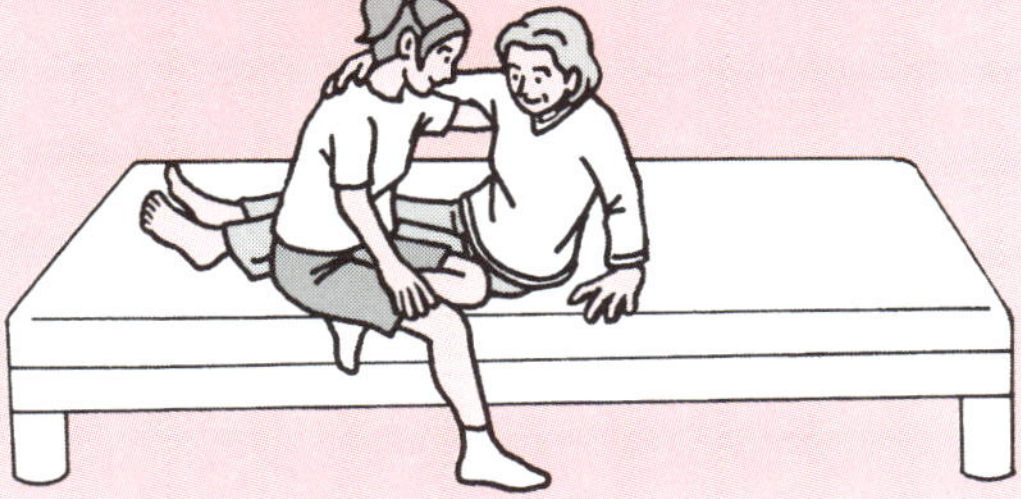

立ち上がりの介助法

体を密着させず、離したままお年寄りの下に入る介助法を覚えると腰を痛めません。ポイントは、ひざの曲げ伸ばしです。肩と脚を接した状態で腰を支え、**お年寄りが立ち上がり始めたら、その動きに合わせてひざの屈伸で一緒にゆっくりと立ち上がります。**

ひざの屈伸を使う

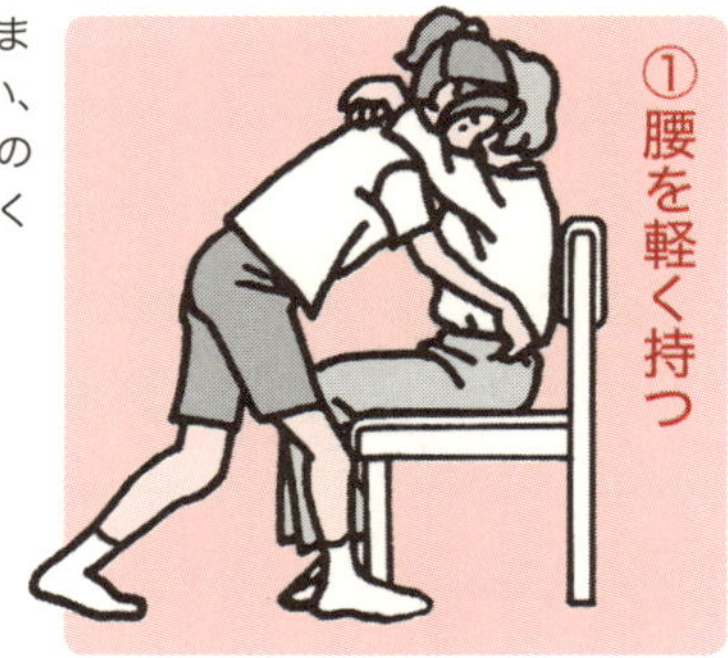
①腰を軽く持つ

両腕を首にまわしてもらい、介護者は腰のあたりを軽く持ちます

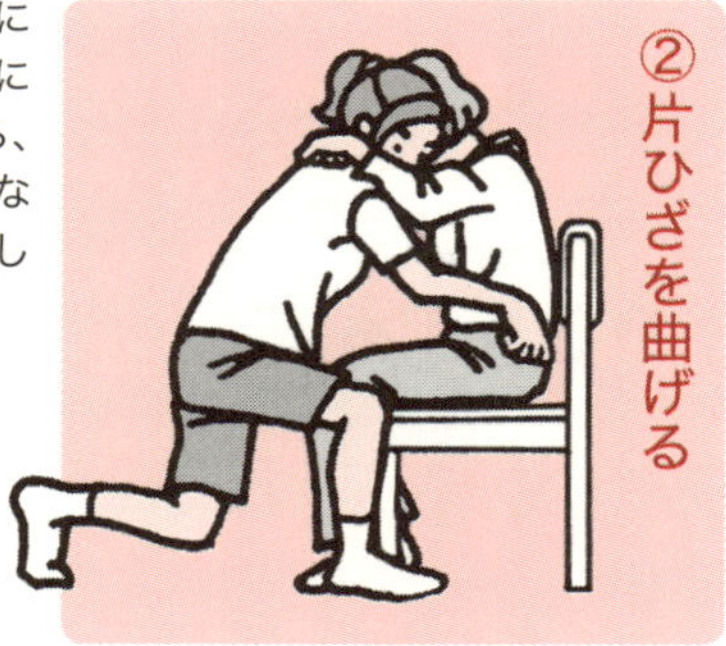
②片ひざを曲げる

片ひざを床に着けるように曲げながら、前かがみになるよう誘導します

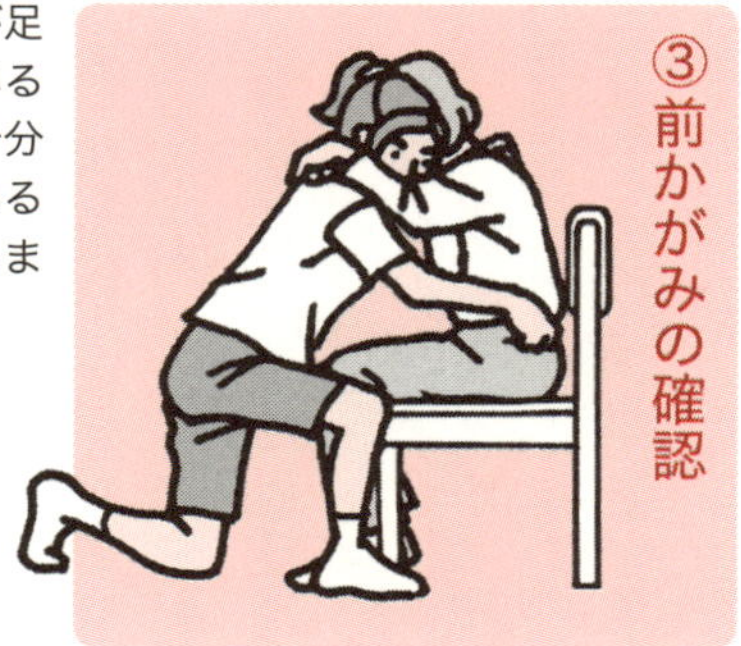
③前かがみの確認

お年寄りが足を引いているか、頭が十分前に出ているかを確認します

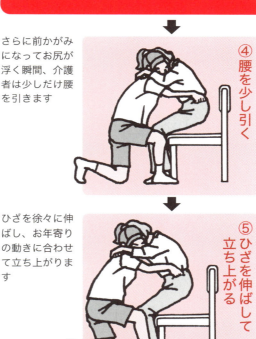

④腰を少し引く

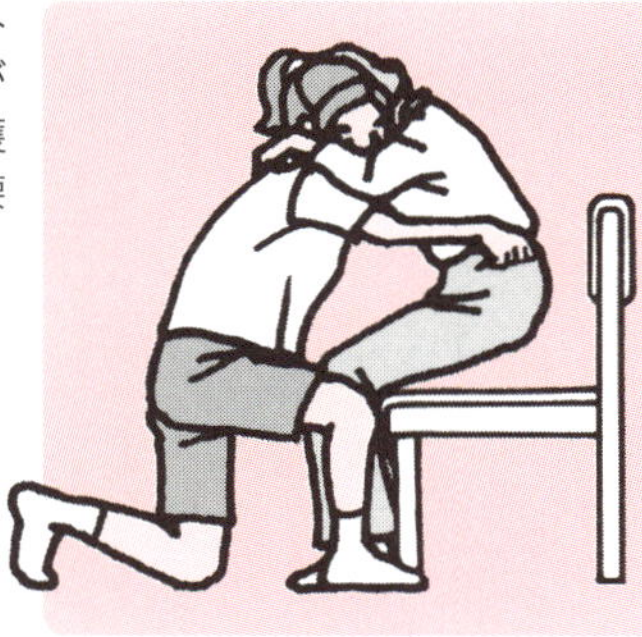

さらに前かがみになってお尻が浮く瞬間、介護者は少しだけ腰を引きます

⑤ひざを伸ばして立ち上がる

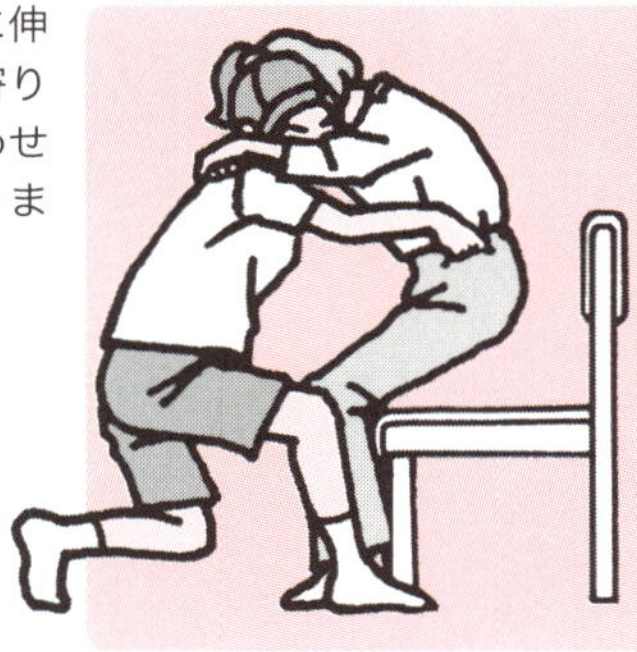

ひざを徐々に伸ばし、お年寄りの動きに合わせて立ち上がります

⑥まっすぐ上に立つ

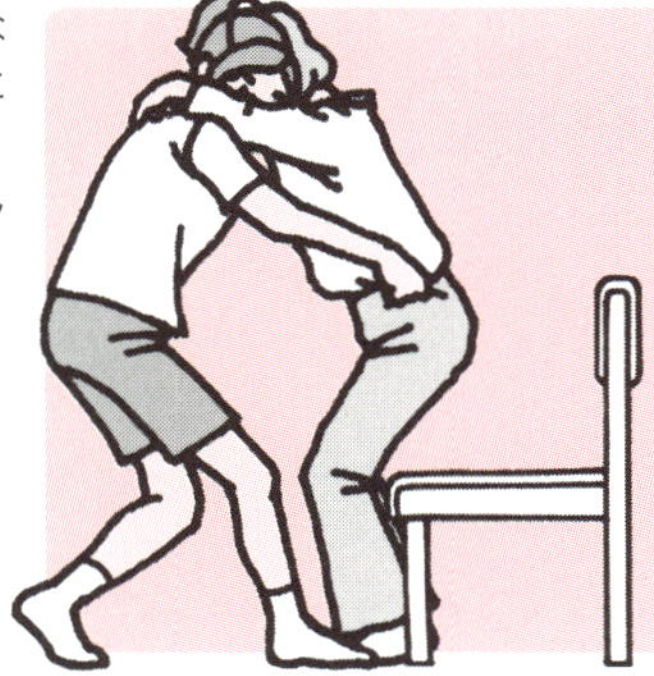

斜め上方ではなくまっすぐ上に立ち、しっかり立てたか確認します

お年寄りは、立ち上がるときにつかまるものがないと怖がって、そばにあるものを引っぱってしまいます。そうなると正しいパターンの誘導ができないので、不安にさせずに前かがみになってもらえるよう、適切な声かけは欠かせません。介護者が腕の力でお年寄りを引き上げようとすると、腰を痛めます。**「立ち上げる介助」ではなく、「一緒に立ち上がる介助」を目指しましょう。**

移乗の介助法

ベッドから車イスへの移乗は、**身体介護でもっとも頻度が高い介助です。**立ち上がる動作と座る動作が連続しているので、正しい方法をしっかりマスターしてください。

座る動作を慎重に

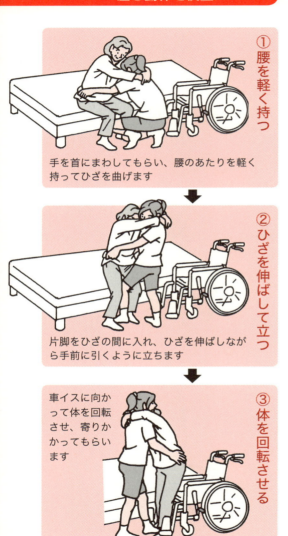

①腰を軽く持つ

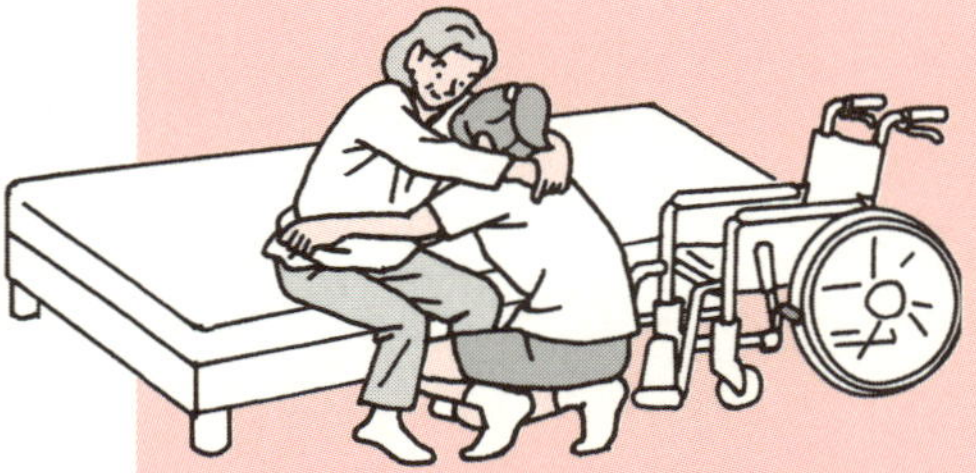

手を首にまわしてもらい、腰のあたりを軽く持ってひざを曲げます

②ひざを伸ばして立つ

片脚をひざの間に入れ、ひざを伸ばしながら手前に引くように立ちます

③体を回転させる

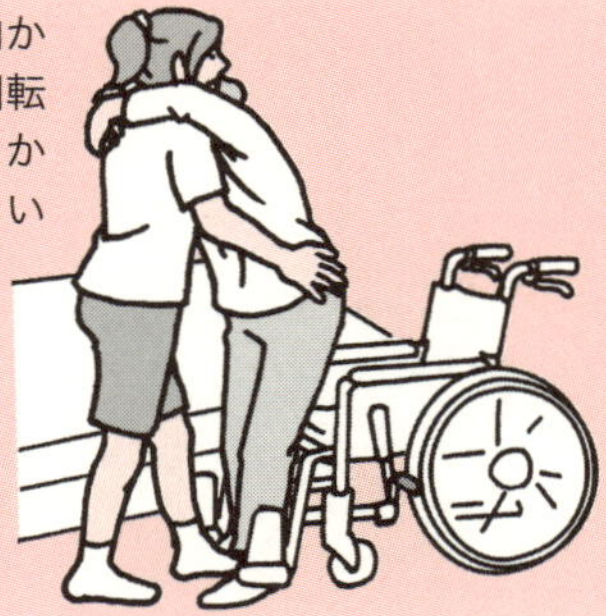

車イスに向かって体を回転させ、寄りかかってもらいます

④ひざを曲げる

寄りかかってもらったら、介護者は徐々にひざを曲げていきます

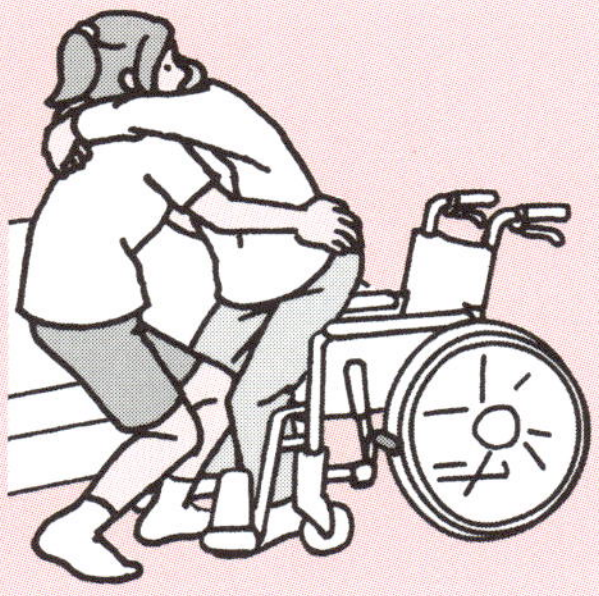

⑤腰を落とす

介護者はひざを曲げながら腰を落とし、お年寄りを前かがみにします

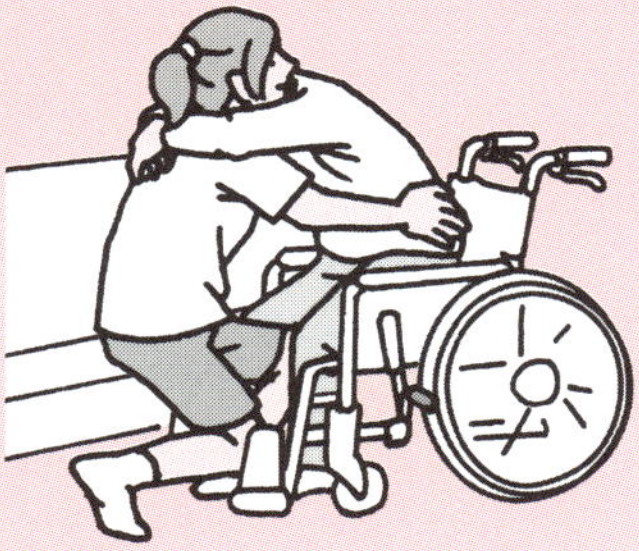

⑥座ってもらう

お年寄りのお尻がシートに着く前に「座りますよ」と声をかけます

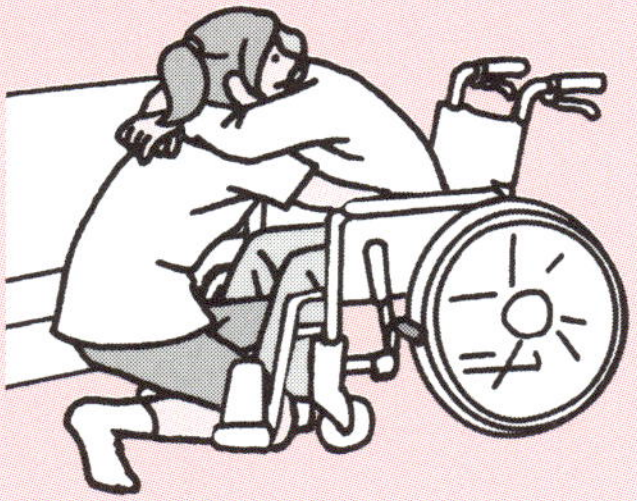

立ち上がるのと座るのは、どちらも同じパターンの動作です。お尻を持ち上げようとしたり腕の力で降ろそうとしたりせず、**どちらもお年寄りに頭を下げてもらいましょう。**十分前かがみになってもらえるよう、安心させることが大切です。「私に寄りかかってください」「大丈夫ですよ、私は頑丈ですから」といった声かけで、お年寄りを安心させながら介助してください。

コラム❶ 困ったら自分の体でやってみる

私は24歳のとき、介護という仕事があるということさえ知らないで、特別養護老人ホームに就職しました。職種は「生活指導員」でしたが、午前は離床介助（入所者をベッドから離して車イスに移すこと）、午後は特浴（寝たまま入れる機械で老人を風呂に入れること）介助という完全な介護職でした。

でも、介護の知識も技術もありません。研修もなかったし、介護の本すらなかった時代です。

だから介助法は自分で考えるより他にありませんでした。寝返りをどう介助すればいいのか、と私は考えました。果たして自分はどうやって寝返りしているか、それを自己観察することから始めました。

すると、右を向くときには、左足のひざを少し挙上して右へ倒して体のひねりをつくり、それが上半身に及んで右横向きになっています。

人によっては、足ではなく左手が挙上する人も、頭がまず動く人もいました。

そうか、そこで介助するお年寄りに、両ひざ、両手、頭を挙上してもらうことにしました。もちろん片マヒのある人はよいほうだけで構いません。

すると、ひざ頭をチョンと引くだけで寝返りができたのです。それどころか、介助なんかしなくても自分で楽に横を向けるのです。

じゃあ、起き上がりはどうか。立ち上がりはどうしているのだろう。こうやって多くの人が寝たきりから脱出していきました。

介助法に迷ったら、自分はふだんどうやっているか、それをお年寄りに応用してみてください。これを「生理学的介助」と言います。生理学的とは自然なということ。物理的介助では困ります。

第2章 食事の介助Q&A

Q4

食事の介助をイヤがるのですが、どうやって食べさせたらいいですか。

私の母は半年前に脳の病気で片マヒになりました。

それ以来、ごはんを食べていてもすぐに食べこぼしてしまうので私が介助をしてあげている状態です。しかし最近になって、母が食事の介助をイヤがってあまり積極的に食べてくれなくなってしまい、困っています。母は「自分でやる」と言いますが、実際は手がうまく動かないのと判断力の低下で、ちゃんと食べることができません。

いったいどうしたらいいのでしょうか。

A

相談者はおそらく真面目に、一生懸命介護をされている誠実な方なのでしょう。一生懸命に介護をしている人は、食事をこぼしながら不自由そうに食べているお年寄りを見ると、つい食べさせてあげたくなりますよね。それは「ちゃんと栄養を摂らせてあげないと」とか「こぼさないで綺麗に食べられるように」など、愛情や思いやりからくる行為です。それでも「その思いやりが本当に本人のためになっているか」という点を考えると、残念ながら違う場合もあります。

この場合、正しい介護のあり方は**「食事介助は最低限にして、なるべく自分で食べてもらえるように知恵をしぼること」**です。

たしかに一般的に食事介助といえば、スプーンで食

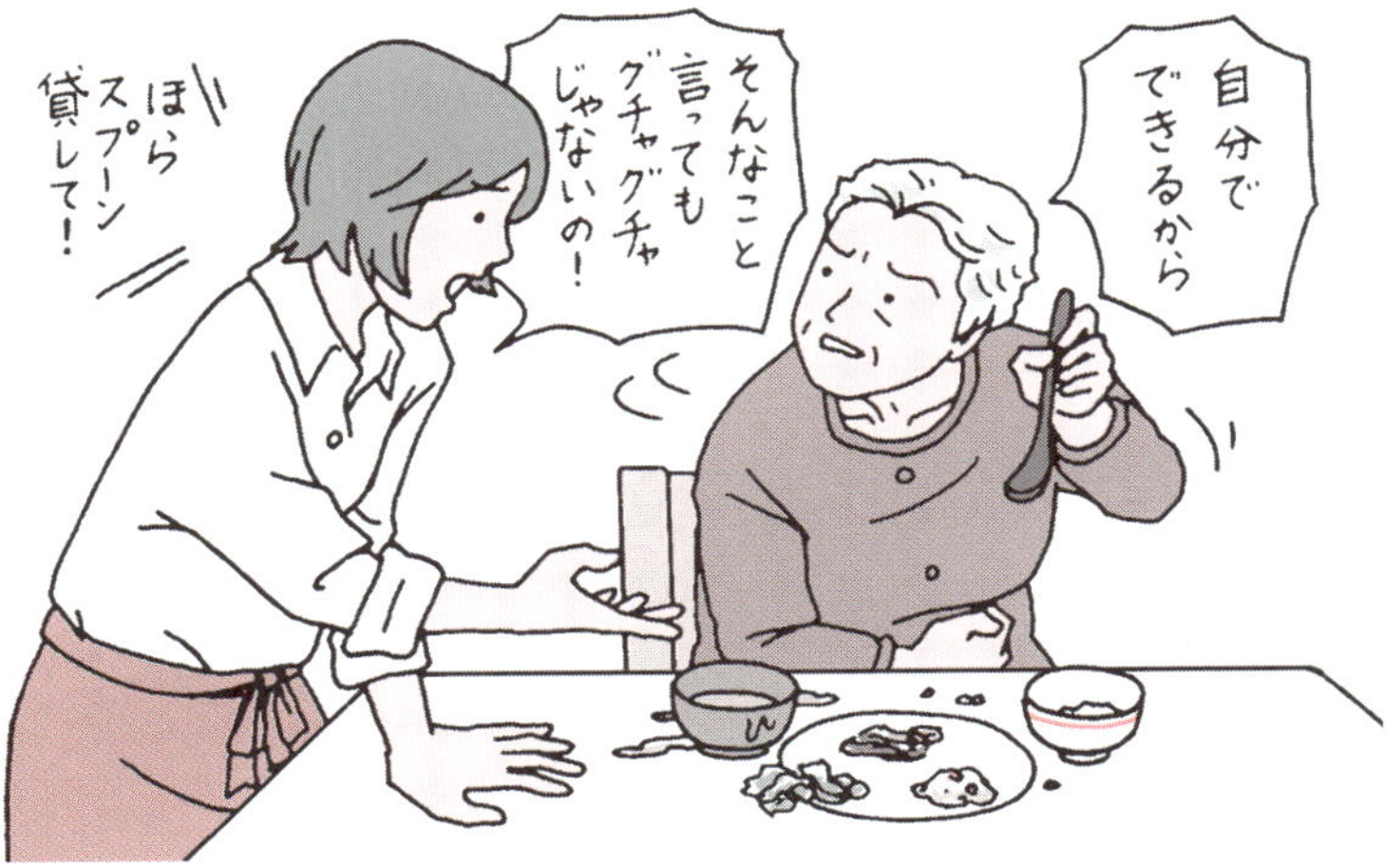
自分でできるから
そんなこと言ってもグチャグチャじゃないの!
ほらスプーン貸して!

べ物をすくって、口に「あーん」と入れてあげることが基本のような誤解が溢《あふ》れています。ですから少しでも食べづらそうなら、食べさせてあげることが正しいと勘違いしてしまうのでしょう。

しかし、自分の場合に置きかえて考えてみてください。ビールで乾杯するときに、自分でゴクゴク飲むのと人から口に入れてもらって飲むのを比較すれば、介助されながら食べる食事の味気なさが想像できるのではないでしょうか。

お年寄りは何十年も自分の力で生き抜いてきた経験豊富な大人であり、生まれたばかりでまだ何も自分でできない赤ちゃんとは違います。**自分で食べるおいしさを知っているお年寄りは、やはり**

× 頑張りすぎると悪循環に

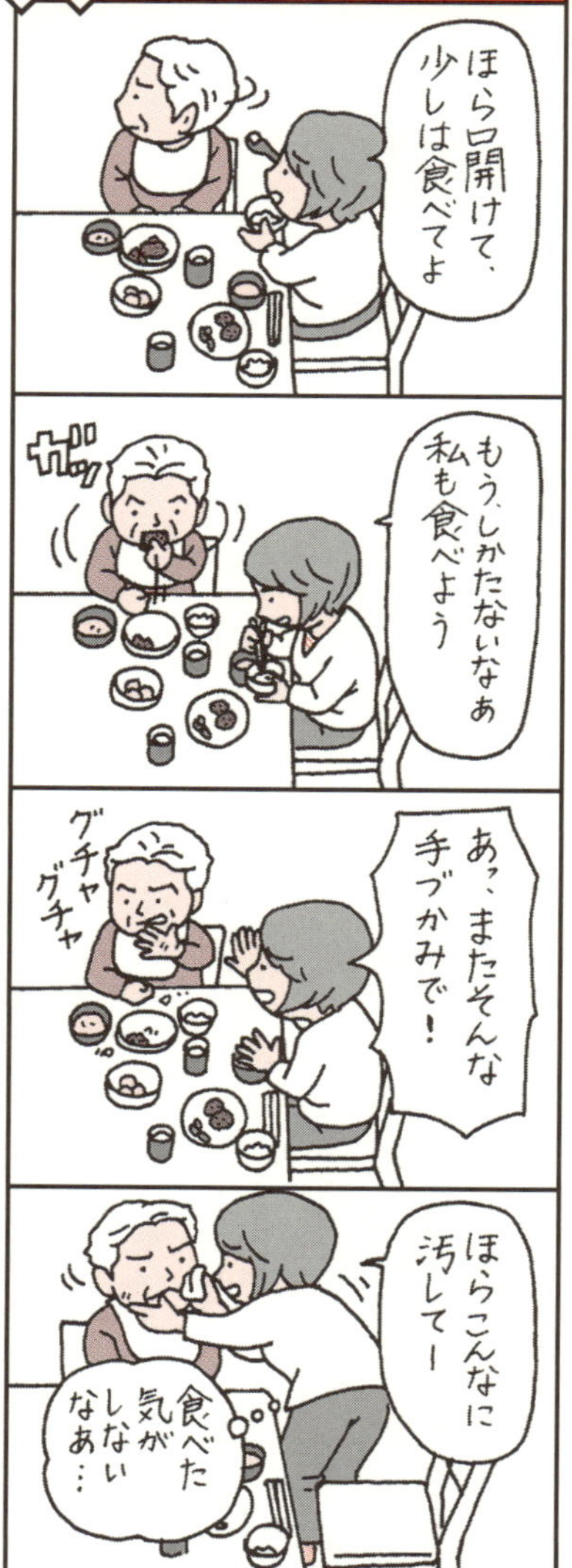
ほら口開けて、少しは食べてよ
ガッ
もう、しかたないなぁ 私も食べよう
グチャ グチャ
あっ、またそんな手づかみで！
ほらこんなに汚してー
食べた気がしないなあ…

自分で食べたいのです。その心情を理解してあげられると、「これは介護拒否ではなく、人間の正常な心の動きなんだ」と感じて介護者の気持ちも少し楽になると思います。

また、介助のしすぎは、違った問題を引き起こすこともあるので注意が必要です。

なかには自分で食べる力が残っていたにもかかわらず、「面倒なので全部やってもらおう」と考えて依存的になってしまうお年寄りもいます。こうなると体の使わない機能はどんどん衰えていきますから、本来できるはずの生活行為もどんどんできなくなってしまい、結果的に寝たきりになってしまう人もいるほどです。善意がいきすぎてお年寄りの可能性を奪ってしまうような結果にしな

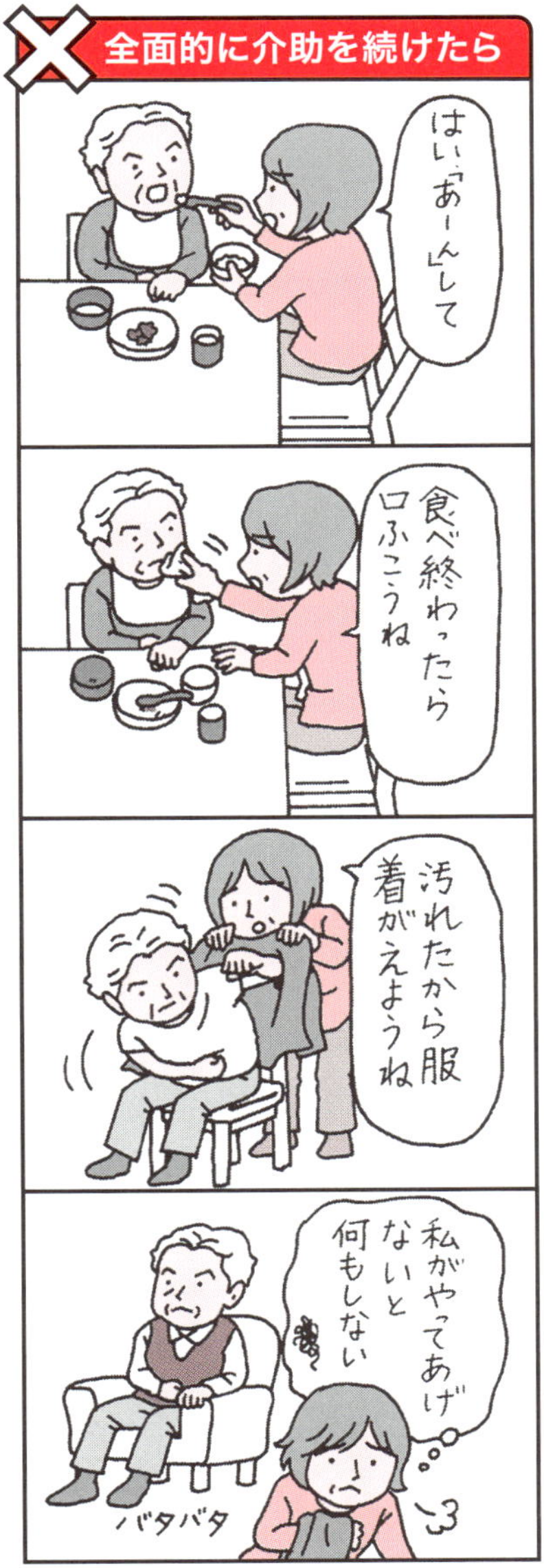
全面的に介助を続けたら
はい「あーん」して
食べ終わったら口ふこうね
汚れたから服着がえようね
私がやってあげないと何もしない
バタバタ

いためにも、介助は最小限に抑えるのが在宅介護の鉄則と言えます。

できるだけ自分で食べてもらうには

片マヒのお母様に自分でごはんを食べてもらうには、第一に介護者である相談者や、家族の意識改革が必要です。具体的には**「綺麗に食べることよりも、自分で食べることのほうが重要である」ことを周囲の人たちに理解してもらいましょう。**

まずは正しい食事の姿勢に気を付けたり（52頁参照）、食べやすい食事形態に調理を工夫したりしましょう（Q6参照）。そのうえでどうしてもうまく食べられない場合は、**思い切ってごはんやおかずを手づかみで食べられるものに切り替えてみてはいかがでしょうか。**

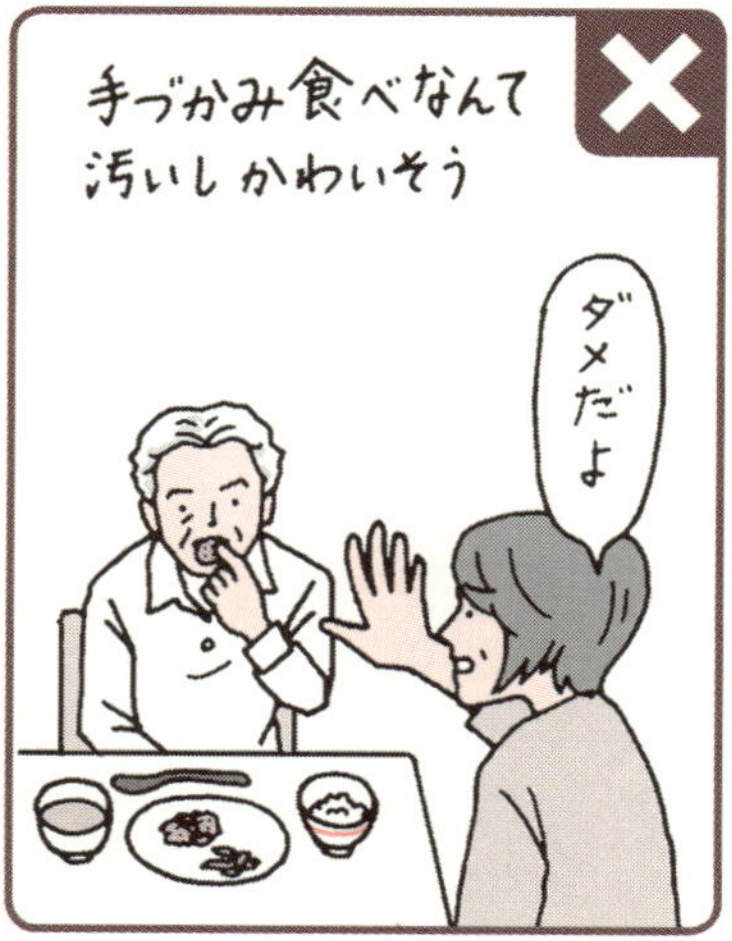
×
手づかみ食べなんて
汚いしかわいそう
ダメだよ

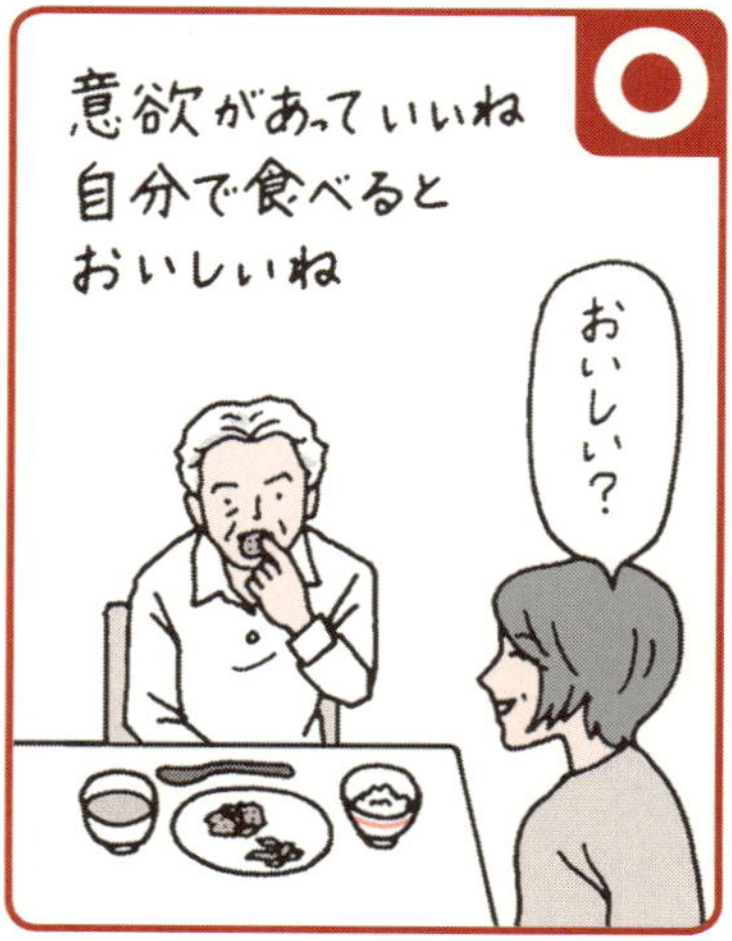
意欲があっていいね
自分で食べると
おいしいね
おいしい？

手づかみ食べはお行儀が悪く見えるので、介護のことをきちんと理解していないと「汚い」「かわいそう」などと言ってイヤがる人もいます。しかし、**手が自由に動かせない人にとって手づかみ食べは、自分のタイミングで、自分の好きなものを、適量ずつ食べることができる素晴らしい食べ方です。**介護者に食べさせてもらっているときは味気なく感じて食欲がわかなかった人も、手づかみ食べに切り替えた途端に食べる意欲が回復することがよくあります。

「口から食べるのであれば手段は問わない」という介護者の姿勢と理解が、本人を楽にすることもあるのです。

少し手を抜いてみる

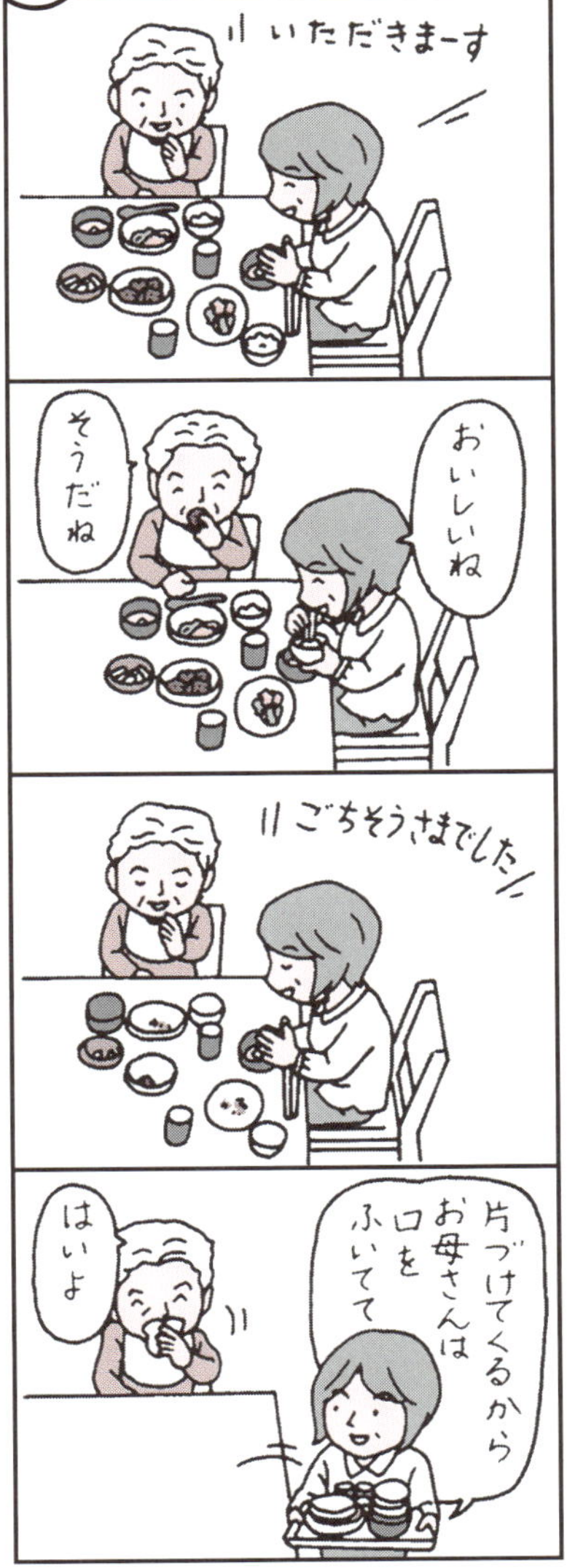
いただきまーす
おいしいね
そうだね
ごちそうさまでした
片づけてくるから お母さんは 口を ふいてて
はいよ

邪魔にならないように手を添えるには

自分で上手に食べられなくても、ほんの少し手を添えてあげるだけであまり不自由を感じずに食べられる人も多くいます。この場合は**「本人が自分で食べている感覚を奪わない」という点に配慮して、手を添えてあげることが大切です。**この配慮を怠ると、介護している人は日を追うごとに効率化を進めてしまい、いつの間にか全面的に食べさせる状態になりかねません。

では「本人が自分で食べている感覚を奪わない介助」とは、具体的にどのように行うのでしょうか。もともと右利きだったお年寄りが右マヒになった例を参考に考えてみましょう。

①患側の手を支える

パック飲料をストローで飲む場面です。本人が左手だけで持とうとするところを、介護者が右手のひじに手を添えることで右手の動きを促しています

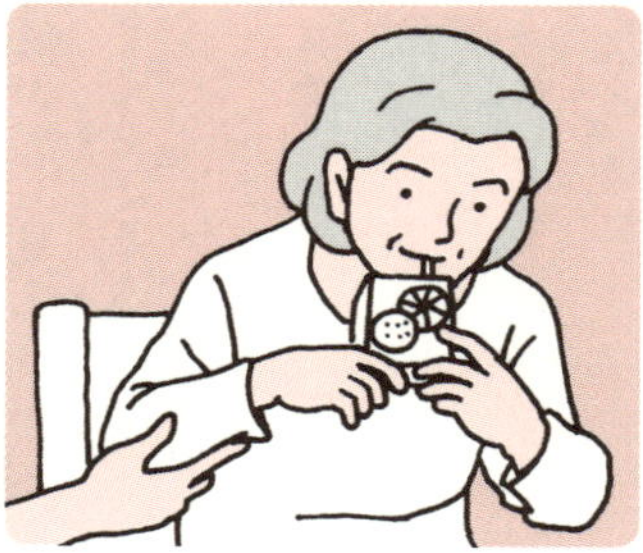

②患側の手で食べる

右マヒのために利き手でスプーンが持てません。そこでお年寄りの手に介護者の手を添えることで、本人が食事をする行為に近づけることができます

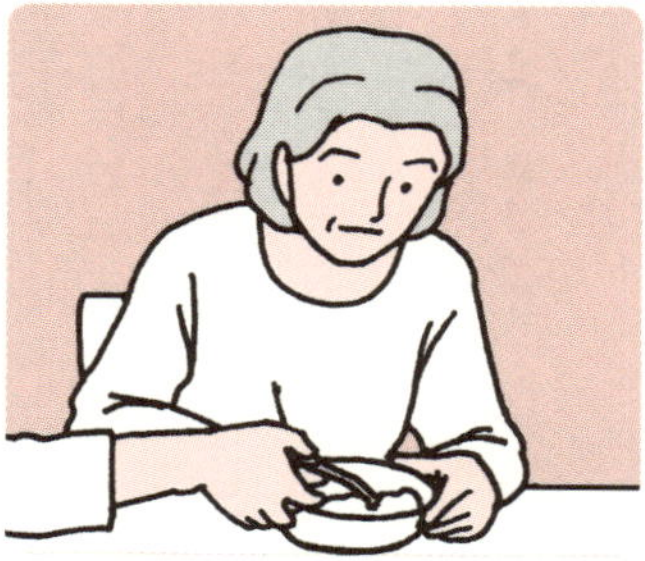

便利な道具を使って自分で食べる

これまで何十年も当たり前に体が動く生活をしてきたお年寄りが、突然体が思うように動かなくなるというのは非常に大きなストレスです。だからこそ不自由なく食べられるように、という家族の思いやりで食事を「あーん」と食べさせてあげていたら、それはそれで味気なく感じてしまってつらいということを説明しました。

そこで「自分で食べたほうがおいしいんだから」ということで、普通の箸《はし》やスプーンを持たせて自分で食べさせると、**今度は食べることが大変で、食事自体を訓練のように感じてしまう人がいる**

③姿勢を前かがみに

きちんと椅子に座り、テーブルの高さを調節して、前かがみの姿勢になるようにしましょう。こうするだけで、マヒした手でも食事がしやすくなります

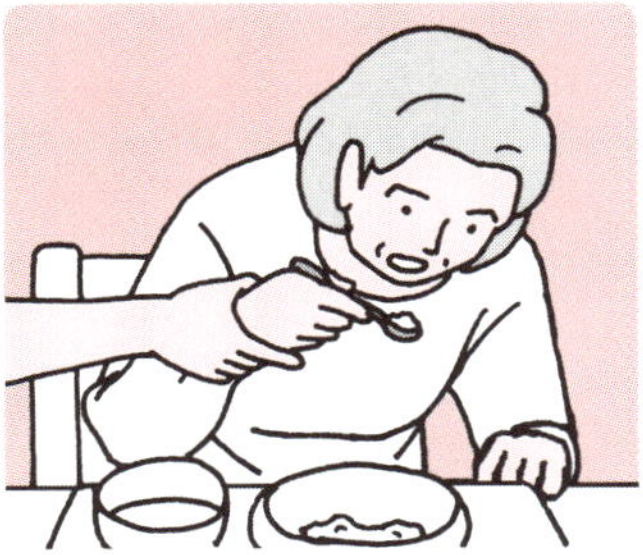

④全面介助と違う反応

全面介助で「あーん」とスプーンを口に運ばれていたときは後ろにのけぞっていた人も、自分で食べているような形にすると、進んで口を近づけるようになります

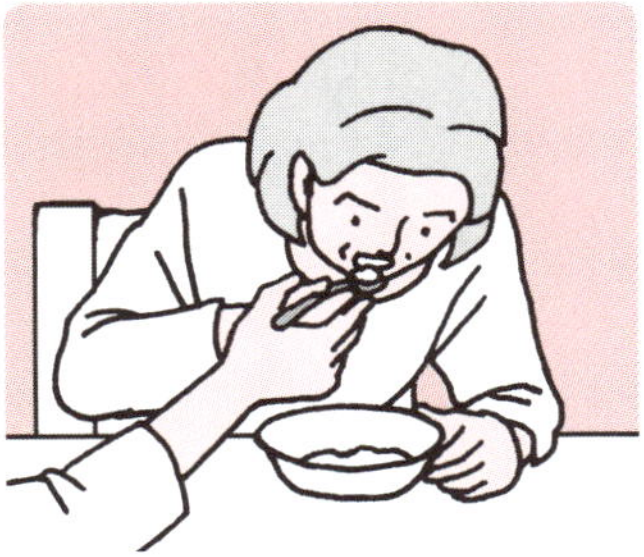

ので注意が必要です。

そんなときは便利なグッズに頼りましょう。介護の世界では、片マヒになった人でも使いやすいようにつくられた食事用グッズがあることをご存じでしょうか。ここでは、さまざまな介護用の食事グッズをご紹介します。片マヒがある人ならば、滑り止めの付いたトレーやシートに食器を置いて、こうした道具を使えば食事が摂りやすくなるのでおすすめです。

持ちやすい箸

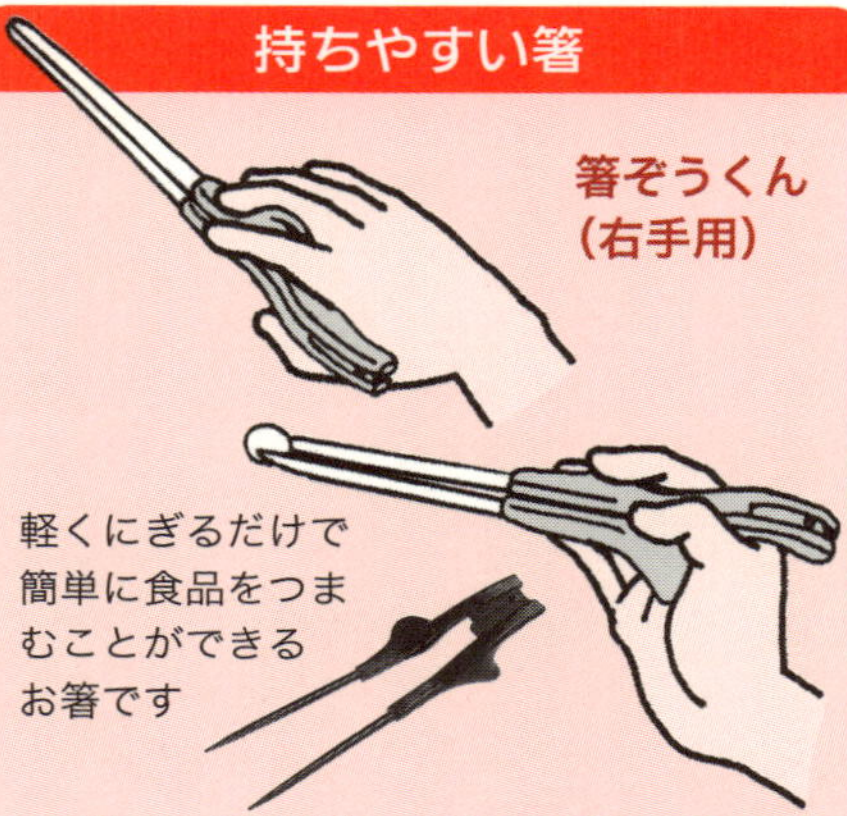

箸ぞうくん（右手用）

軽くにぎるだけで簡単に食品をつまむことができるお箸です

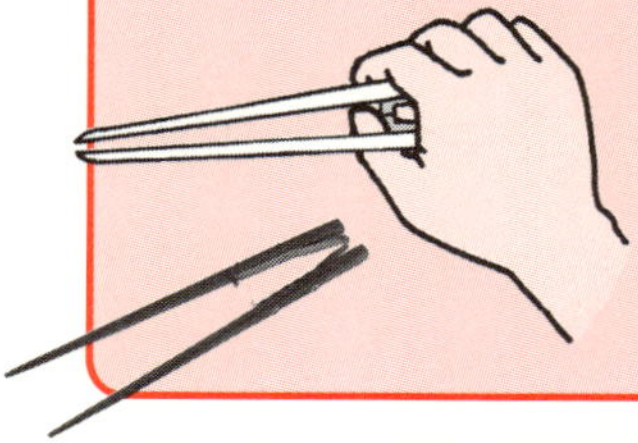

らくらく箸

握力が弱い人でも力が入れやすく加工されたお箸です

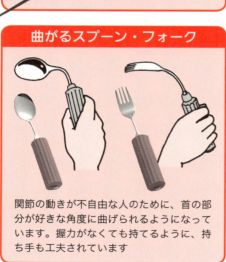

曲がるスプーン・フォーク

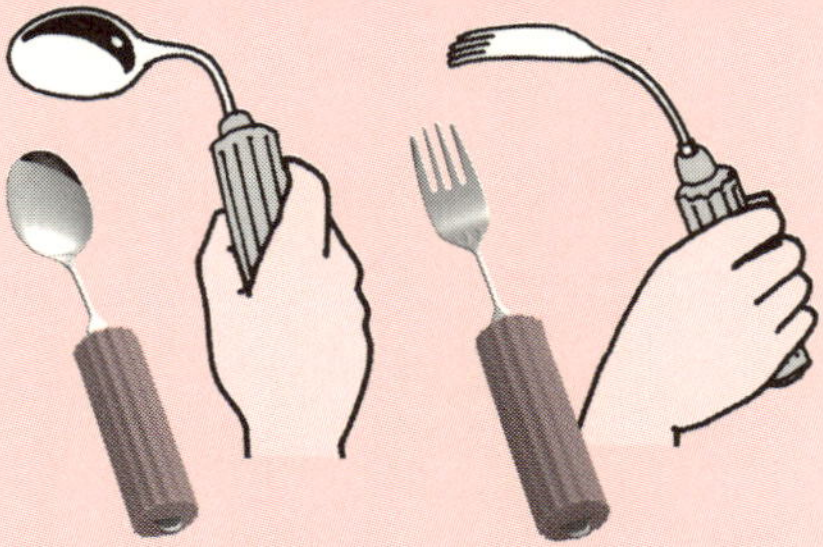

関節の動きが不自由な人のために、首の部分が好きな角度に曲げられるようになっています。握力がなくても持てるように、持ち手も工夫されています

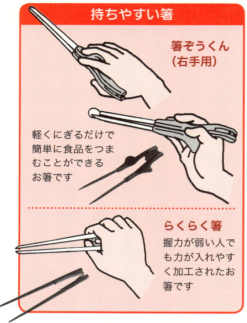

介護の現場でよく使われるケンジー

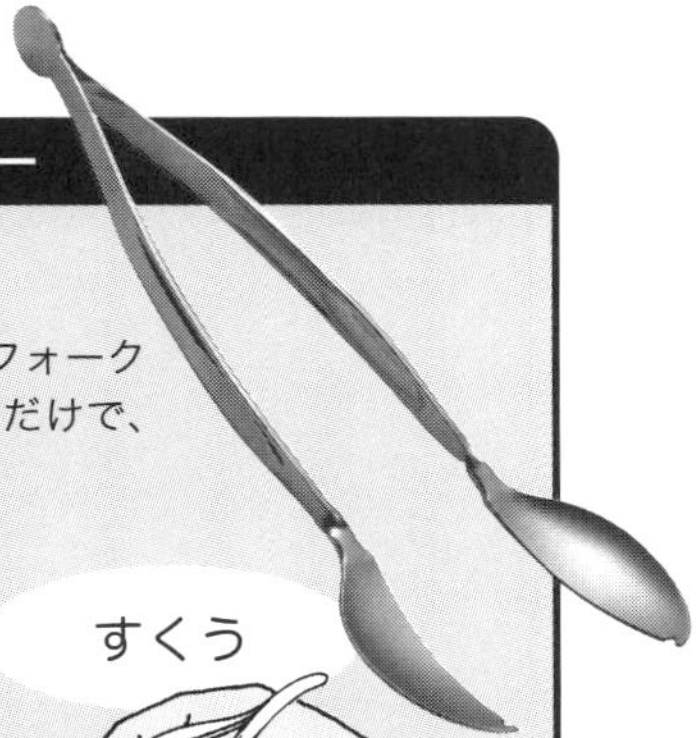

ケンジー

これ１本で箸にも、スプーンにも、ナイフやフォークにもなる多機能グッズです。持ち手を開閉するだけで、力を入れずに簡単に使えます

さす

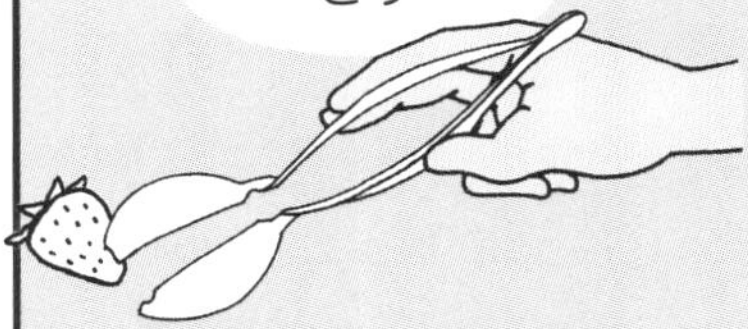

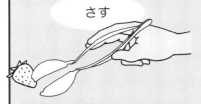

先端部分をフォークの用途に

すくう

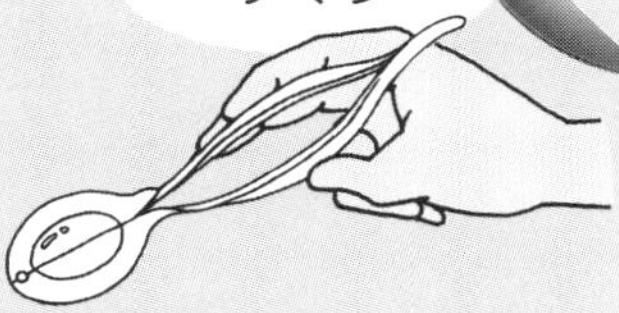

先を閉じてスプーンの用途に

乗せる

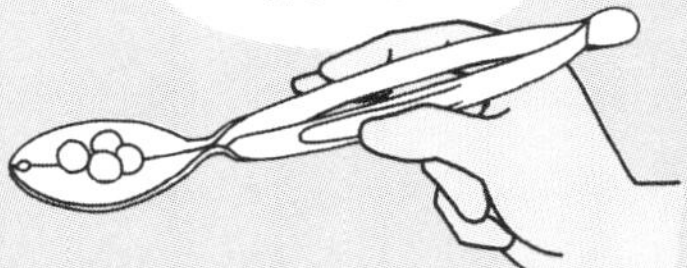

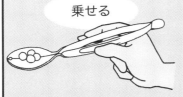

つまみにくい小さな食品を乗せる

つまむ

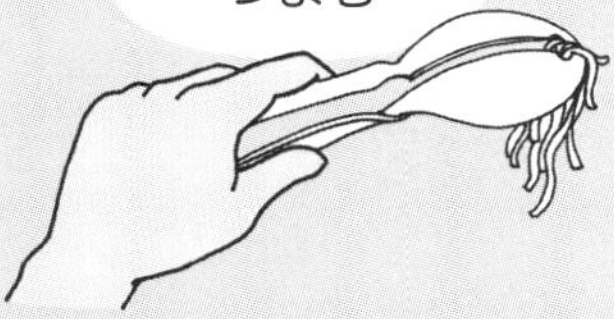

トングのような用途に

引っかける

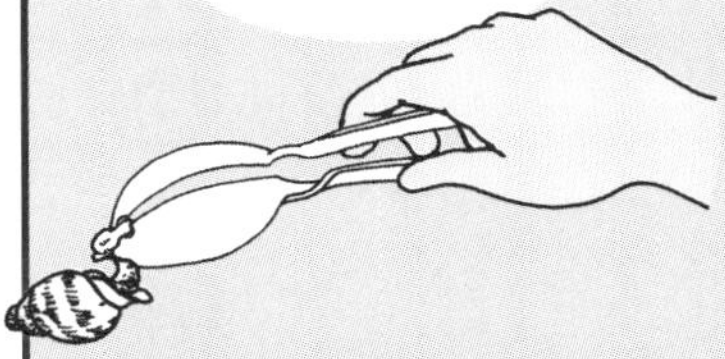

巻貝のような取り出しにくい食品を、はさみながら引っかける

切る

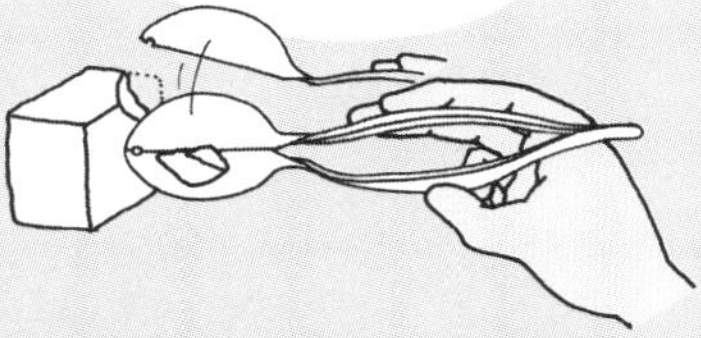

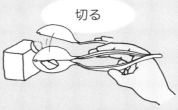

先を閉じてナイフの用途に

Q5

いったいどういう姿勢で食べさせるのがいちばんいいのでしょうか。

大きな手術をした母が、もうすぐ退院できそうです。今は病院の電動ベッドを起こして食事をしているのですが、家に帰ってきた場合はどのように食事をしたらいいのか家族で悩んでいます。病院と同じベッドを用意するべきか、車イスで食事をしたほうが便利か、母用の椅子などを用意するべきなのか、いったい何を基準に考えたらいいのかわからない状態です。

食事の基本的な体勢や、食事の環境づくりで気を付けるべきポイントがあったら教えてください。

A

大きな手術をしたのに、お母様はすでに口からごはんが食べられているようなので、なによりです。

というのも、お年寄りは入院や手術をきっかけに胃瘻《いろう》になってしまうことがあります。胃瘻になると、そこからふつうの食事に戻すには大きな苦労が伴うので、お母様のように口から食事ができる状態で退院できるのは非常に恵まれていると言えるでしょう。あとはご家庭で正しい姿勢での食事を保障してあげられれば、食事もスムーズに進み、体力もどんどん回復することと思います。

では「正しい食事の姿勢」とはどのような姿勢でしょうか。これは、人間が食べ物を飲みこむしくみを理解すると、**「前かがみで食べるのがベストである」**ことが見えてくるはずです。

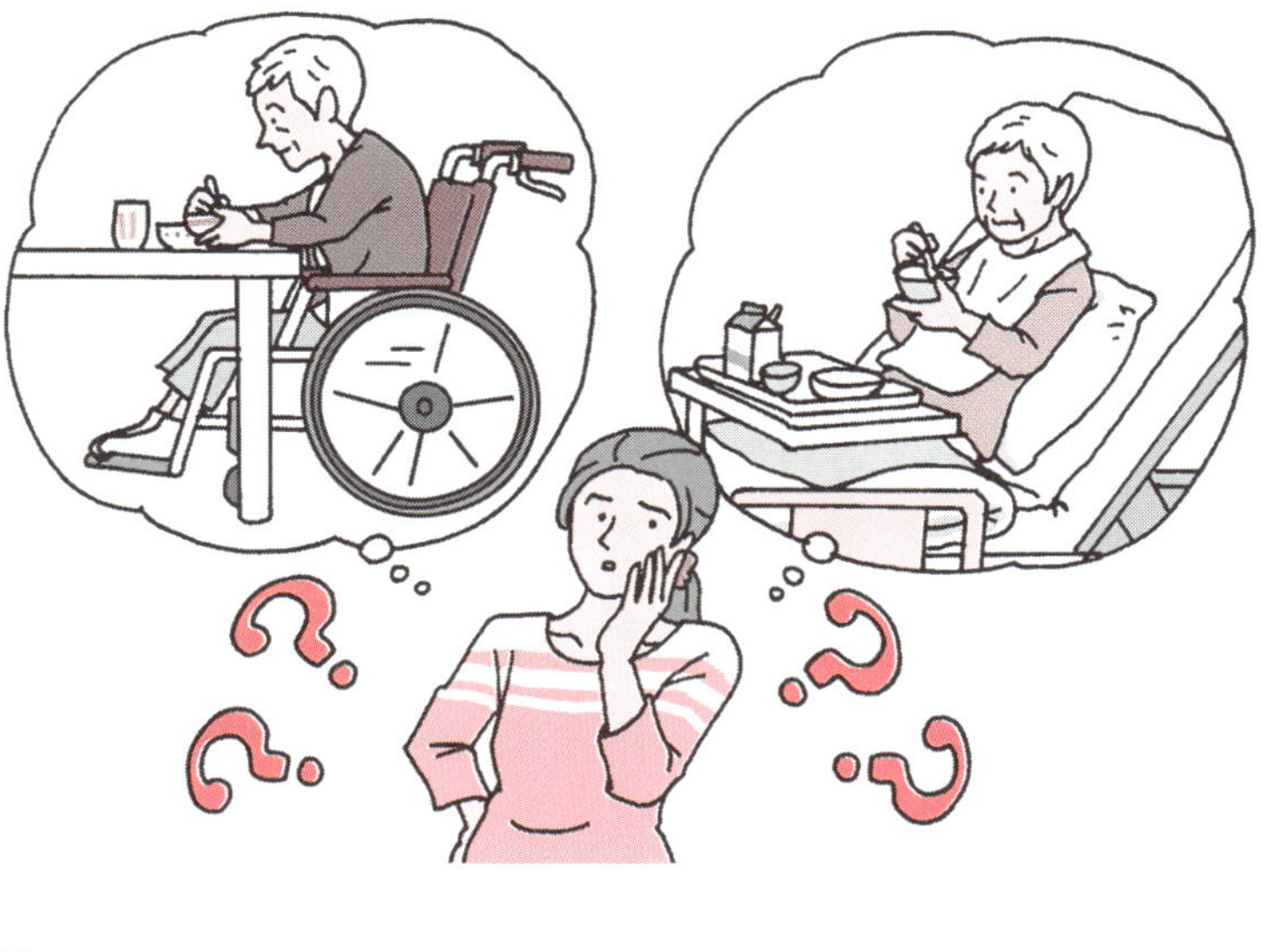

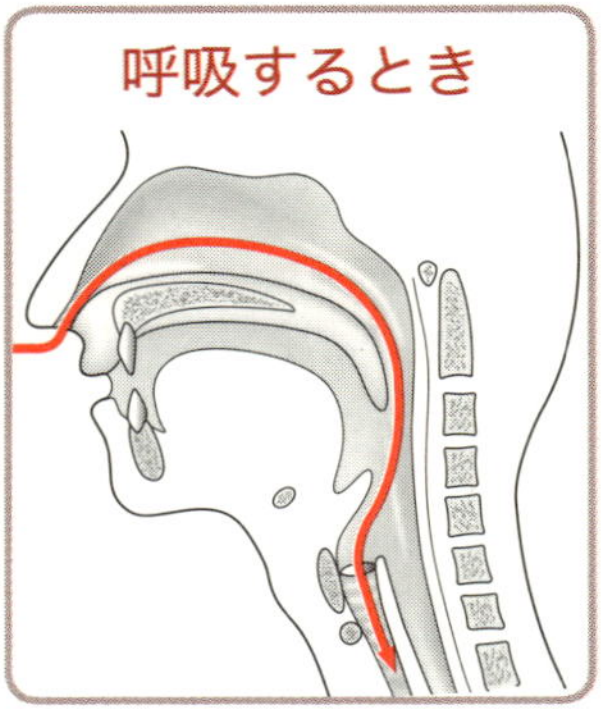

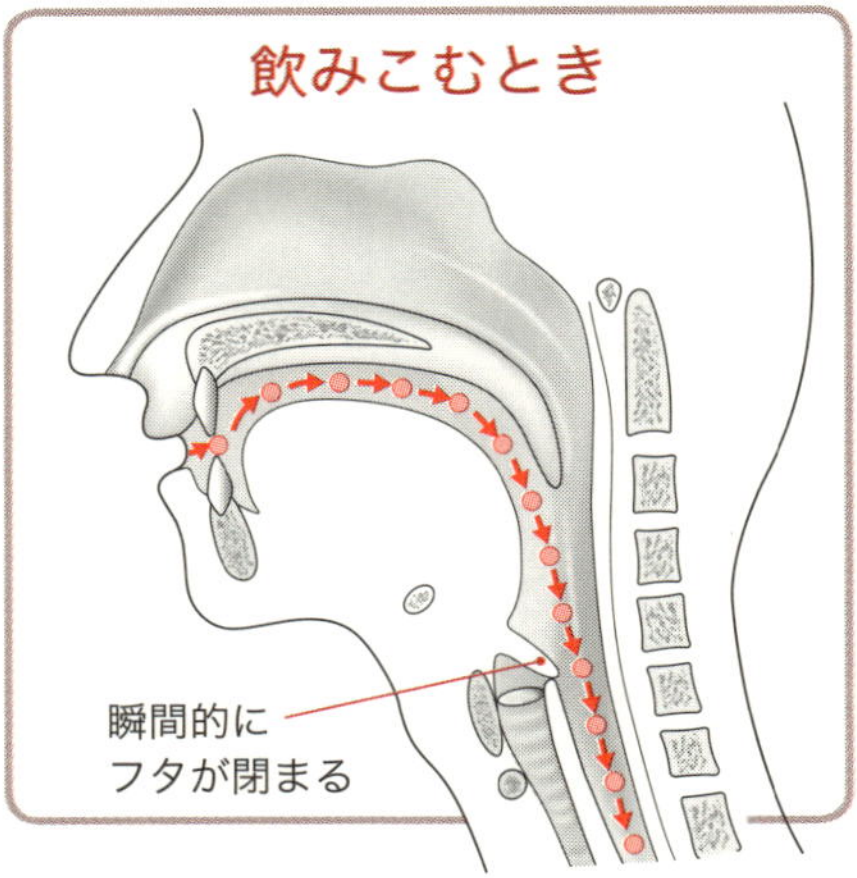

飲みこむしくみを理解しよう

私たちの体は、「口から食道に通じている食べ物の通り道」と「鼻から気管に通じている空気の通り道」がのどで交わっています。普段は呼吸をしているので、空気の通り道が開いている状態です。それが食べ物や飲み物を飲みこむ瞬間にだけ、肺に通じる入り口を塞いで空気の出入りを止めます。そしてその隙に、食べ物や飲み物を食道に送りこんでいるのです。

ですから、**肺に通じる入り口が閉じる前に食べ物が滑り落ちてしまうと、誤って気管に入りこんで「誤嚥《ごえん》」と呼ばれる事故につながってしまいます。**

体の弱っているお年寄りだと、「疲れるかな」と体への負担を心配して寝たまま食事を与えてしまったり、電動ベッドを少し起こした状態で食事を与えてしまうことがありますが、これは危険です。**上向きの姿勢をとっていると、気管のフタが閉まる前に食べ物が重力によって勝手に滑り落ちやすくなるので、誤嚥してしまう危険性が高まります。**

一方、前かがみの姿勢をとっていると口の位置がのどの位置より下になり、食べ物が勝手にのどに入りこむ心配がないので安心です。しっかりかみ砕いて、飲みこみやすいように口の中で食べ物をひとまとめにして、飲みこむ準備ができたときに、自分の意思で飲みこむことができます。ですから、**誤嚥を防ぐには「前かがみの姿勢で食事をする」ということが何よりも大切です。**

ベッドより食卓が食べやすい

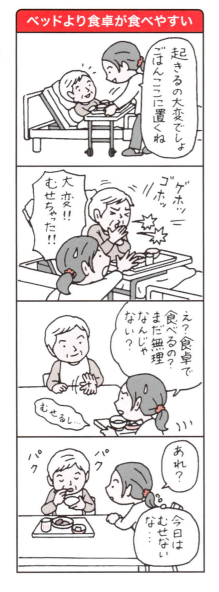

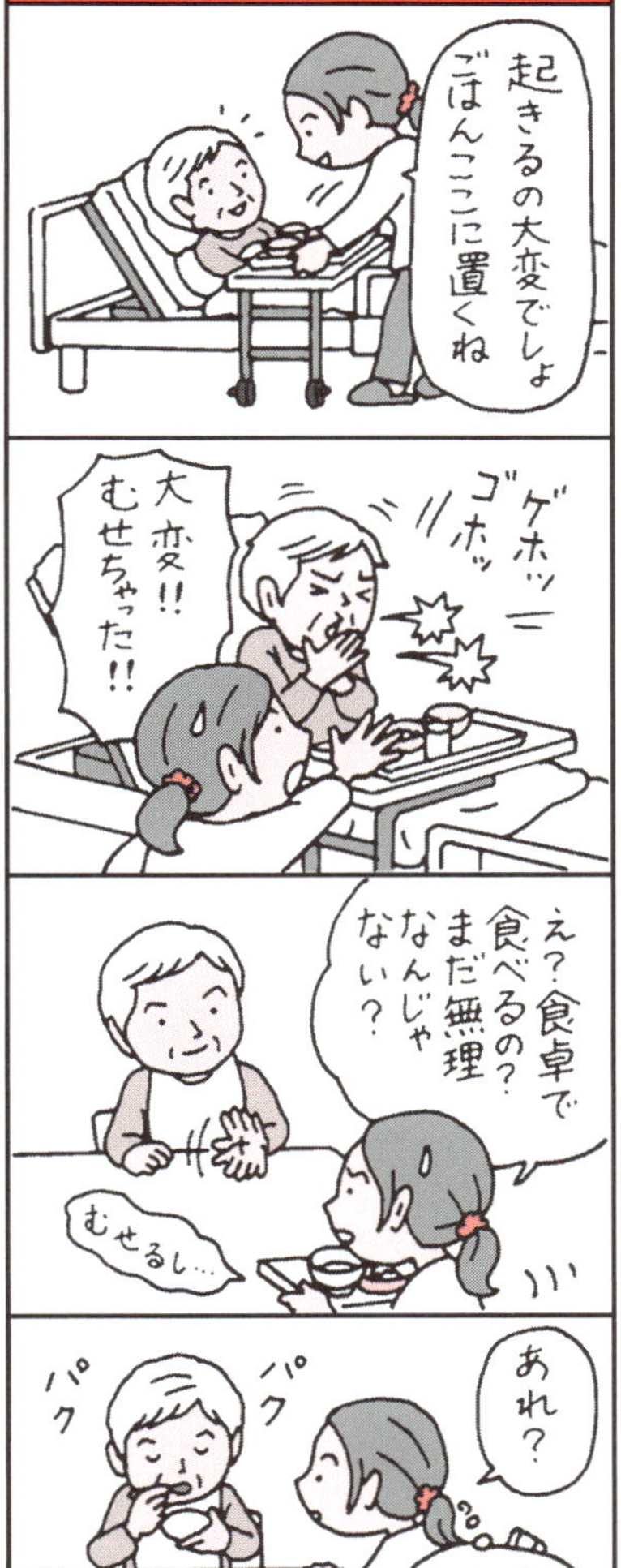

起きるの大変でしょ
ごはんここに置くね
ゲホッ
ゴホッ
大変!!
むせちゃった!!
え? 食卓で
食べるの? まだ無理
なんじゃ
ない?
むせるし…
パク
パク
あれ?
今日は
むせない
な…

■正しい食事姿勢の3つのポイント

それでは具体的に「食事がしやすい前かがみの姿勢」とは、どのようにしてつくるのでしょうか。正しい食事姿勢をとるために気を付けるべき3つのポイントをご紹介します。

(1)高すぎないテーブルを選ぶ

お年寄りには小柄な人が多いため、市販のテーブルでは高すぎてうまく前かがみになれないことがあります。椅子に座った姿勢で、テーブルがおへそのあたりに来る高さのものを選ぶといいでしょう。

(2)椅子に背もたれがある

安定した姿勢を保つには、椅子に深く腰かける必要があります。そのときにバランスをくずして後ろに倒れたりしないために

正しい食事姿勢のポイント

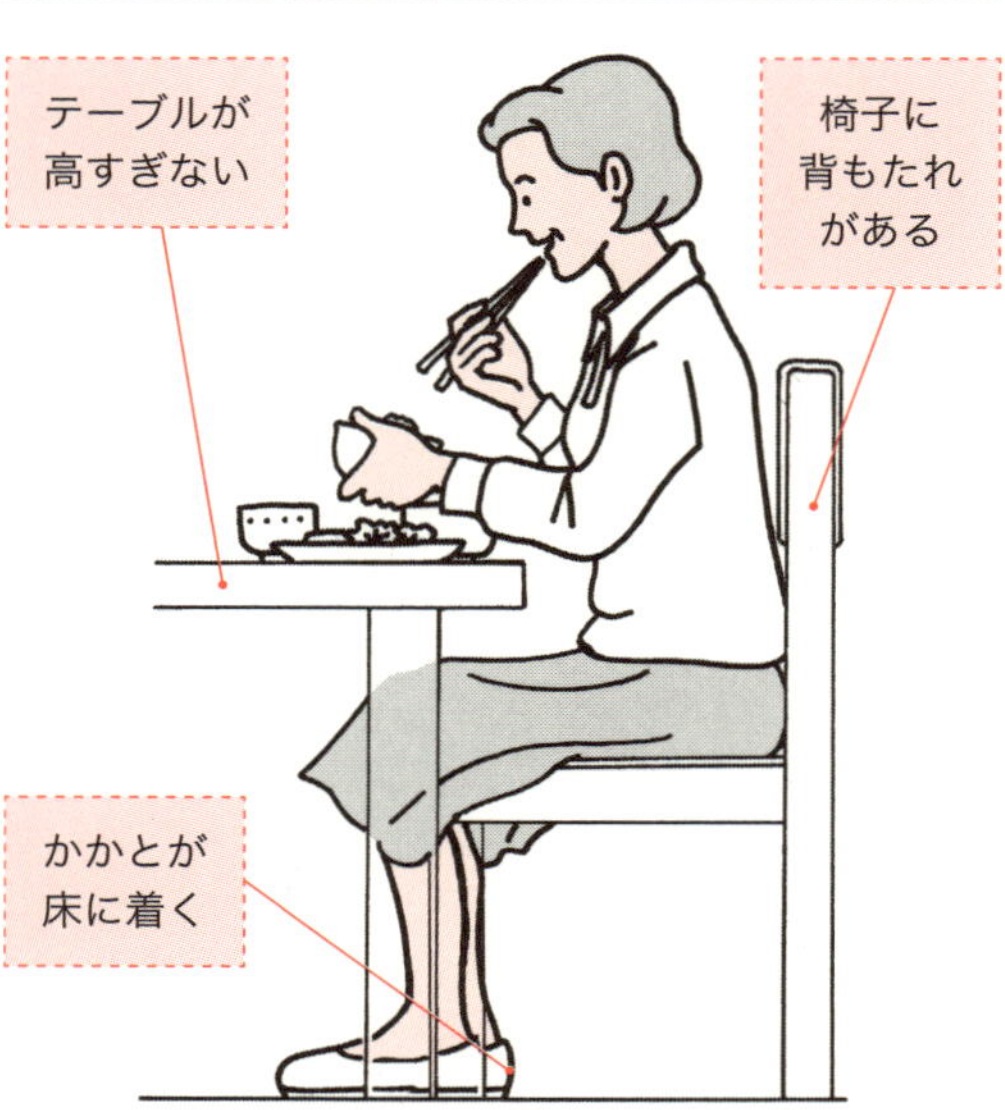

テーブルが
高すぎない
椅子に
背もたれ
がある
かかとが
床に着く

も、椅子には背もたれがあると安心です。片マヒなどで左右のバランスがとりにくい場合は、ひじかけが付いている椅子を選ぶようにしましょう。

(3)かかとが床に着く

安定して座るには、かかとが床に着いていることが大切です。一般的な椅子は高さが約40㎝ありますが、日本の高齢女性のひざから下は平均して37㎝しかありません。ですから高さの低い椅子を選ぶか、椅子の脚を切るなどして、その人の体格に合う高さにするといいでしょう。

家にあるもので工夫しよう

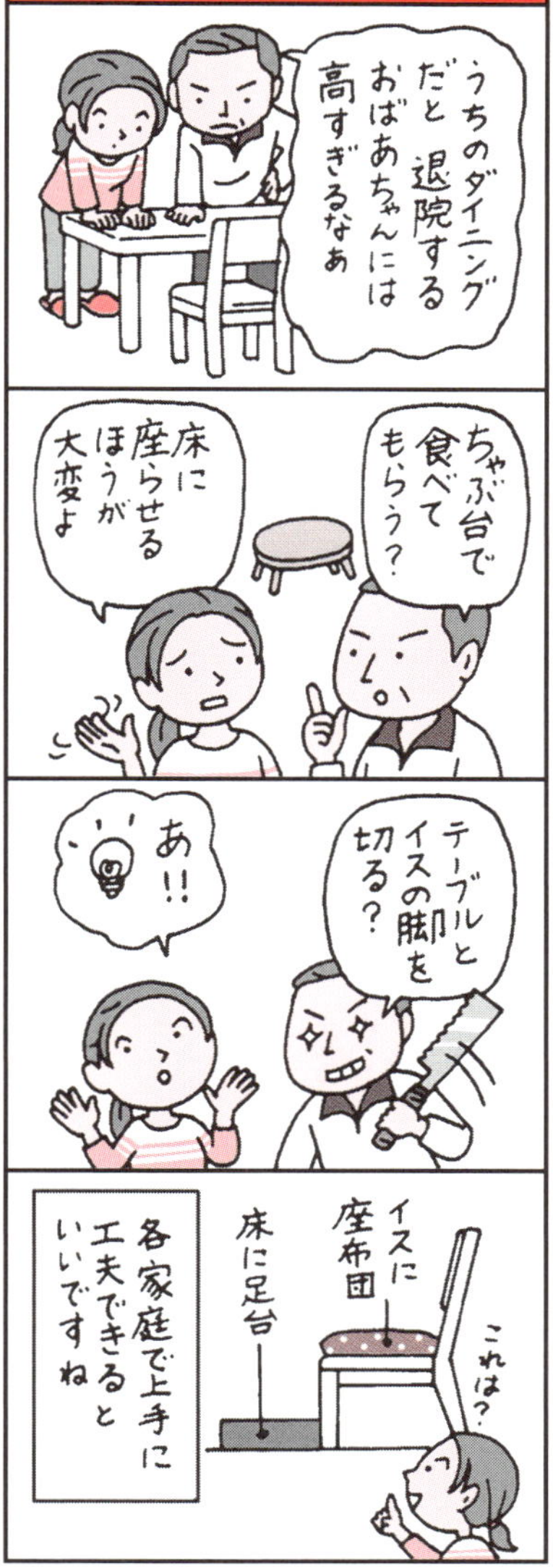
うちのダイニングだと 退院するおばあちゃんには高すぎるなあ
ちゃぶ台で食べてもらう？
床に座らせるほうが大変よ
テーブルとイスの脚を切る？
あ!!
イスに座布団
床に足台
これは？
各家庭で上手に工夫できるといいですね

理想の食事姿勢に近づくステップ

理想的な食事環境を整えることが難しい場合でも、「こういう考え方を知ってほしい」というポイントをお伝えします。こうした知識を頭に入れて、少しずつでも実行できるといいですね。

(1)ベッドを起こした状態での食事を卒業しよう

相談者の場合もそうですが、病院に入院していると電動ベッドをある程度まで起こして、そのままの状態で食事をするのが当たり前になってしまいます。しかしこうすると、ついベッドに寄りかかったまま食事をする習慣がついてしまい、どんどん抗重力筋が弱くなってしまうのです。

もたれかかるのではなく、**きちんと座るだけで表情も引き締まり、誤嚥の可能性も少なくなります。**まずはベッドの上で寄りかかった状態での食事を卒業し、しっかりと椅子に座って食事をするように変えていけるといいでしょう。

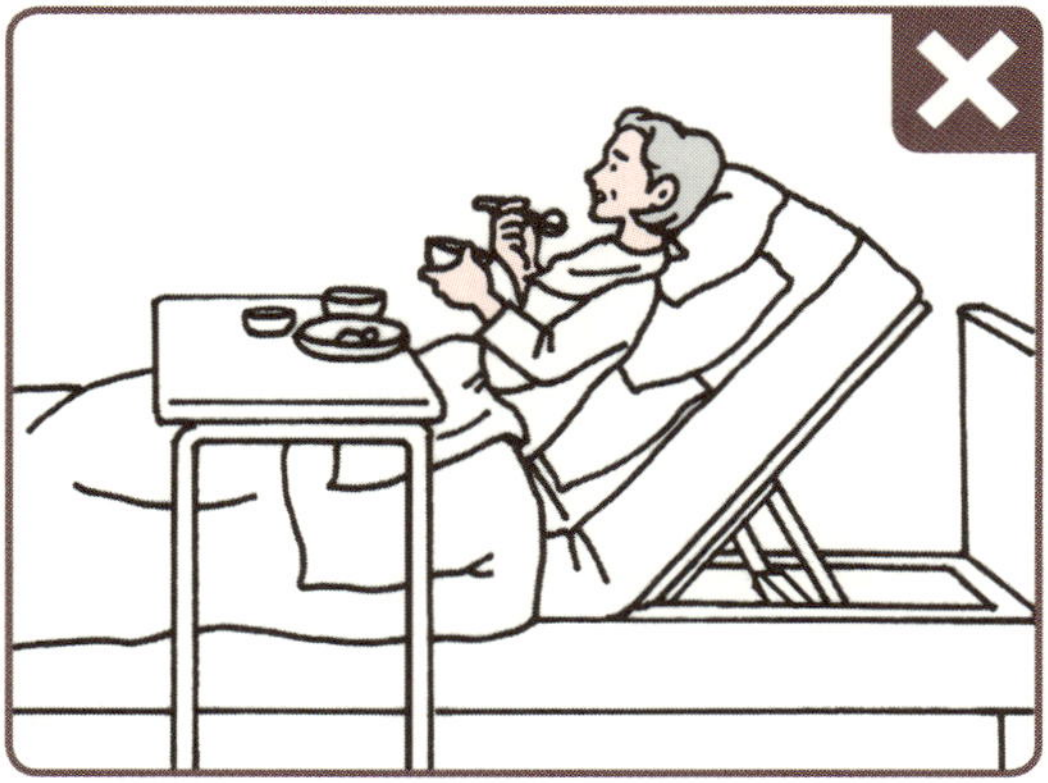

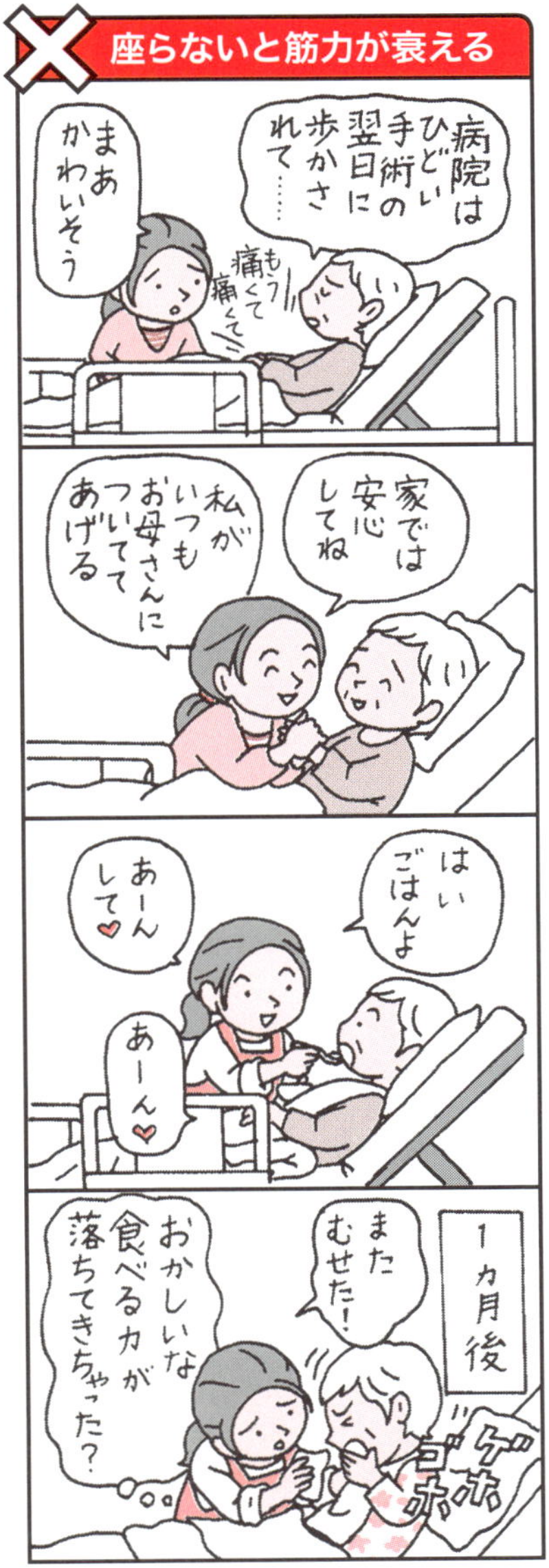
座らないと筋力が衰える
病院はひどい手術の翌日に歩かされて……
もう痛くて痛くて
まあかわいそう
家では安心してね
私がいつもお母さんについててあげる
はいごはんよ
あーんして♡
あーん♡
1カ月後
またむせた！
おかしいな食べる力が落ちてきちゃった？
ゲホゴホ

(2) せめてサイドテーブルを使って食べよう

いきなり食卓に移動することが難しいと感じられる場合は、**せめて、ベッドの上でサイドテーブルを使って食べるように頑張ってみましょう。**最初は大変に感じるかもしれませんが、ベッドサイドならば脚を垂らすだけで座った状態になるので、思ったより簡単にできるはずです。

ベッドに座って、背中を開放した状態で前かがみになれば、理想

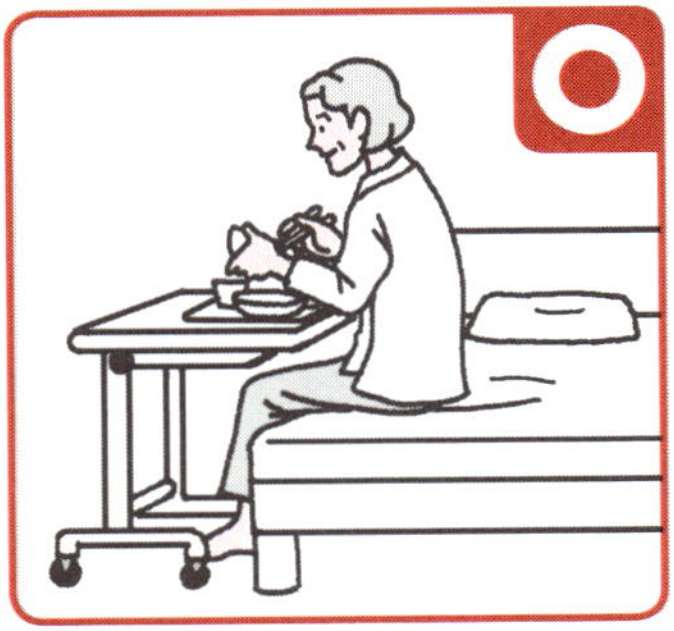

的な食事姿勢に大きく近づくことができます。それまであまり量を食べられなかった人が、座った途端に食べた例もたくさんあるのです。

（3）車イスでの食事はよくない

ベッドから車イスに移乗できるようになったら、車イスのまま食卓で食事ができれば便利だと思う人も多いでしょう。たしかに車イスのまま入店して食事ができるレストランは「介護に優しい」と評価されます。しかし、日常生活を送る場である家庭では、車イスのまま食事をするのは考えものです。

というのも、**車イスは移動するための道具なので、移動時に安定するように背もたれやシートに少しだけ傾斜が付いています。このため、車イスに座りながら前かがみになって食事をするのは難しいのです。**

また、車イスのひじかけがテーブルに当たらないよう

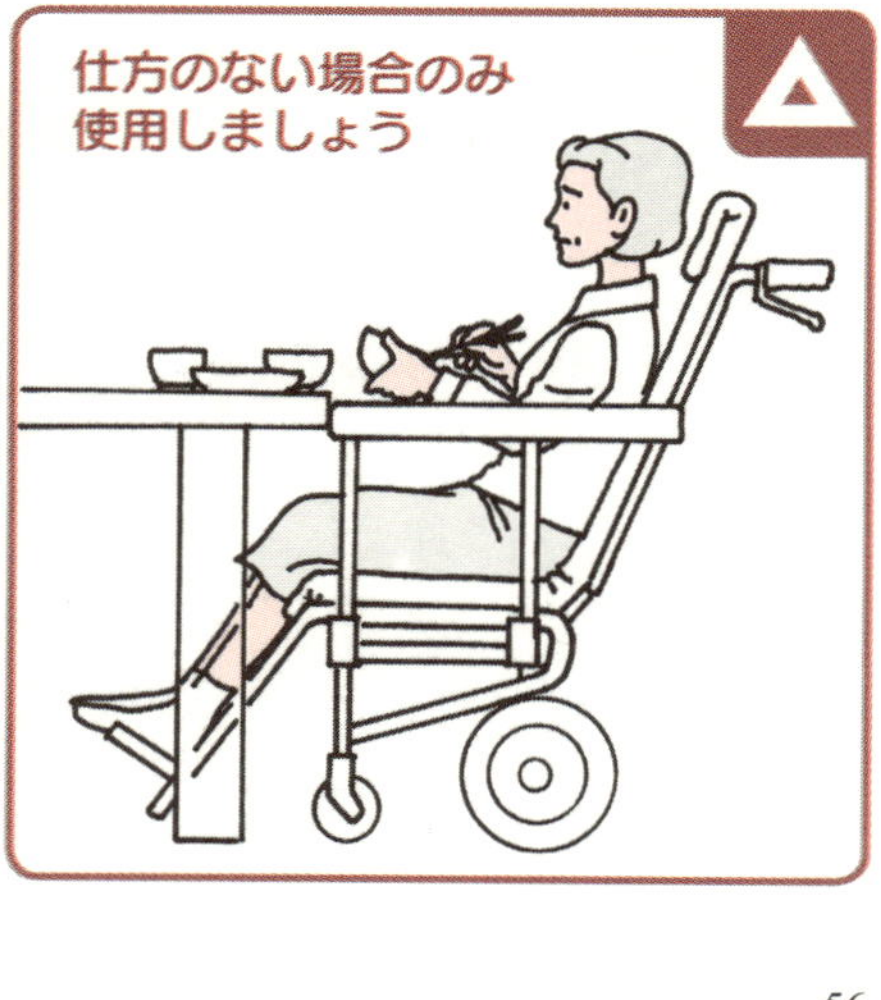
仕方のない場合のみ
使用しましょう

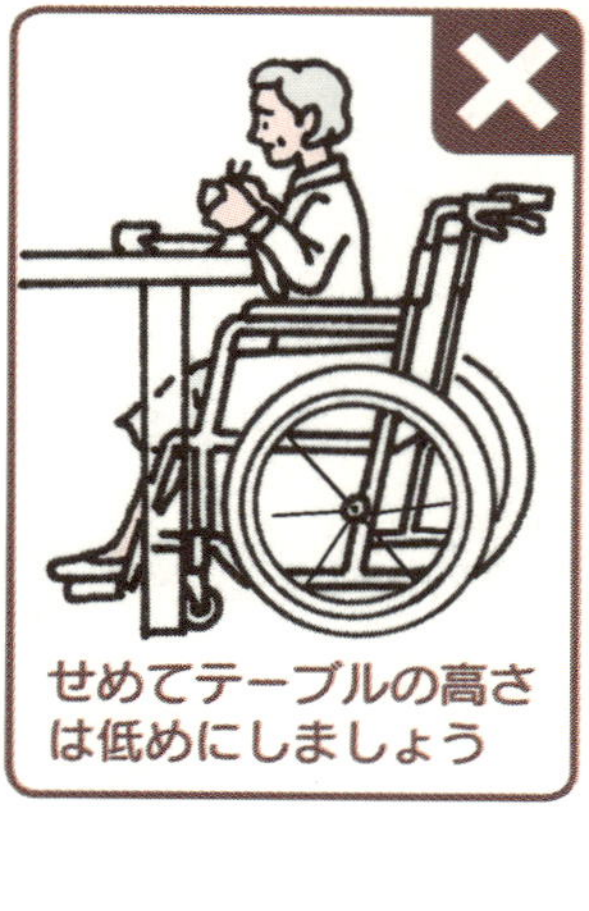
せめてテーブルの高さ
は低めにしましょう

に、テーブルを高めにしてしまう家庭もありますが、これだと非常にごはんが食べづらくなってしまいます。

やはり**車イスに移乗できるのであれば、食事の間だけでもふつうの椅子に座って食べさせてあげたいものです。それだけで、誤嚥の危険性を格段に減らすことができます。**

しかし、椅子だと痛がったり、マヒなどのためにまっすぐ起きていられない場合、車イスで食事をさせる決断に至ることもあるでしょう。その場合は、ひじかけがつっかえても構わないので、座高に合ったテーブルの高さにしてあげましょう。

車イスだと食べづらい

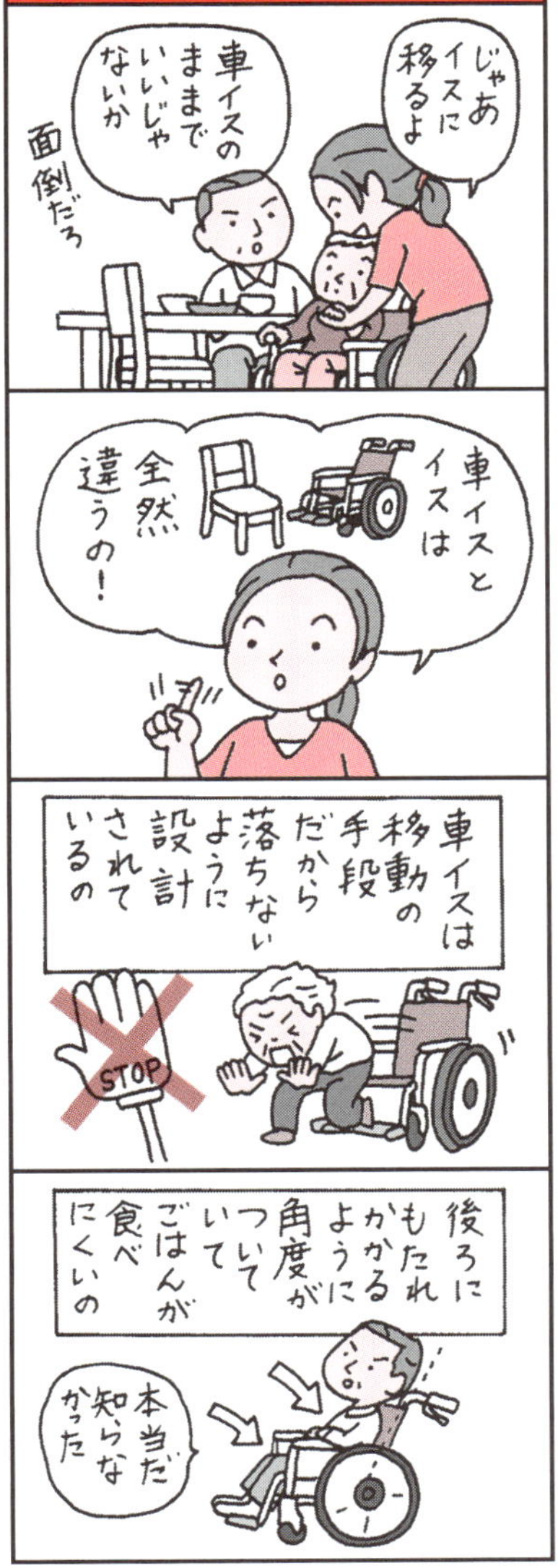
じゃあイスに移るよ
車イスのままでいいじゃないか
面倒だろ
車イスとイスは全然違うの!
車イスは移動の手段だから落ちないように設計されているの
STOP
後ろにもたれかかるように角度がついていてごはんが食べにくいの
本当だ知らなかった

Q6

すぐにむせてしまって、うまく口から食べられません。

私の父は90歳をこえた頃から、食事をしていてもすぐにむせてしまって、うまく食べられなくなってきました。誤嚥が続くと誤嚥性肺炎の心配があると聞いてから、どのように食事をさせたらいいのかわからず、家族で困っている状態です。

世の中には刻み食や流動食などいろいろあるようですが、父にはどのような食事が向いているのかわかりません。

すぐにむせる人にはどのような食事にすればいいのでしょうか。

A

老化や病気などが原因で食べる力が衰えると、食事中にむせることが増えます。食べ物が気管に入ると、誤嚥性肺炎などの病気を引き起こすことがあるので、なるべくむせないで食べられるように対策を立ててあげたいものです。

さて、一口に「むせる」と言っても、実はさまざまな原因が潜んでいます。**むせる原因によって適切な食事形態や、安全に食べるための対処法も変わる**ので、介護をする人は「人が物を食べるしくみ」を知ることが大切です。そしてむせる原因を補うような食事形態に、調理法を変えてみましょう。そうすることで、本人はとても食事がしやすくなるはずです。

原因によって対処法が違う

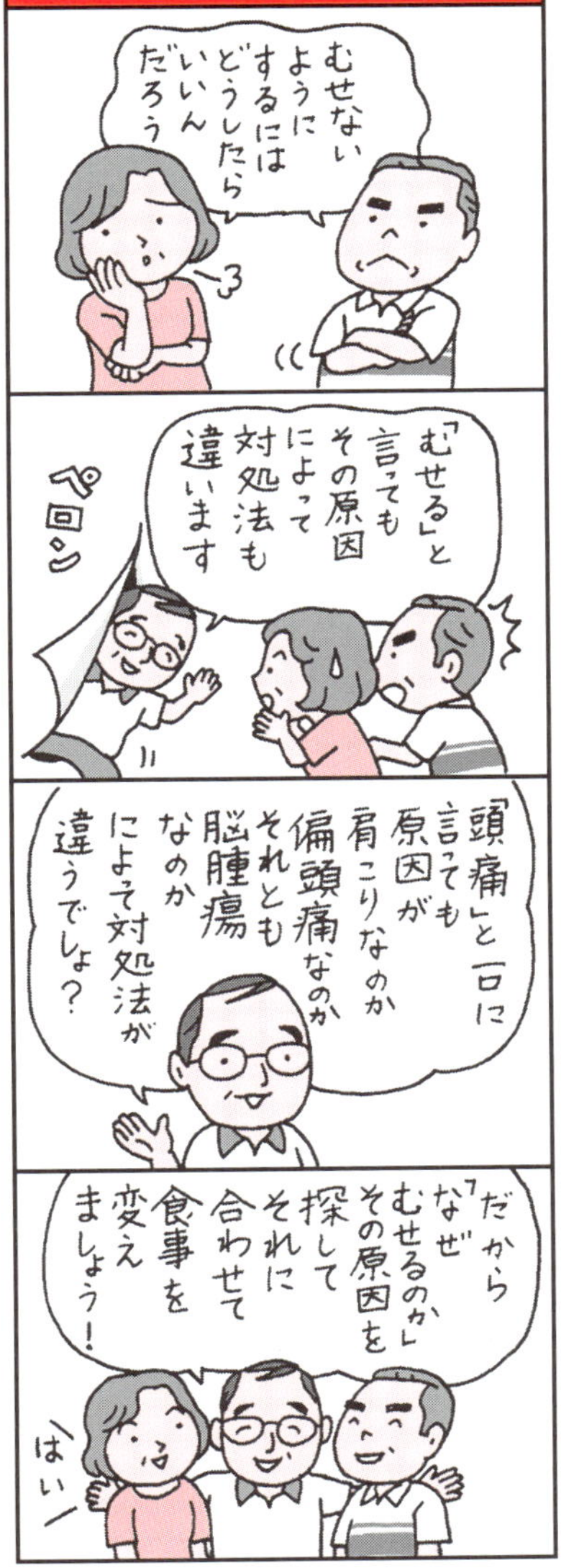
むせないようにするにはどうしたらいいんだろう
ペロン
「むせる」と言ってもその原因によって対処法も違います
「頭痛」と一口に言っても原因が肩こりなのかそれとも偏頭痛なのか脳腫瘍なのかによって対処法が違うでしょ?
だから「なぜむせるのか」その原因を探してそれに合わせて食事を変えましょう!
はい

食べるときの3ステップを知ろう

ごはんでもお菓子でも構いませんので、何かをゆっくりとかんで、飲みこんでみてください。私たちが食事をするときは**「かむ→小さな塊にまとめる→飲みこむ」という3つの手順を踏んでいる**ことがわかるはずです。この3ステップのうちのどこに問題があってむせるのかによって、適切な食事形態が変わります。

では、もう少し具体的にこの3ステップについて見てみましょう。

（ステップ1：咀嚼《そしゃく》）

歯で食べ物をかんで、飲みこめる程度の小ささになるまで細かく砕く段階です。

歯がなかったり、虫歯や歯周病による痛みが原因で食べ物をかみ砕くことができない人は、この咀嚼に問

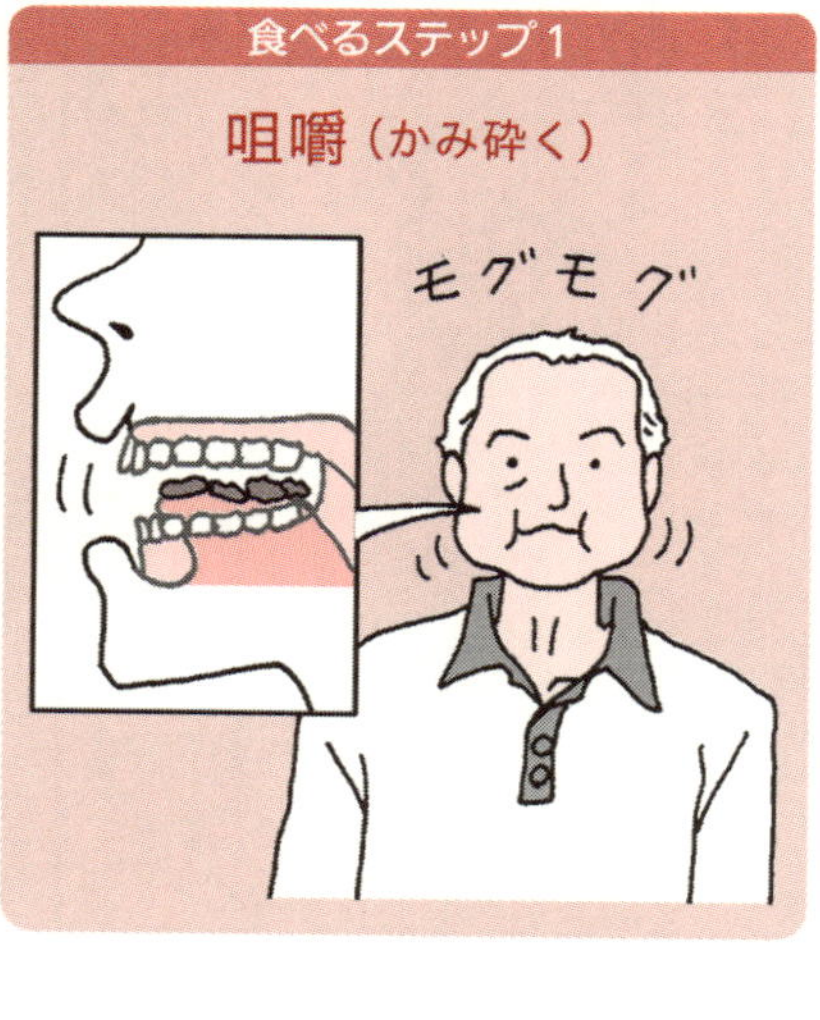

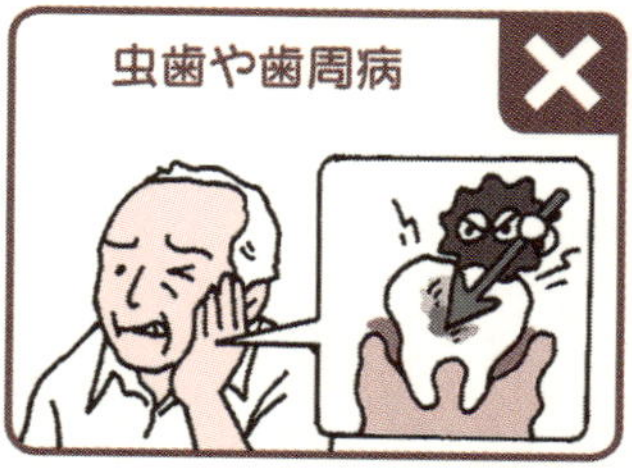

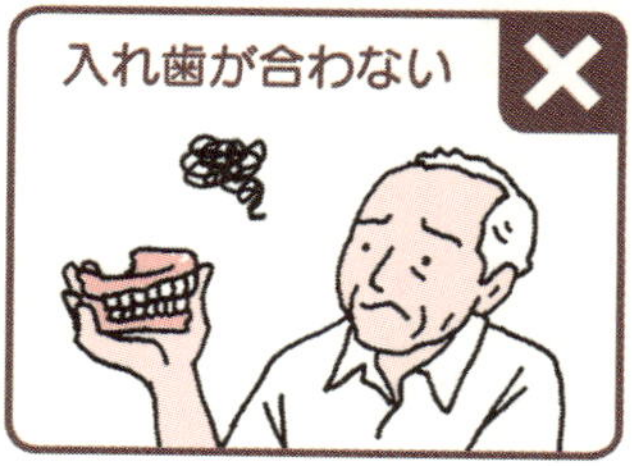

題があると言えます。お年寄りの場合は入れ歯が合わなくてうまく咀嚼できない人も多いようです。

（ステップ２：食塊形成）
口の中でかみ砕いた食べ物と唾液《だえき》とを混ぜ合わせながら小さな塊をつくって、のどの奥のほうへ送りこむ段階です。

歯や舌の動きが悪い人は、かみ砕くことまではできても、口の中で食べ物をまとめることができません。食べ物をのどの奥のほうに送りこむのも舌の働きなので、舌の動きが不自由な場合は、この食塊形成に問題があると言えるでしょう。

（ステップ３：嚥下反射）
のどの奥に送られてきた食べ物をゴクンと飲みこむ段階です。かんでいるつもりなのに食べ物の一部がの

食べるステップ２

食塊形成（口の中でまとめる）

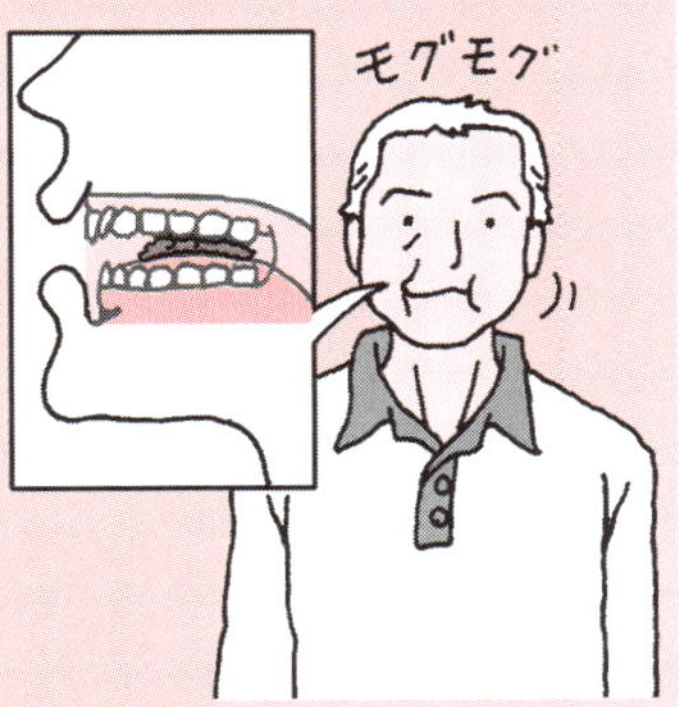

食べるステップ３

嚥下反射（ゴクンと飲みこむ）

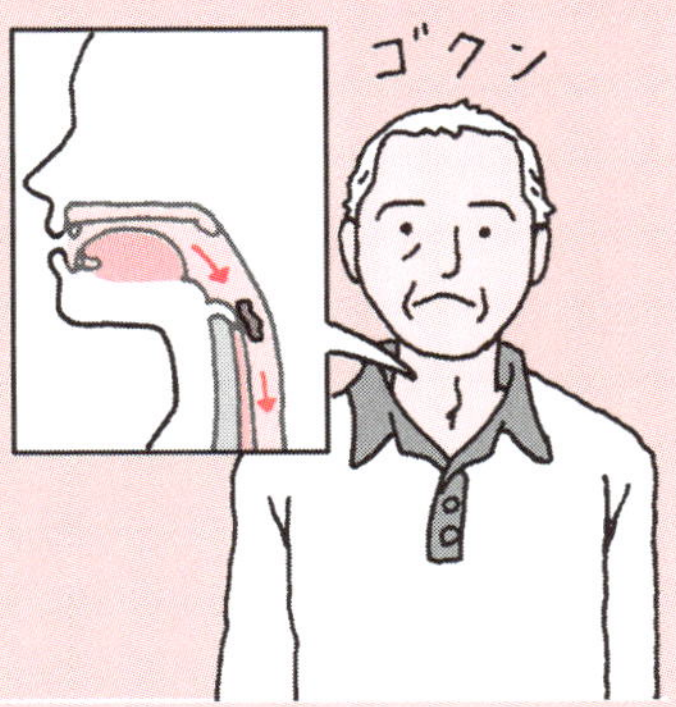

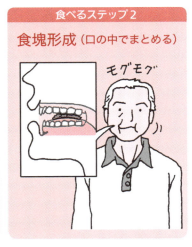

どに落ちてしまったり、しっかりゴクンと飲みこんでいるつもりでものどの閉鎖が不完全で気管に入りこんでしまう人は、この嚥下反射に問題があると言えます。

むせない食事形態を提供してあげるには、**この3ステップのどこに問題があってむせているのかを探り当てることが必要です。**まずは本人が食べる様子を注意深く観察し、むせる原因を見つけ出しましょう。

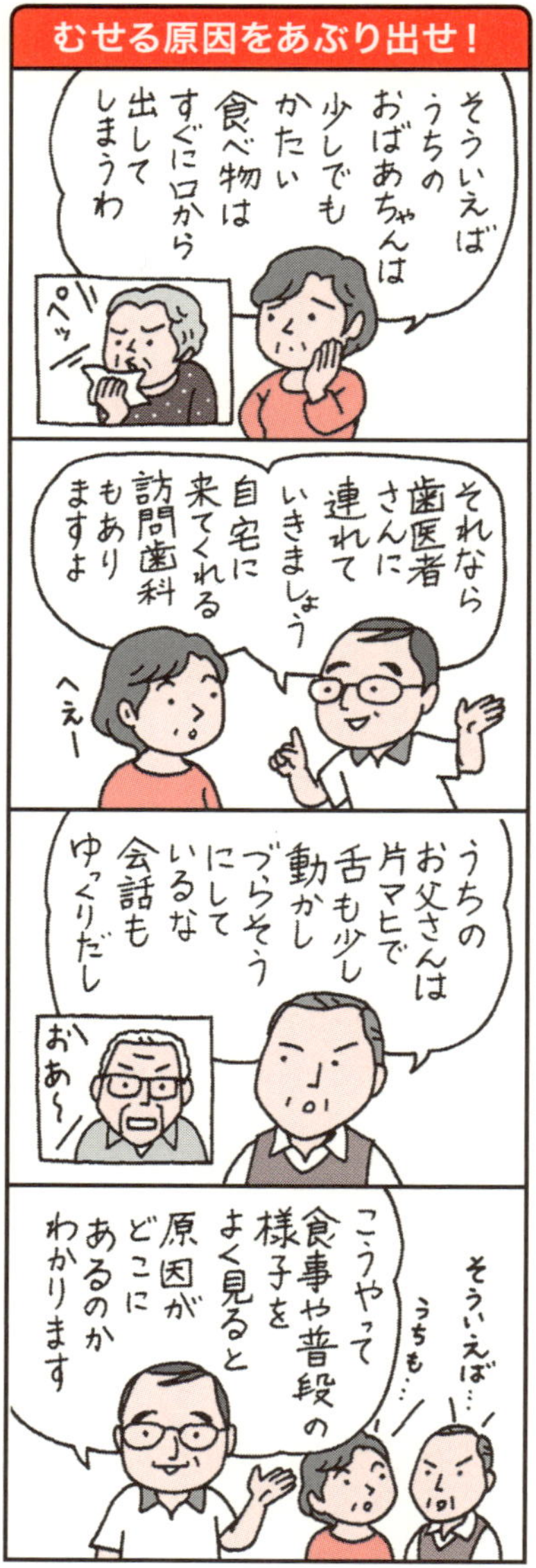

むせる原因をあぶり出せ！
そういえば うちの おばあちゃんは 少しでも かたい 食べ物は すぐに口から 出して しまうわ
ペッ
それなら 歯医者 さんに 連れて いきましょう 自宅に 来てくれる 訪問歯科 もあり ますよ
へえー
うちの お父さんは 片マヒで 舌も少し 動かし づらそう にして いるな 会話も ゆっくりだし
おあ〜
こうやって 食事や普段の 様子を よく見ると 原因が どこに あるのか わかります
そういえば…
うちも…

■咀嚼に問題がある場合の対処法

本人の食べる様子を観察した結果、どうも咀嚼がうまくできないことが原因だと感じた場合は、まずは歯医者に連れていきましょう。**虫歯や歯周病を治療したり、入れ歯を調節することでかむ力が戻ってくる人も多いからです。**

歯の治療をしてもかむ力が十分に戻らない場合は、とにかくやわらかい食事を心がけましょう。

なかには「咀嚼の代わりに」と食事を細かく刻む人もいますが、食事は刻んだ途端に見た目が悪

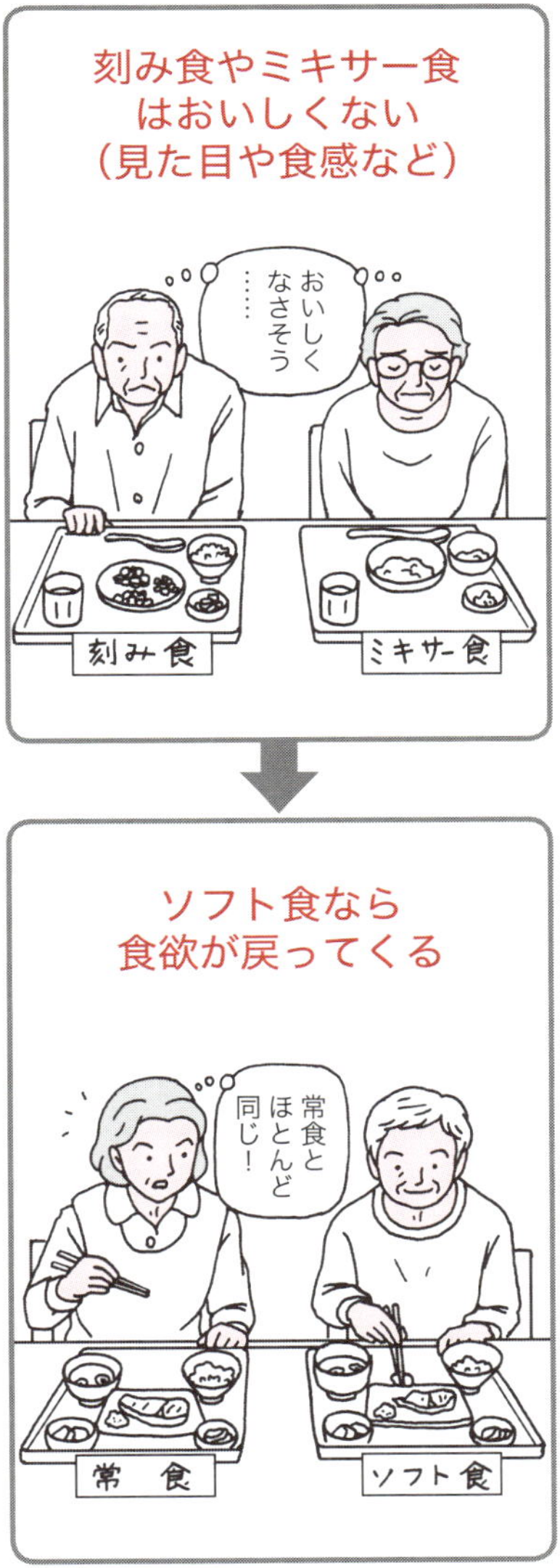
刻み食やミキサー食はおいしくない（見た目や食感など）
おいしくなさそう……
刻み食
ミキサー食
ソフト食なら食欲が戻ってくる
常食とほとんど同じ！
常食
ソフト食

く、味も落ちるので食欲をそそらなくなってしまうものです。

それよりはやわらかく仕上がる野菜を選んだり、圧力鍋で調理をするなどして、**とにかくやわらかくなるように工夫してみましょう。**魚であれば煮つけにしたり、肉はひき肉とつなぎを使ってやわらかく仕上げた肉団子系のお料理がおすすめです。

また、フルーツなどに含まれているたんぱく質分解酵素を使うと、肉や魚がふつうの調理ではできないくらいにやわらかくなります。やわらかい料理をつくるために粉状に加工されたたんぱく質分解酵素も市販されているので、活用するといいでしょう。

このたんぱく質分解酵素を使って、歯茎でつぶせるやわらかさに調理した食事を、介護の世界では「ソフト食」と呼んでいます。種類の豊富なソフト食を個人

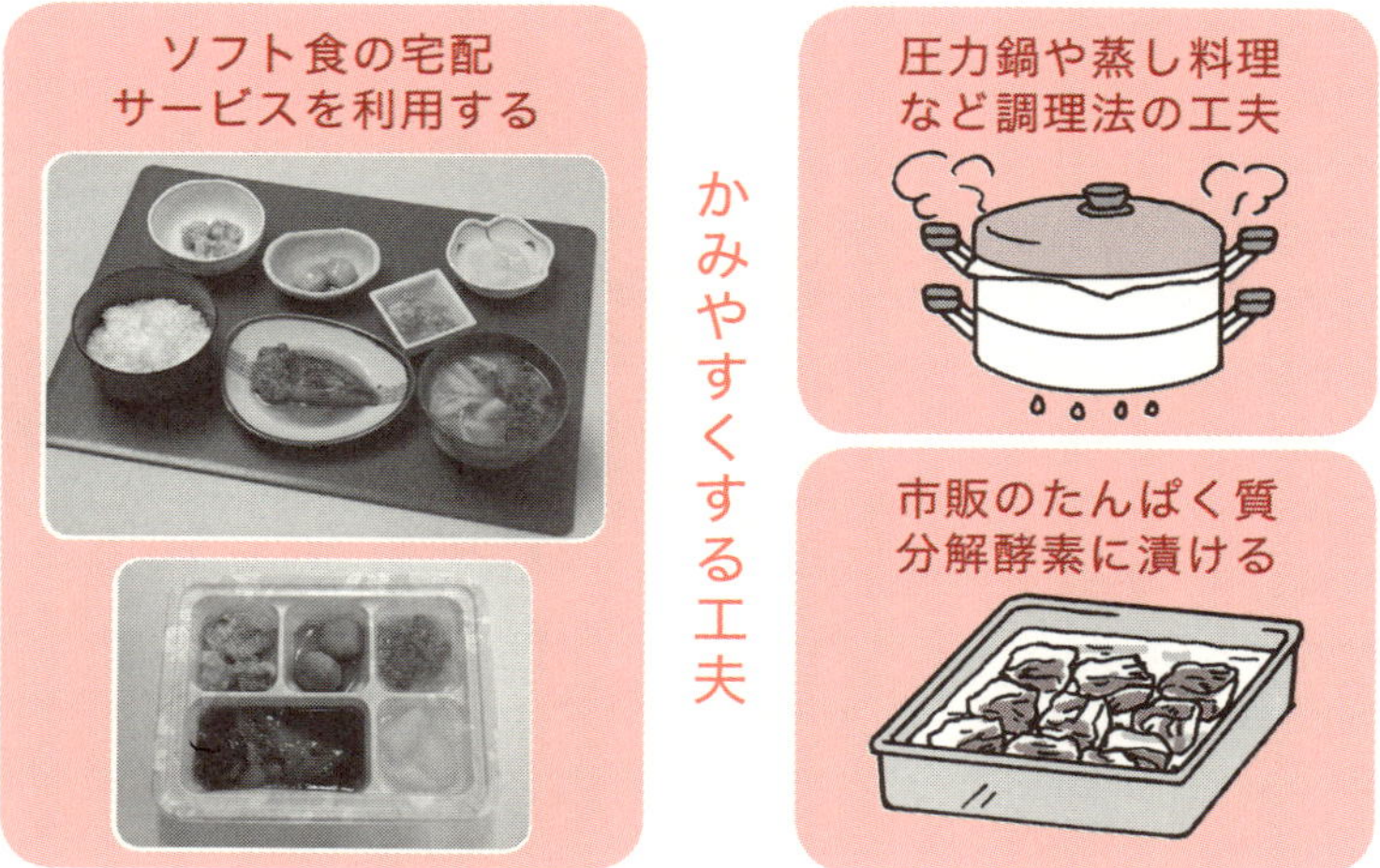
かみやすくする工夫
圧力鍋や蒸し料理
など調理法の工夫
市販のたんぱく質
分解酵素に漬ける
ソフト食の宅配
サービスを利用する

宅まで宅配してくれる業者もありますので、そちらを活用してもいいでしょう。

食塊形成か嚥下反射に問題がある場合

口の中で食べ物をまとめたり、ゴクンと飲みこむのが苦手な人への対応としては、刻み食にしてしまう介護者も多いようです。しかし刻んでしまうと口の中で散らばって、余計にまとめにくくなってしまいます。

また、これと似た失敗例としては「飲みこみやすいように」と配慮して、食べ物をミキサーにかけて液体状にする介護者も多いようです。しかし、ミキサーにかけるとおいしくないうえ、サラサラと流れてしまってのどに落っこちやすくなり、いっそう危険になってしまいます。

食べ物を口の中でまとめたり、ゴクンと飲みこみや

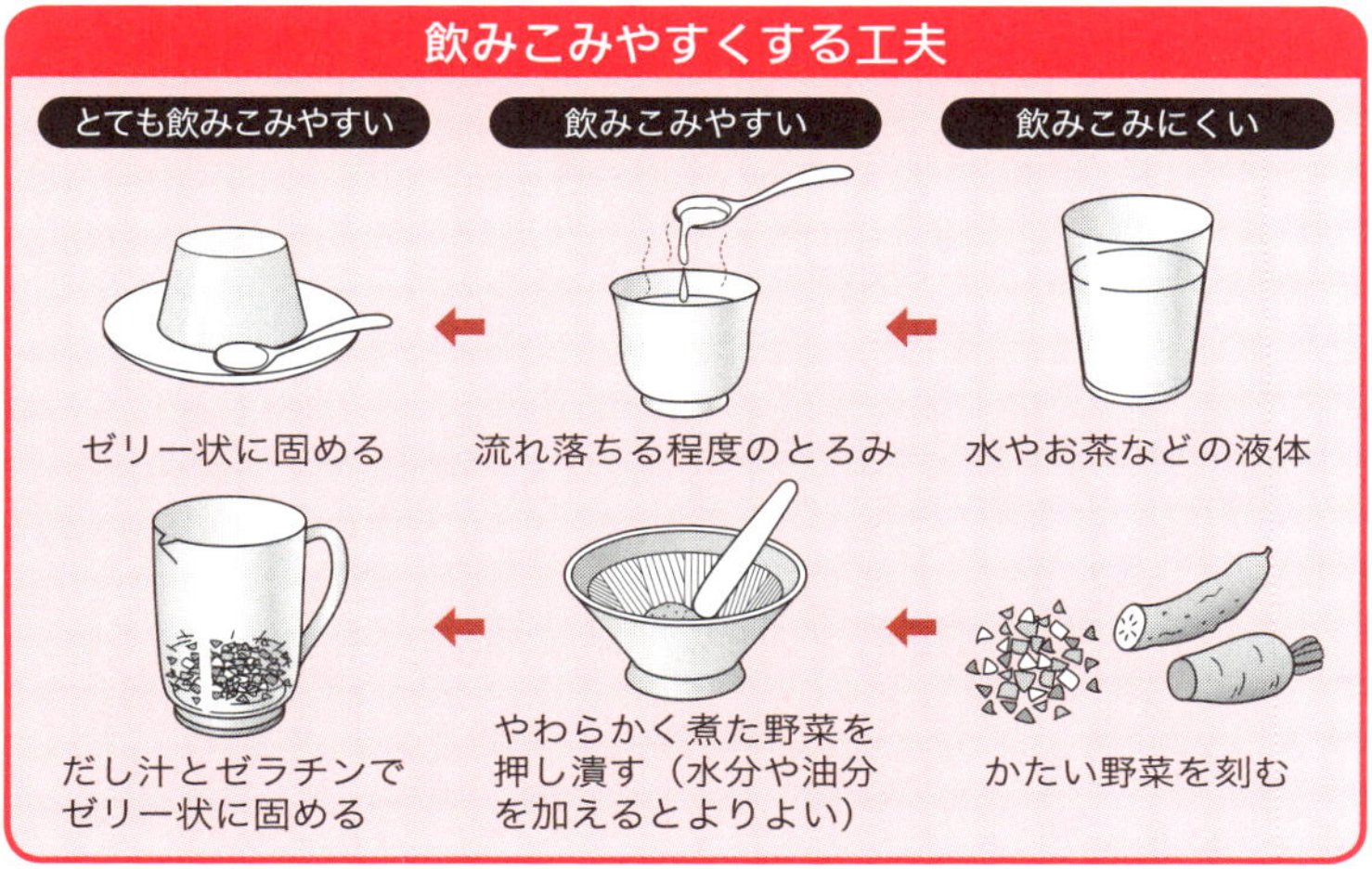
飲みこみやすくする工夫
飲みこみにくい
飲みこみやすい
とても飲みこみやすい
水やお茶などの液体
流れ落ちる程度のとろみ
ゼリー状に固める
かたい野菜を刻む
やわらかく煮た野菜を押し潰す（水分や油分を加えるとよりよい）
だし汁とゼラチンでゼリー状に固める

すくするためには、**一口大にまとめてあるものや、とろみのある食べ物がおすすめです。**
具体的には「ゼラチン」「寒天」「コーンスターチ」「片栗粉」「介護用に市販されている増粘剤」などを使って**とろみをつけると、唾液の代わりに食べ物をまとめてくれるので飲みこみやすくなります。**それぞれ特徴があるのでメニューによって使い分けたり、自分なりに使いやすいものを見つけられるといいですね。

とろみをつけるコツとしては、あまり多く使いすぎてベトベトになるとおいしくなくなってしまうので、食べてみておいしい程度のとろみにするように心がけましょう。

× とりあえず刻み食

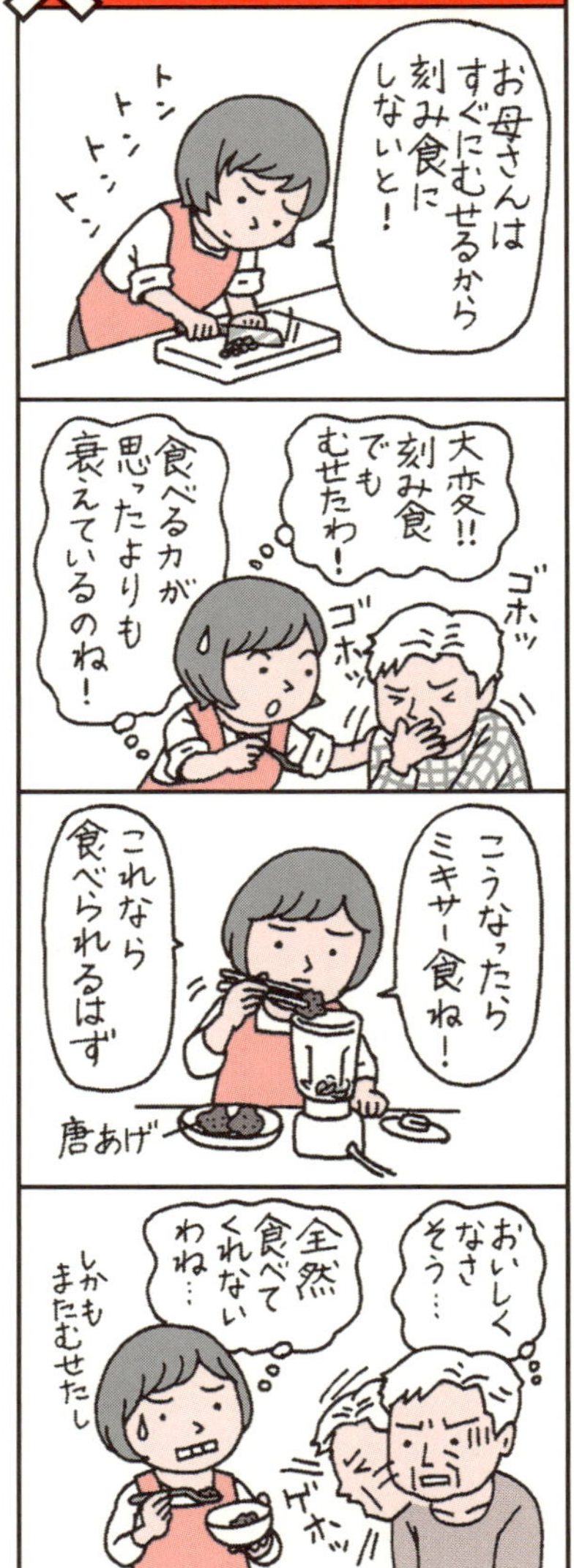
お母さんはすぐにむせるから刻み食にしないと!
トントントントン
大変!! 刻み食でもむせたわ!
ゴホッゴホッ
食べる力が思ったよりも衰えているのね!
こうなったらミキサー食ね!
これなら食べられるはず
唐あげ
おいしくなさそう…
全然食べてくれないわね…
しかもまたむせたし
ゲホッ

とろみのつけ方

食品	特徴
ゼラチン	● 30℃で溶けるので、暑い日は注意が必要 ● 口の中でちょうど溶けて飲みこみやすい
寒天	● 食物繊維が豊富で便秘対策にもなる ● 80℃まで溶けないので、食塊形成が苦手な人には不向き
片栗粉 コーンスターチ くず粉	● 30℃以下だと水が分離するので、温かいメニューにしか使えない ● でんぷんがエネルギーを補う効果もある
介護用の増粘剤	● 溶かすだけで使えるように加工されているので便利 ● ベタベタになりやすい。ベタベタになると味が落ちるし窒息の原因になるので、使用量に注意

原因に合わせて調理

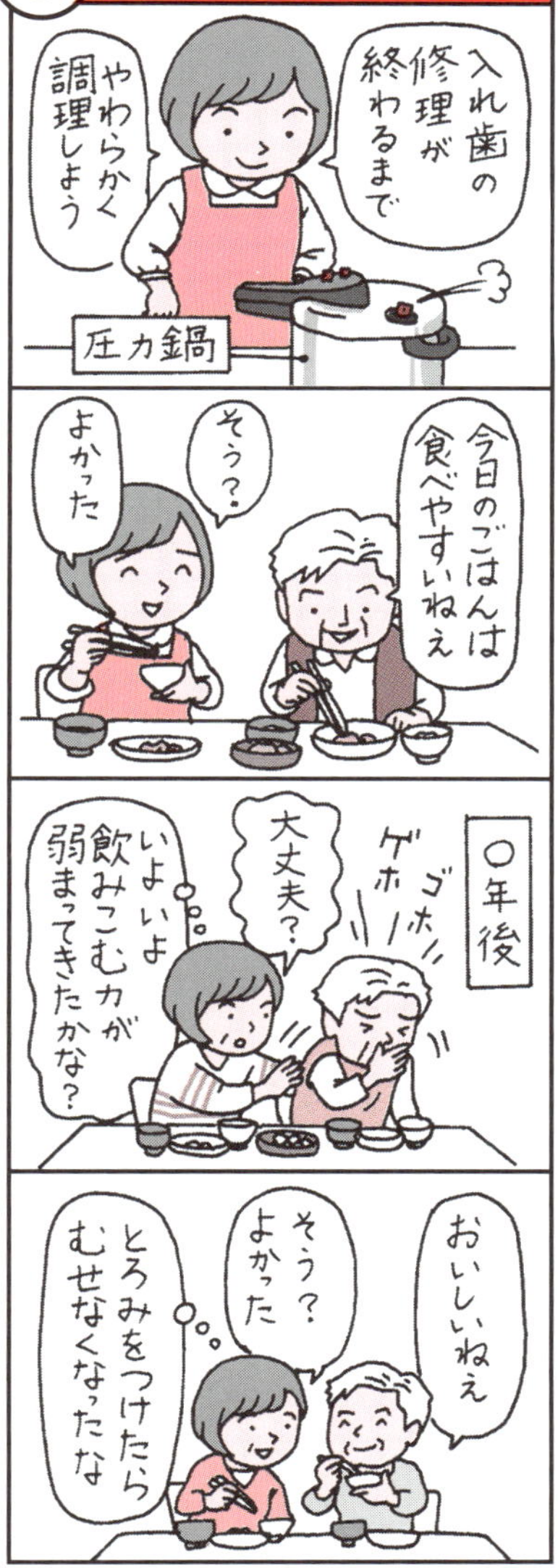
入れ歯の修理が終わるまで
やわらかく調理しよう
圧力鍋
今日のごはんは食べやすいねえ
そう？
よかった
○年後
ゴホ
ゲホ
大丈夫？
いよいよ飲みこむ力が弱まってきたかな？
おいしいねえ
そう？よかった
とろみをつけたらむせなくなったな

Q7

食事介助をするうえで気を付けるべきポイントはありますか。

母はまだ50代ですが、事故の影響で片マヒと失語の症状が出ています。現在は娘（30代）である私と、現役で働いている父が２人で協力しながら介護をしている状態です。母は言葉が出ないので、私たちは手探りのまま介護を続けています。

なかでもいちばん心配なのが食事です。母は事故以来あまり食欲がなく、マヒもあって自分からはほとんど食事を摂りません。

私たちが母の食事を全面的に介助し管理する中で、「ここだけは気を付けたほうがいい」というポイントは何でしょうか。

A

まだお若い娘さんですが、献身的に介護を頑張っておられて頭が下がります。

「のどが渇いた」「お腹がすいた」と言葉で訴えられない人を介護するのは正解がわかりづらく、プレッシャーもあることでしょう。そんなときは、お母様の健康がしっかり保てているのか判断できる基準を自分の中で持っていると、肩の力が抜けて少し楽になります。

食事に関して、健康状態を保つためにあえて「気を付けて」と言いたいポイントは、**「食べる姿勢」「脱水」「低栄養」の3点です。この3点を注意していれば、健康状態の大きな悪化を未然に防ぐことができます。**

食事介助のポイント

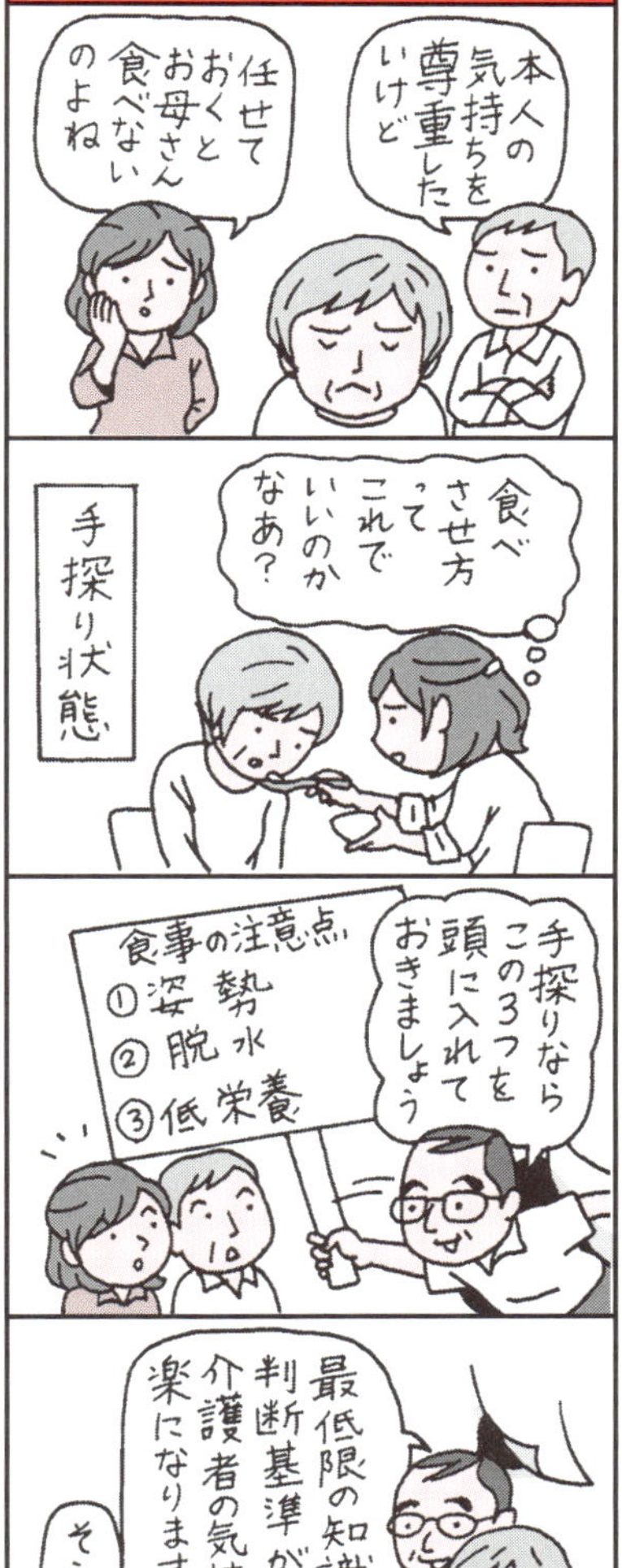
本人の気持ちを尊重したいけど
任せておくとお母さん食べないのよね
食べさせ方ってこれでいいのかなあ？
手探り状態
手探りならこの3つを頭に入れておきましょう
食事の注意点
①姿勢
②脱水
③低栄養
最低限の知識と判断基準がわかれば介護者の気持ちも楽になりますよ
そうね！

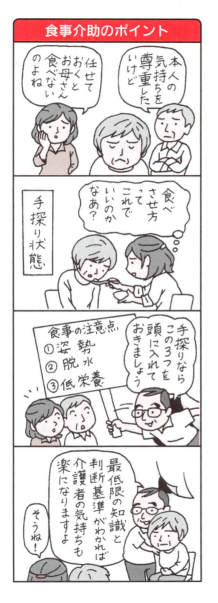

食事介助をするときの立ち位置に注意しよう

食事をするときは、誤嚥の危険性が少なく、飲みこみやすい前かがみの姿勢がベストです。ですから、食事介助をするときはなるべく本人が飲みこみやすいように、**前かがみの姿勢をつくり出してあげるように心がけましょう。**

では、本人が前かがみで食べるためには、介護者はどの位置にいてどのように食べさせてあげればいいのでしょうか。具体的な位置を見ながら検証してみましょう。

○横に並んで一緒に食べる

横に並ぶとお膳を同じ方向から見られるので、相手の立場に立ちやすくなります。介護者も一緒に食べながら介助をするとゆったりとしたペースが保てますし、次にどれが食べたいかなどの予想が立てやすいのでおすすめです。

また、**横に並ぶときは本人の利き手側に座って、下から口**

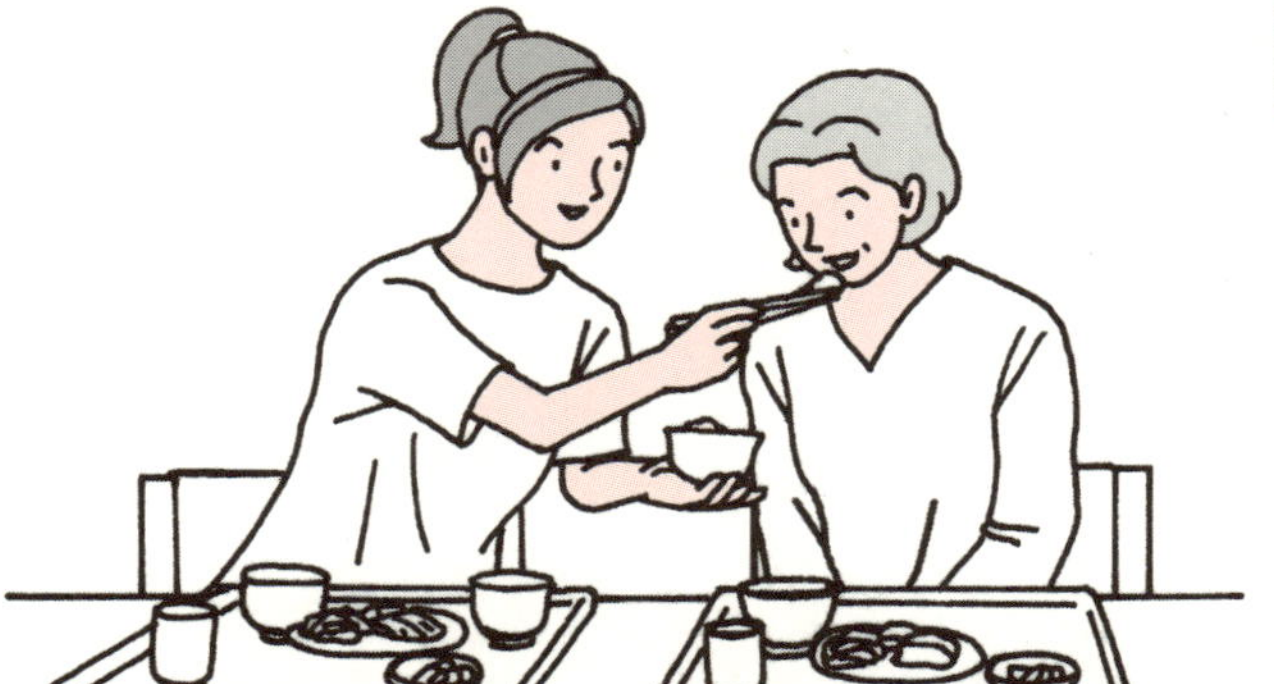

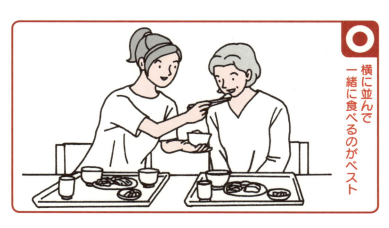

○ 横に並んで一緒に食べるのがベスト

に運ぶようにしましょう。そうすると自分で食べるときと同じ角度から食べられて、受け入れやすくなるからです。

△向き合って食べる

間違いとは言いませんが、あまりおすすめできない食べ方です。母娘で仲良くランチをするイメージで、向き合って食べるのが自然だと考える人もいます。たしかに2人で食事をする際は向き合って食べるのが一般的ですが、**食事介助の場合、向き合っていると視線を感じるので、監視されているような気分になってしまうものです。**

×立ったまま食事介助をする

家事の片手間に食事介助をしたり、立った状態で食事介助をしたりするのは避けましょう。高い位置から食べ物がくると、**自然と上のほうを向いたまま口の中に食べ物を入れてしまうので、誤嚥が起きやすくなって危険です。**

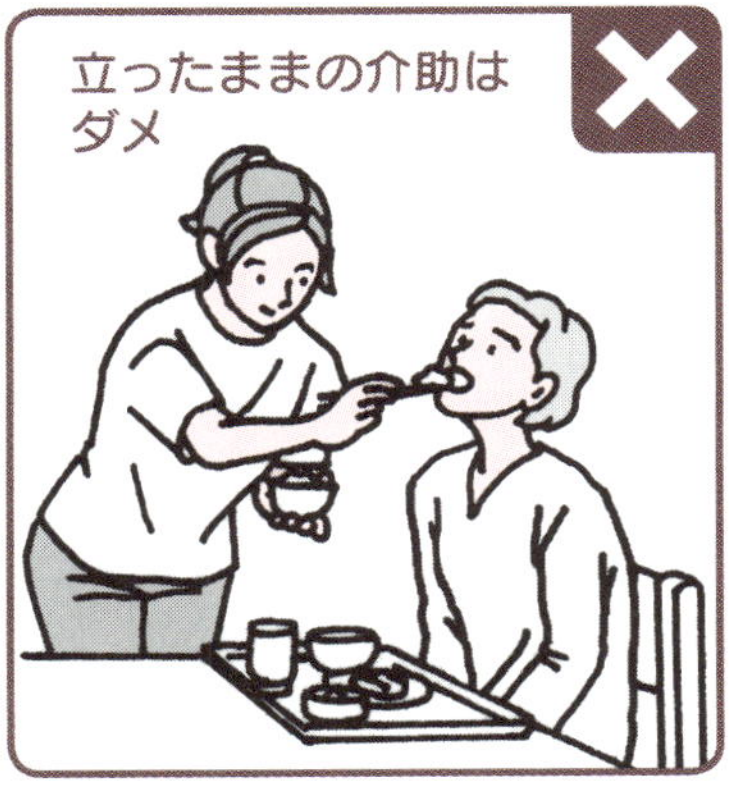
立ったままの介助はダメ
×

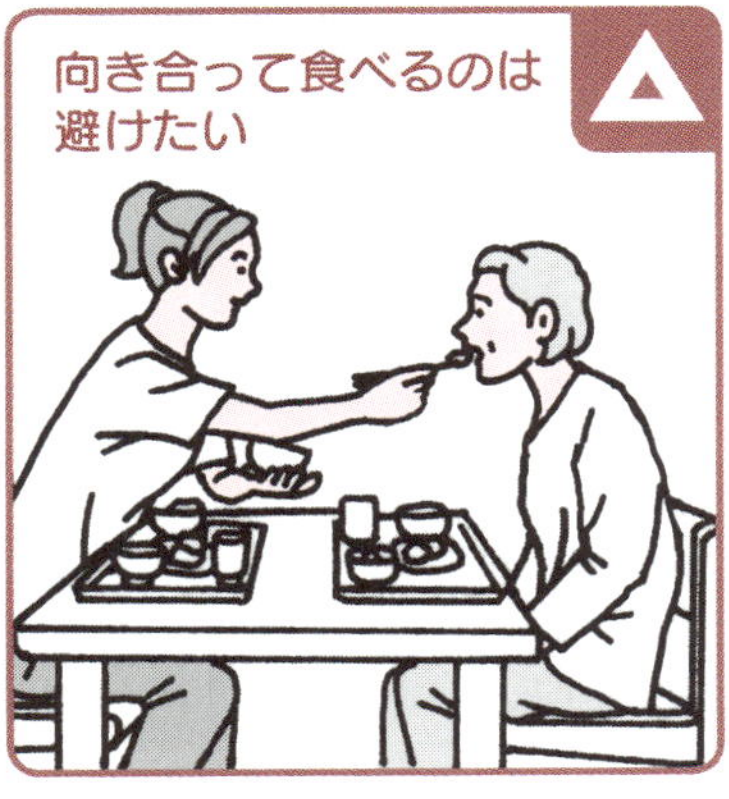
向き合って食べるのは避けたい
△

食事介助のポイント

①バランスが悪い人

片マヒがある人の中でもバランスが悪く、マヒしている側に倒れてしまいそうな場合は、支えるためにもマヒしている側に座って介助しましょう

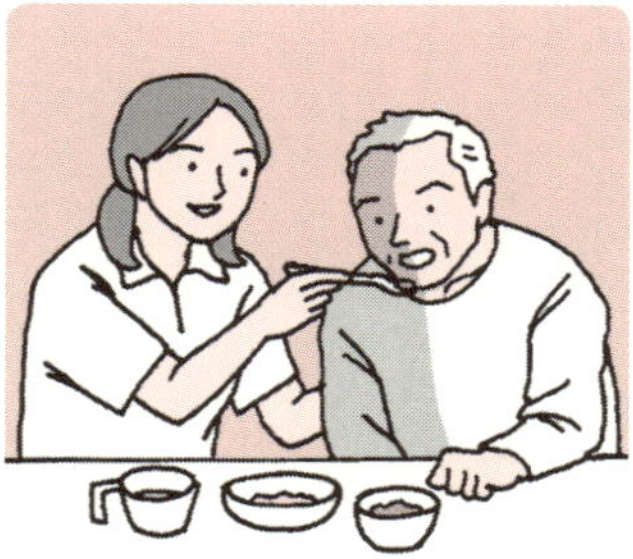

②視野が狭い人

片マヒの影響で、マヒ側半分が見えづらかったり、視野が狭くなっている場合は、本人から見えやすいようにマヒしていない側に座って介助しましょう

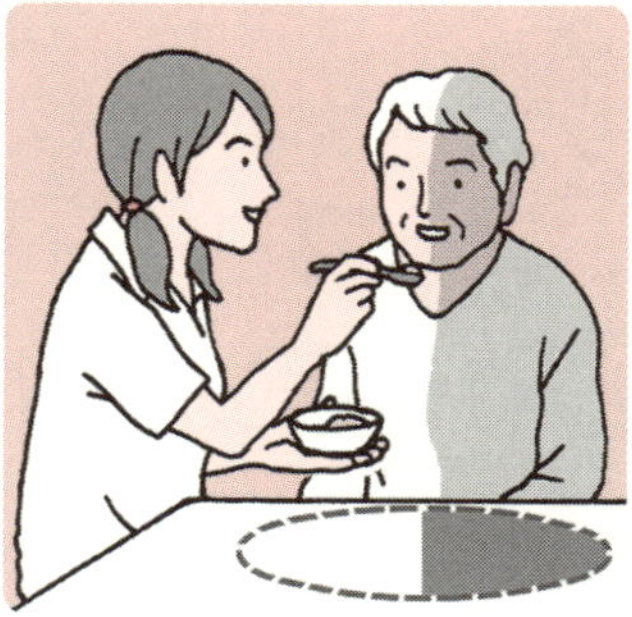

難しいスプーン介助

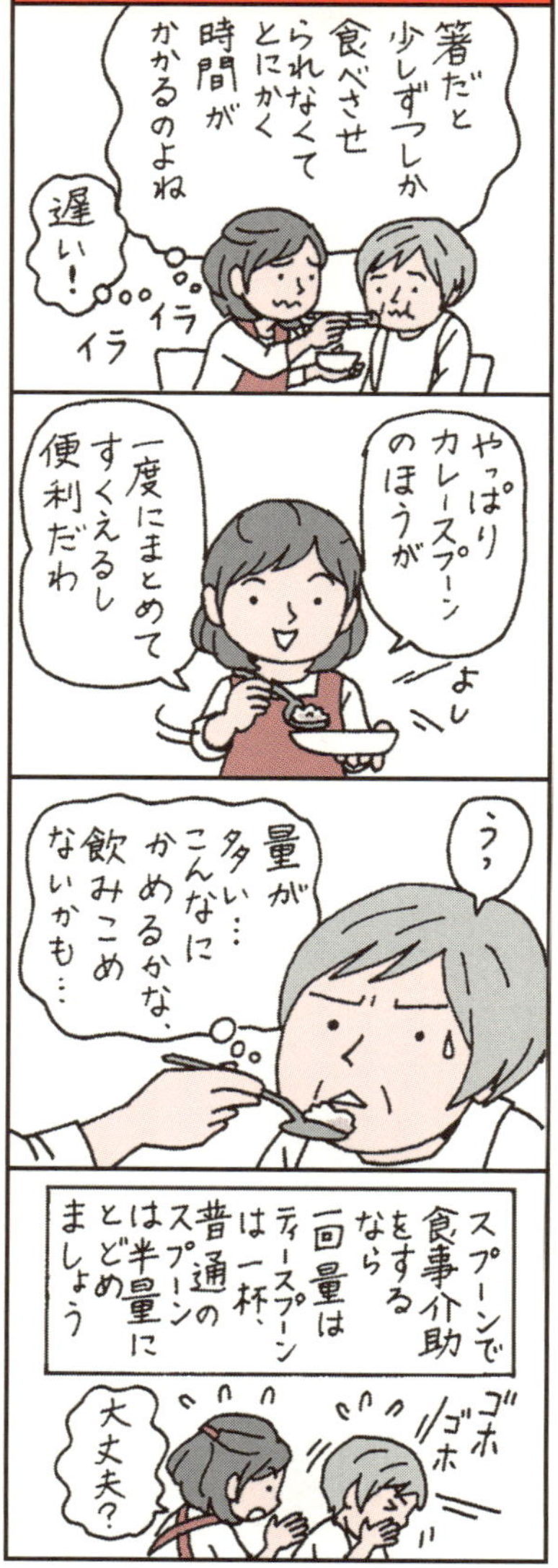

箸だと少しずつしか食べさせられなくてとにかく時間がかかるのよね
遅い！
イラ
イラ
やっぱりカレースプーンのほうが
一度にまとめてすくえるし便利だわ
よし
うっ
量が多い…こんなにかめるかな、飲みこめないかも…
スプーンで食事介助をするなら一回量はティースプーンは一杯、普通のスプーンは半量にとどめましょう
ゴホゴホ
大丈夫？

なかには、一人で食べられるはずなのに、食事介助を要求するお年寄りがいます。在宅介護では、妻に介護されている男性に多いようです。

このような人は、**食事介助をしてもらうことで、妻がまだ自分を見捨てていないことを確認している**と考えられます。先に、食事介助は最低限にして、なるべく自分で食べてもらうようにしましょうと書きましたが、こういう人は食事介助をやめると、見捨てられたと思いこんで精神的に不安定になるものです。

つまり、本心では介助以外の何かを求めていて、「本当に困ったときに介護してくれるのか」と相手を見ています。**十分な安心感を与えてから、自力での食事へと進みましょう。**

片マヒがある人への

③舌やのどの片マヒ

舌やのどの片側にマヒがあり、口の中のマヒ側に食べ物が残ってしまう人の場合は、マヒしていない側の口の中に食べ物を入れるようにしましょう

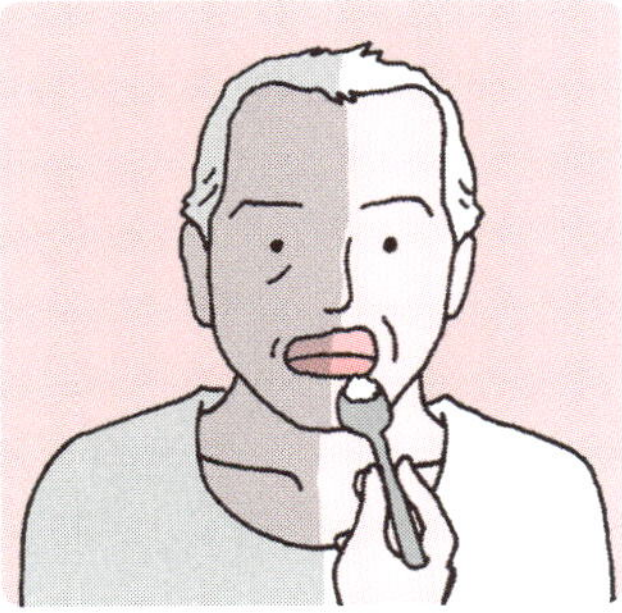

④飲み物の介助

片マヒの人に飲み物を飲ませてあげる場合、マヒしていない側を少し下げてあげ、そこから入れると飲みこみやすくなるので、試してみましょう

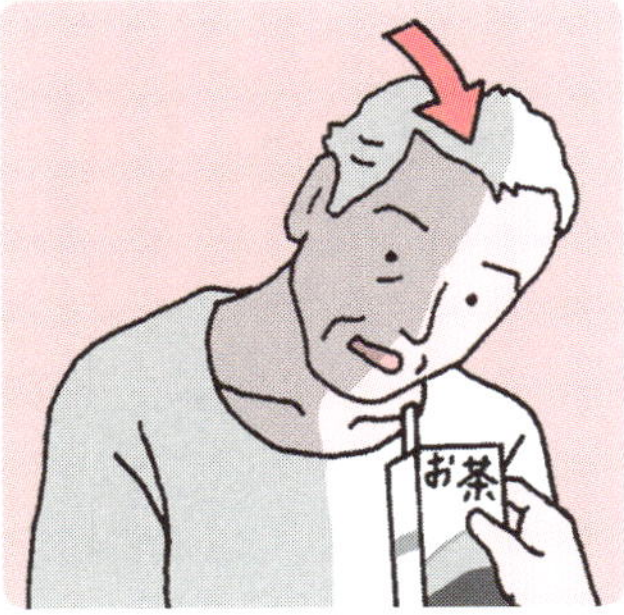

脱水にならないように気を付けよう

お年寄りの食事管理で気を付けなければいけないのが脱水です。お年寄りはトイレに行くのが大変なので水分を摂らないようにしたり、自分が脱水になっていることに気が付かないで重症になってしまう人も多いので、意外と頻繁に起こりうる問題と言えます。脱水は見逃すと命にも関わりますから、介護者は脱水になっていないかチェックするポイントを知っておくといいでしょう。

お年寄りが脱水になっていないかをチェックするには、

(1) わきの下を指で触ってみて、湿っていなければ軽度の脱水を疑う
(2) 口の中が乾いていれば重度の脱水と判断する

という2つのポイントを覚えておきましょう。

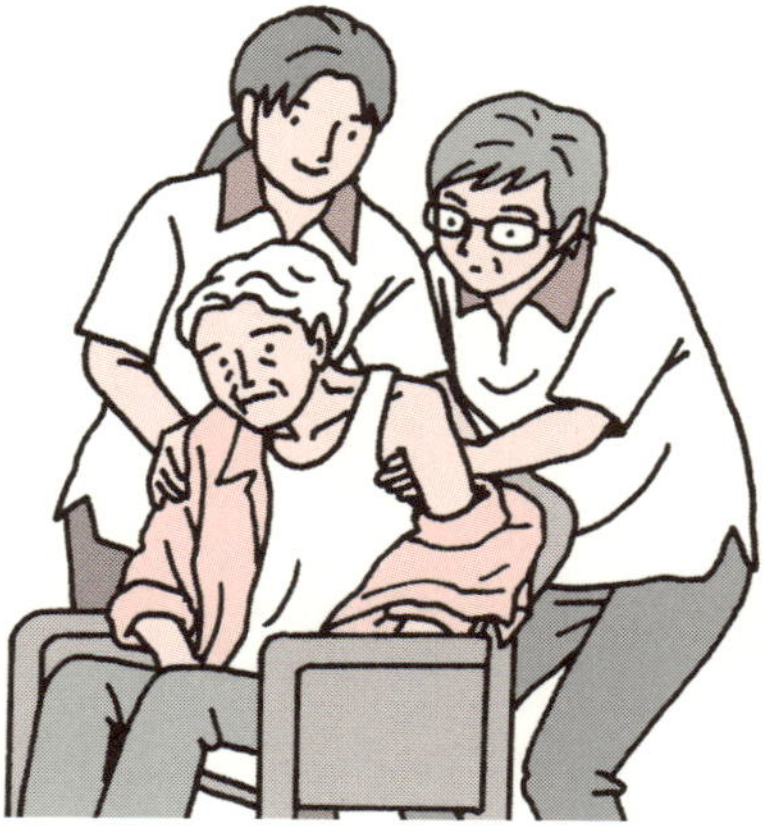

わきの下を触って、
脱水のチェックをしよう

【脱水の初期症状】

(1) 元気がなくなる
(2) 食欲がなくなる
(3) 尿、便が減る
(4) 吐き気がする
(5) 微熱がある
(6) 皮膚が乾燥する

脱水が疑われる場合は、**体への吸収を考えてスポーツドリンクなどをこまめに与えるといいでしょう。**飲みこみに問題がある場合は液体だと危険なので、とろみをつけたり、市販のゼリータイプのものを使用するなど、飲みこみやすくなる工夫をしましょう。

また、**夜中に何度もトイレで起きる場合はたんぱく質不足が考えられます。**この場合は寝る直前にホットミルクを飲んだり、温かいココアやお汁粉を少し飲むといいでしょう。この1杯を意識して摂るだけで、不足したたんぱく質を補い、副交感神経が刺激されて安らかな眠りにつきやすくなります。

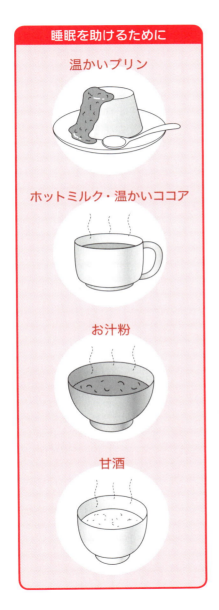

睡眠を助けるために

温かいプリン

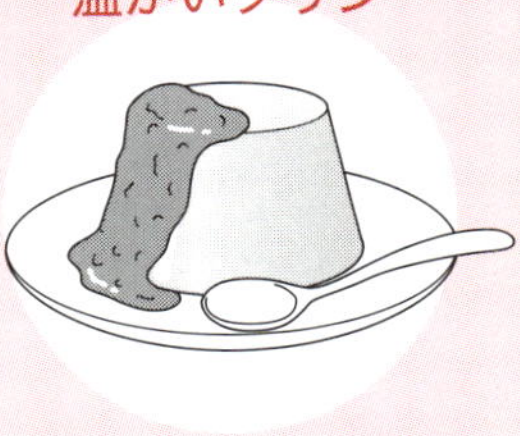

ホットミルク・温かいココア

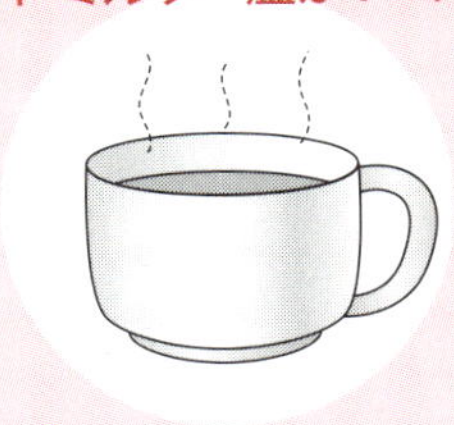

お汁粉

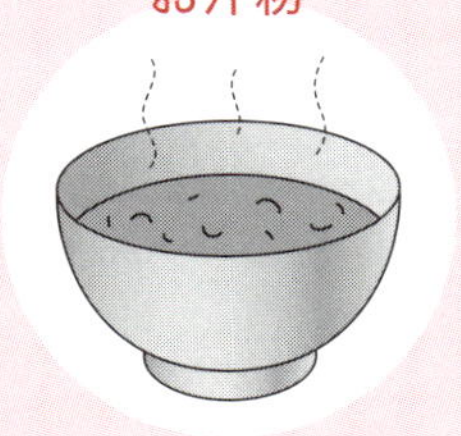

甘酒

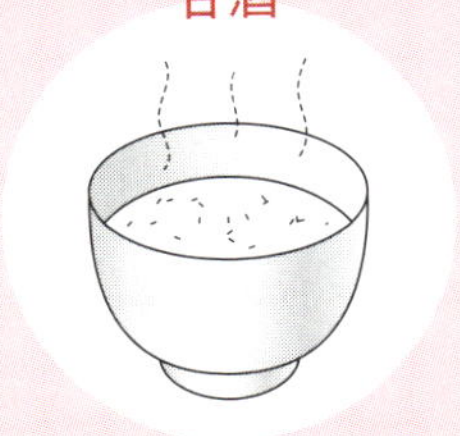

低栄養にならないように気を付けよう

脱水と並んで気を付けなければならないのが「低栄養」です。お年寄りで小食の人の場合は、気が付かないうちに低栄養状態に陥っていることがあります。**低栄養になると免疫力が低下して、感染症にかかりやすくなるので注意が必要です。**

体重が少なすぎる人は、体に栄養不足のサインが現れていないかチェックしてみましょう。

低栄養が疑われる場合は、意識してたんぱく質を摂取するようにしましょう。ごはんの終わりにヨーグルトを加えたり、おじややみそ汁に卵を落とすのもおすすめです。

ビタミン不足の場合はブイ・クレスのようにジュースタイプのサプリメントも市販されていま

体に現れる栄養不足のサイン

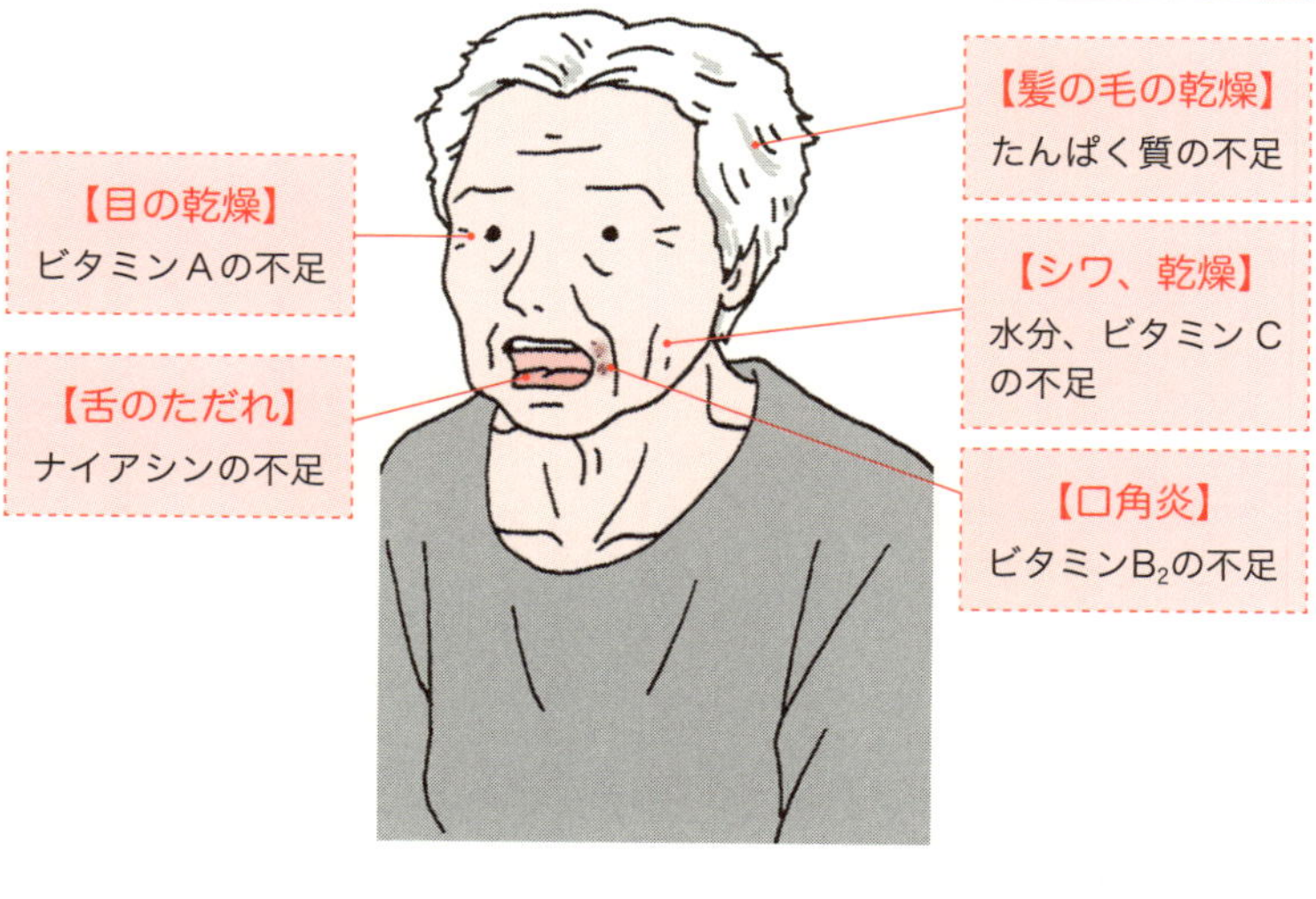
【髪の毛の乾燥】
たんぱく質の不足
【目の乾燥】
ビタミンAの不足
【シワ、乾燥】
水分、ビタミンC
の不足
【舌のただれ】
ナイアシンの不足
【口角炎】
ビタミンB2の不足

す。こうした栄養補助食品を利用すれば、少量でもバランスのとれた食事にすることができるので、上手に取り入れたいものです。

また、鍋料理はお年寄りにピッタリのメニューと言えます。**鍋料理はお年寄りにとって、水分不足と栄養不足の両方を一度に解決できるお助けメニューです。**秋から冬はもちろん、夏場でもクーラーを入れながら鍋料理を食べましょう。

魚類は切り身もいいですが、しんじょにすると飲みこみやすくなっておすすめです。豆腐やねぎ、にんじん、ほうれんそうなどと一緒に軽く煮こんで、家族と一緒に楽しく食べましょう。水分や食物繊維、たんぱく質がたっぷりの温かい鍋を食べた翌朝は、便もたっぷり排泄されていいことずくめです。

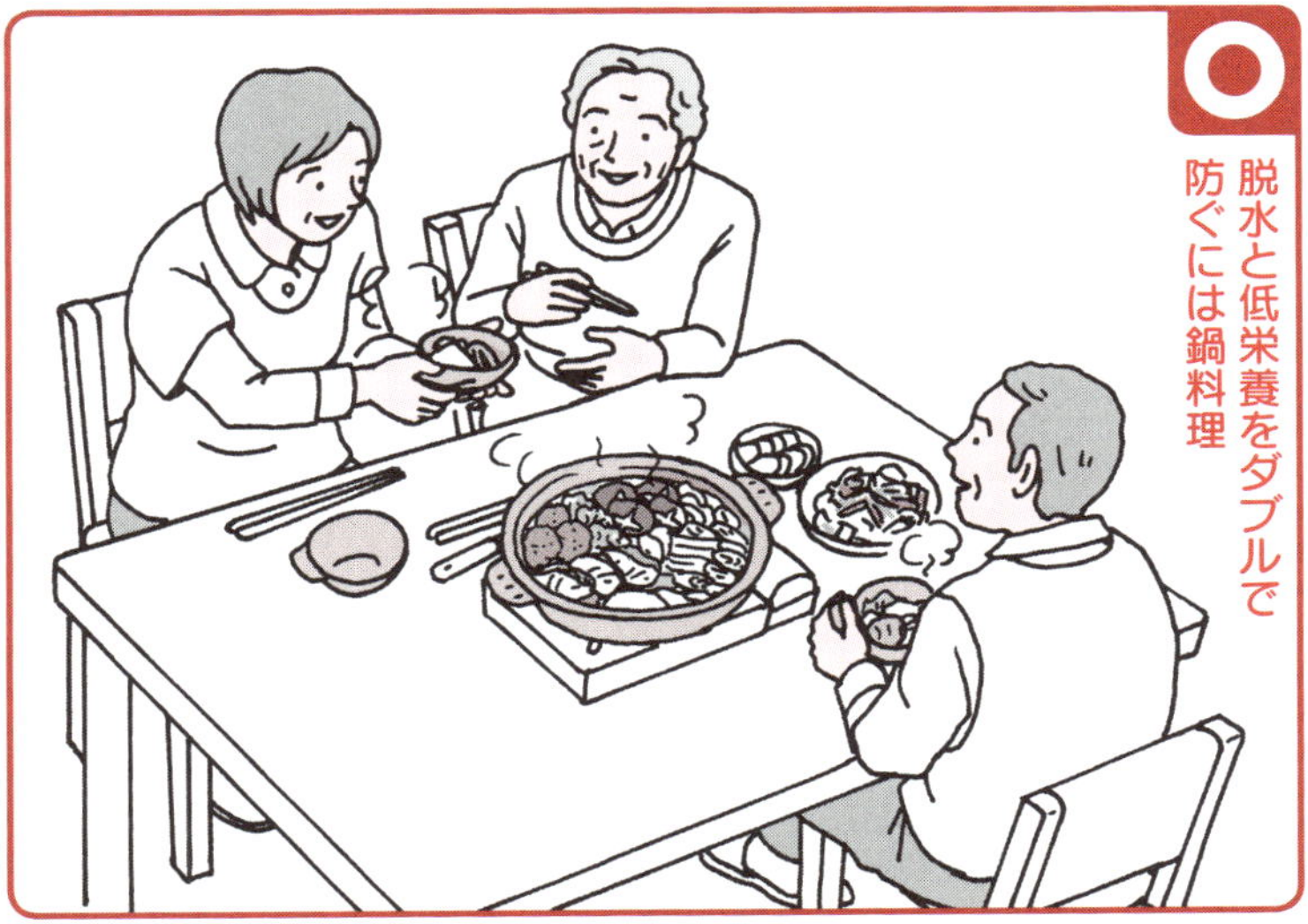
○
脱水と低栄養をダブルで防ぐには鍋料理

Q8

食事を食べてくれません。流動食や胃瘻も検討するべきですか。

90歳になる母が最近、めっきりごはんを食べなくなってしまいました。先日風邪をひき、体調をくずしたことがきっかけです。しかしそれよりもだいぶ前から食欲は落ちてきていましたし、今回はすっかり風邪が治ってからも食欲が戻ってきません。このままごはんを食べない日々が続くと、母はどうなってしまうのでしょうか。

親戚には「流動食とか胃瘻にしたほうがいいのではないか」と助言してくれる人もいます。いったいどうしたらいいのでしょうか。

A

お年寄りがごはんを食べてくれなくなると、「いったい何をつくったらいいのか」「栄養バランスはどうしよう」「このまま食べなくなったらどうしよう」などと介護者は頭を悩ませます。そもそも食事量が減ると体力や気力も落ちますから、身体介助も含めて介護者の負担はあらゆる面で増してしまうものです。

こういうときは、内容や質にこだわらずに、お粥《かゆ》やゼリーなど何でもいいので、食べられるものを食べてもらうしかありません。しかしその一方で、何か重い障害などが隠れていない限り、**食べない理由が何かしらあるはずです。対策を立てるためにも、食べない原因を探すことは非常に大切と言えます。**

お年寄りの食欲が減退する代表的な原因を以下に挙げますので、これらの例を参考にして、食べなくなってしまった理由を探してみましょう。

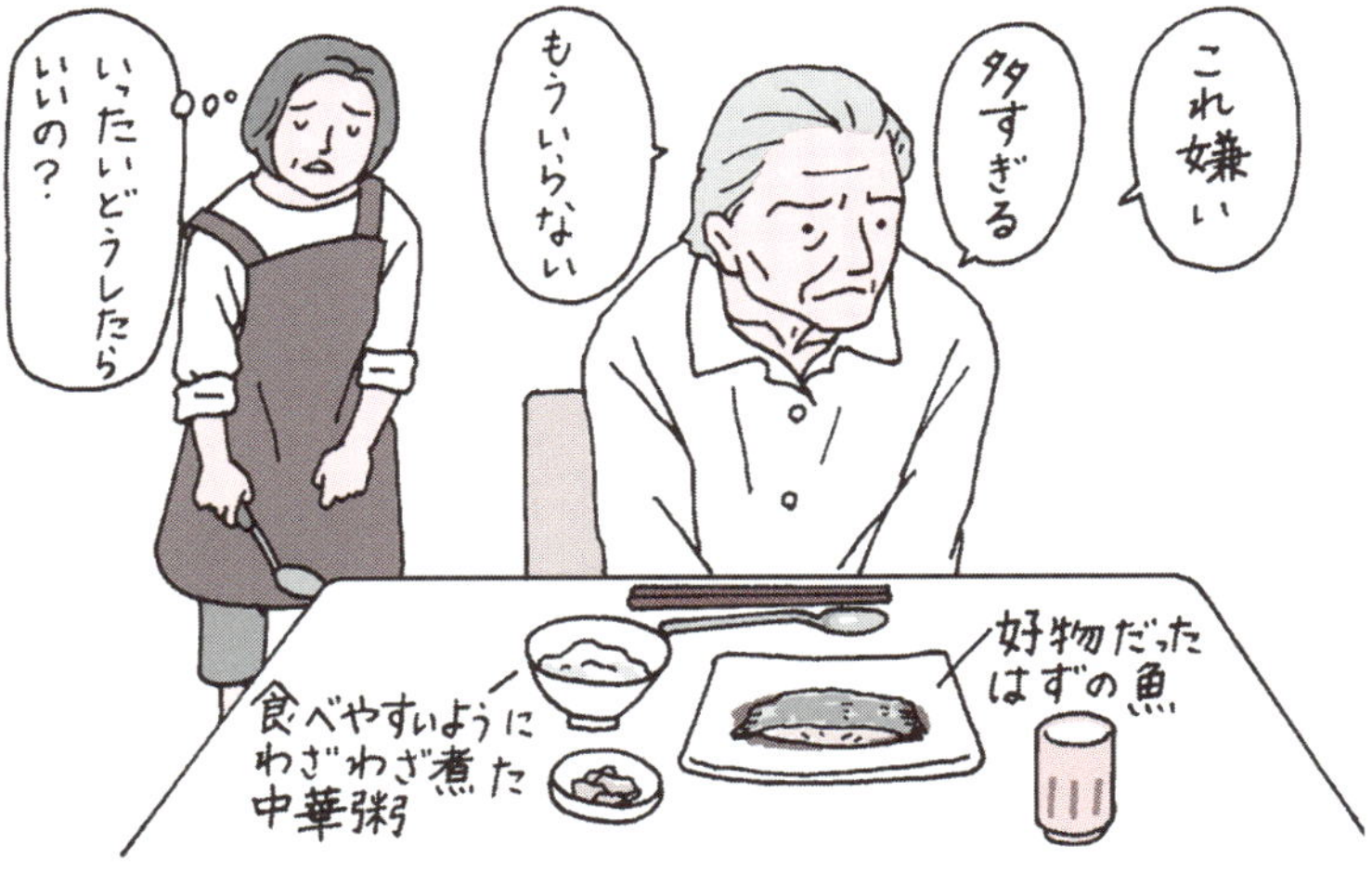
これ嫌い
多すぎる
もういらない
いったいどうしたらいいの？
好物だったはずの魚
食べやすいようにわざわざ煮た中華粥

■お腹がすいていないから食べられないケース

あまり活動的に動き回らずにじっとすごしているタイプのお年寄りは、そもそもお腹がすかないから食欲がわかない、ということが考えられます。このタイプの場合は**散歩に連れ出したり、デイサービスでレクリエーションに参加したりするなどして活動的にすごすことが効果的です。**

お腹がすかない人の一日

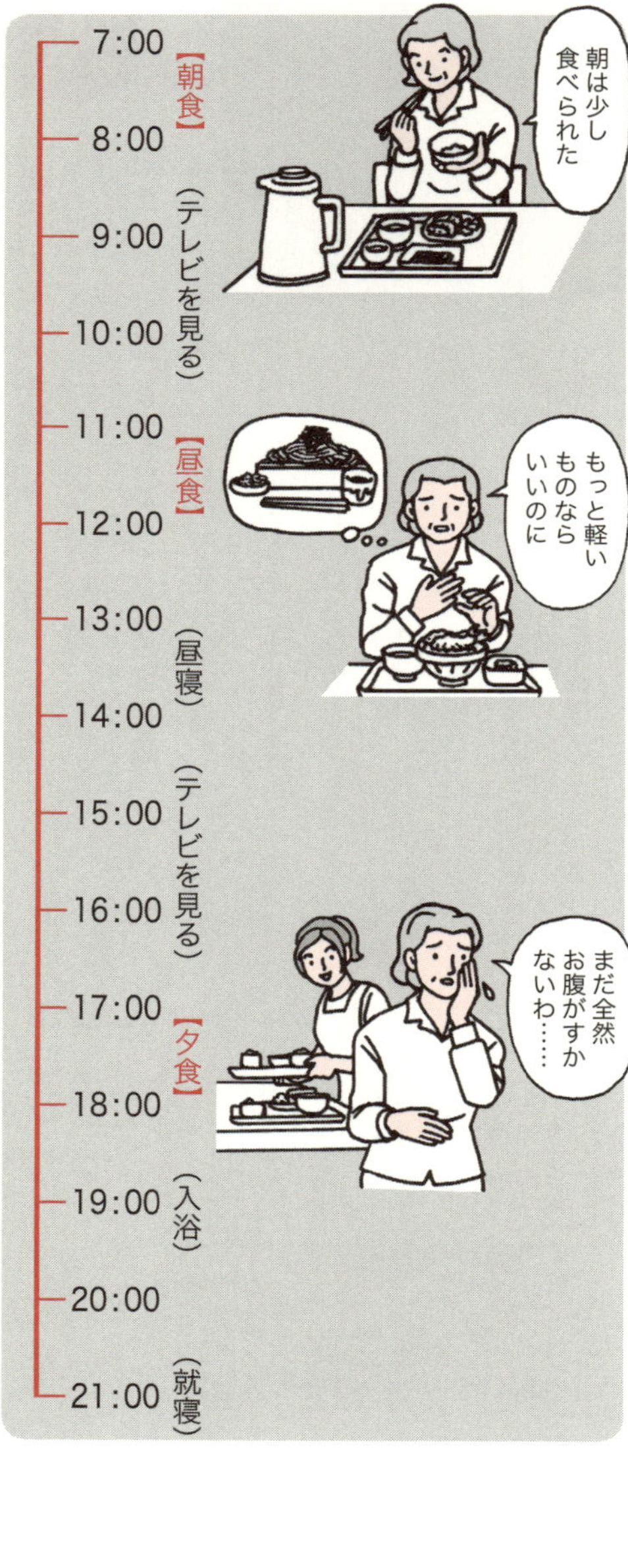

7:00
【朝食】
8:00
9:00
（テレビを見る）
10:00
11:00
【昼食】
12:00
13:00
（昼寝）
14:00
15:00
（テレビを見る）
16:00
17:00
【夕食】
18:00
19:00
（入浴）
20:00
21:00
（就寝）
朝は少し食べられた
もっと軽いものならいいのに
まだ全然お腹がすかないわ……

また、家族の生活リズムによっては、夕食の時間が早めの家庭もあるかもしれません。その場合はお腹がすくまで待ってあげて、食事時間の間隔を長めにとってあげるのもいいでしょう。

なかには「年をとって好き嫌いが増えてしまった」という人もいます。その場合、栄養バランスなどはあまり神経質になりすぎずに、好きなものを笑顔でおいしく食べてもらうことを第一に考えてあげるといいでしょう。

マンネリ化しているケース

日々の生活や食事内容がマンネリ化していて、徐々に食欲が落ちてしまうケースもあります。この場合は**食事に何かアクセントを持たせたり、楽しさを演出したりするのが効果的です。**

たとえば出前をとったり、家族と外食を楽しむなど、日頃の家の食事とは違う特別感を持たせてみましょう。ふだ

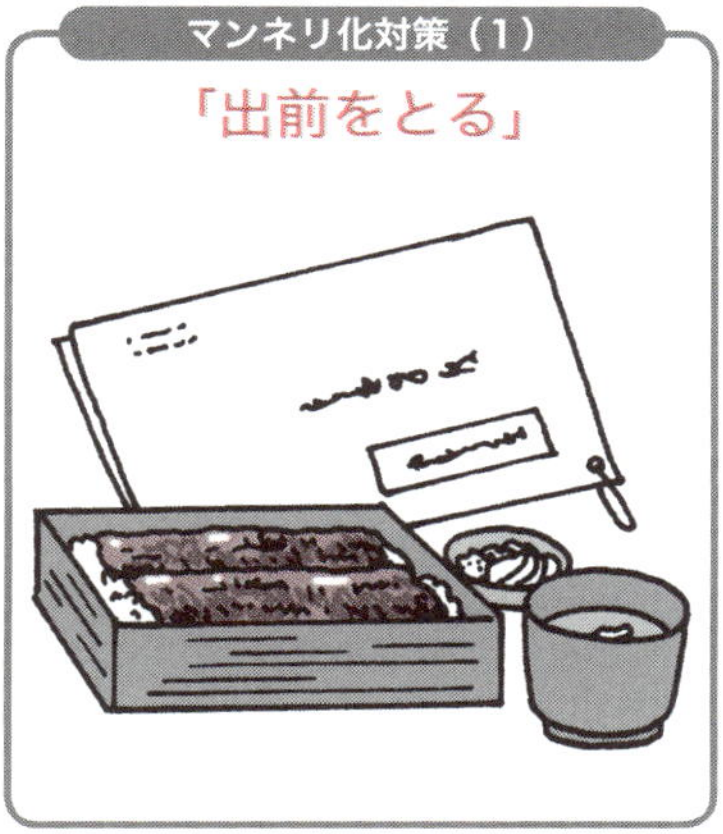

マンネリ化対策（1）
「出前をとる」

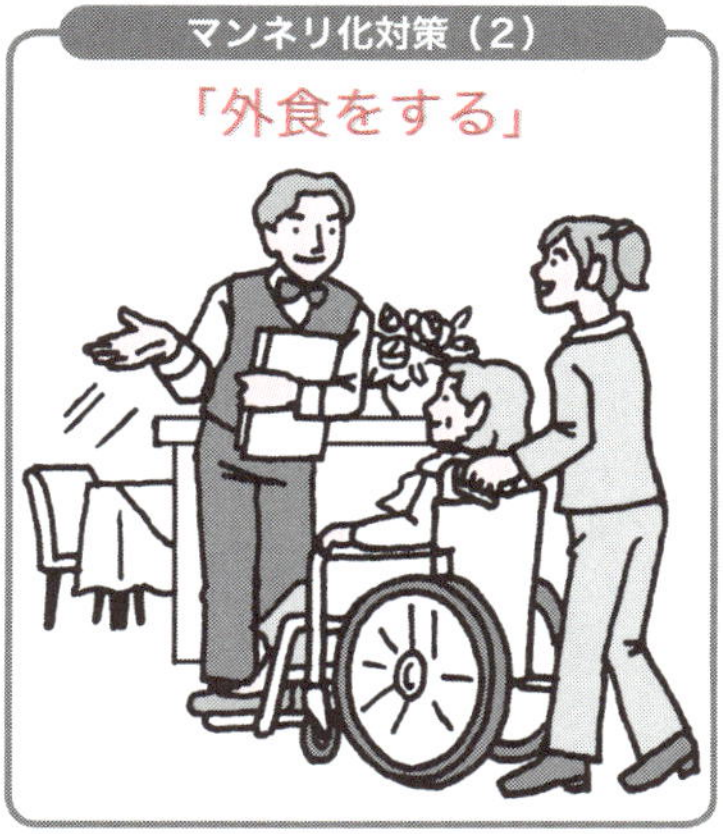

マンネリ化対策（2）
「外食をする」

んは小さな小鉢程度の量しか食べないお年寄りが、お寿司の出前をとったら大人一人前をペロリと食べてしまった、というのはよく聞く話です。

最近はバリアフリーのファミリーレストランなども充実しているので、車イスでも気軽に外食に行けます。１週間分のカロリーと栄養を補ってもらうつもりで、週に一度は外食の日を設けるのもいいでしょう。

それ以外にも誕生パーティーや忘年会などを企画して、親戚や友達で集まって楽しく会食をするのもいいアクセントになります。気のおけない仲間と鍋を囲むと雰囲気に乗せられて、日頃食欲がないお年寄りが驚くほどいっぱい食べたりするものです。

あまり頻繁には開催できなくても、出前や外食、会食など、時々楽しい食事を企画してみましょう。

マンネリ化対策（３）

「会食をする」

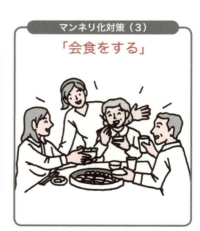

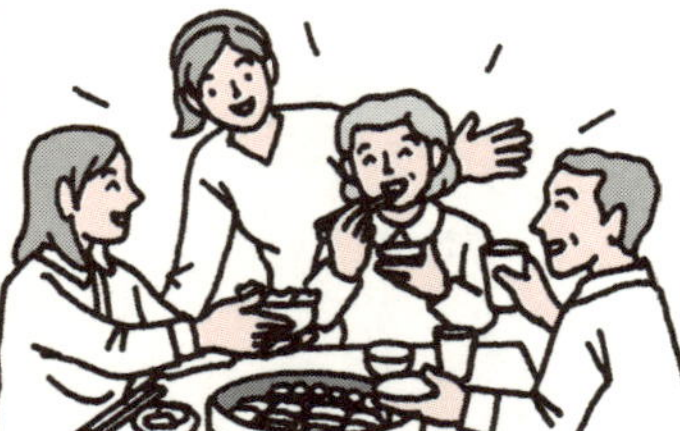

生きる意欲が減退している人の特徴

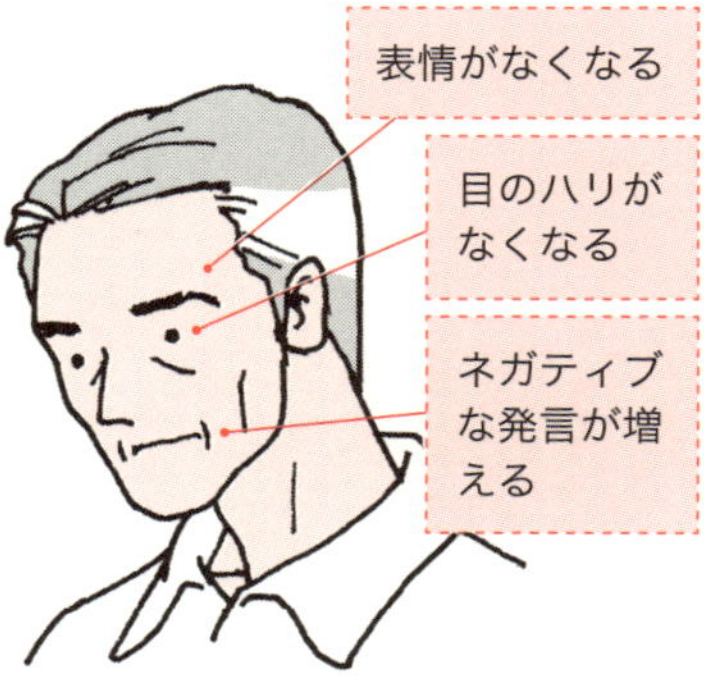
表情がなくなる
目のハリがなくなる
ネガティブな発言が増える

生きる意欲が減退しているケース

いろいろ工夫をしても食べない場合は、加齢によって生きる意欲が減退している可能性があります。生きる意欲が減退してくると表情がなくなったり、ネガティブな発言が増えると同時に食欲も減退するものです。こうなると「消極的な自殺」のような状態ですから、家族としては見すごすわけにはいきません。この場合は本人の気持ちの張りを取り戻すためにも、**「行ってみたい場所」「会いたい人」などを聞き出して連れて行ってあげるのが効果的です。**

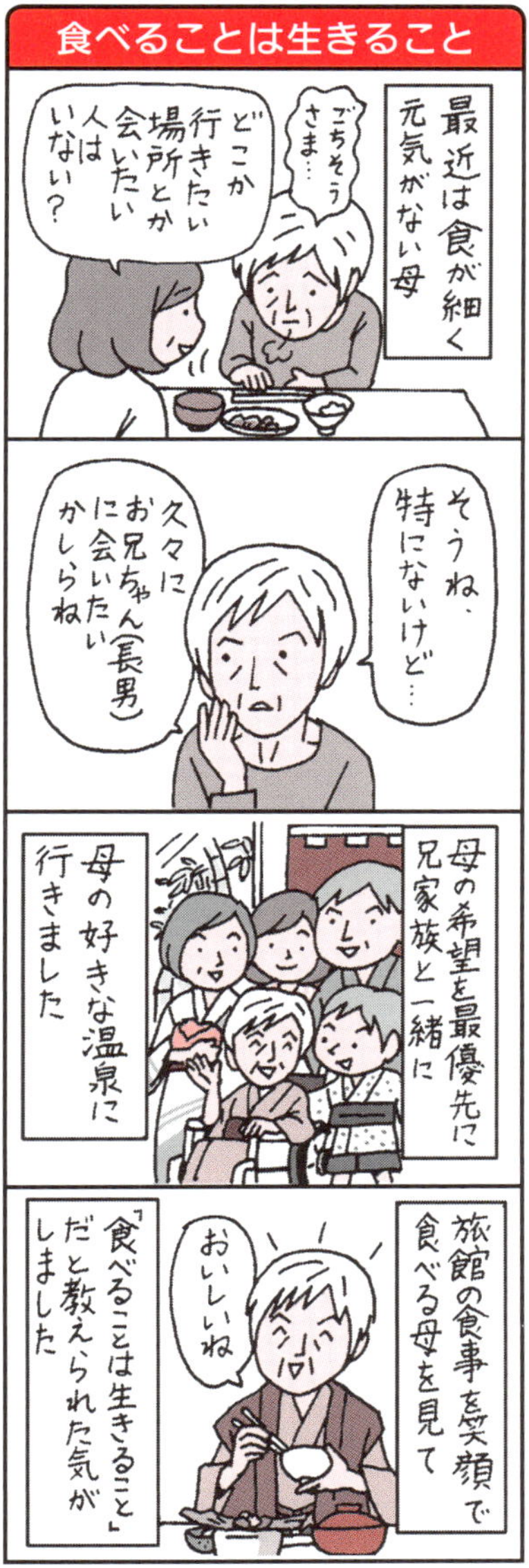
食べることは生きること
最近は食が細く元気がない母
ごちそうさま…
どこか行きたい場所とか会いたい人はいない？
そうね、特にないけど…
久々にお兄ちゃん(長男)に会いたいかしらね
母の希望を最優先に兄家族と一緒に
母の好きな温泉に行きました
旅館の食事を笑顔で食べる母を見て
おいしいね
「食べることは生きること」だと教えられた気がしました

■病気が原因のケース

あらゆる工夫をしてもまったく食べられないというのであれば、一度医師に相談してみましょう。**突然食欲がなくなってしまった場合、何か大きな病気が隠れている可能性がある**からです。

たとえば神経難病を発症していたり、脳に深刻なダメージがあって、ゴクンと飲みこむことができなくなる人もいます。そのような場合は親族が提案してくれているように、胃に直接栄養を流しこむ「胃瘻」を造設する必要があるでしょう。

また、口周りの筋力が極度に衰えたことで、ゴクンと飲みこむことができなくなる人もいます。この場合は口周りの筋力をトレーニングする必要があります。口腔外科医や理学療法士、作業療法士などの専門家によるサポートが必要です。

胃瘻の基礎知識

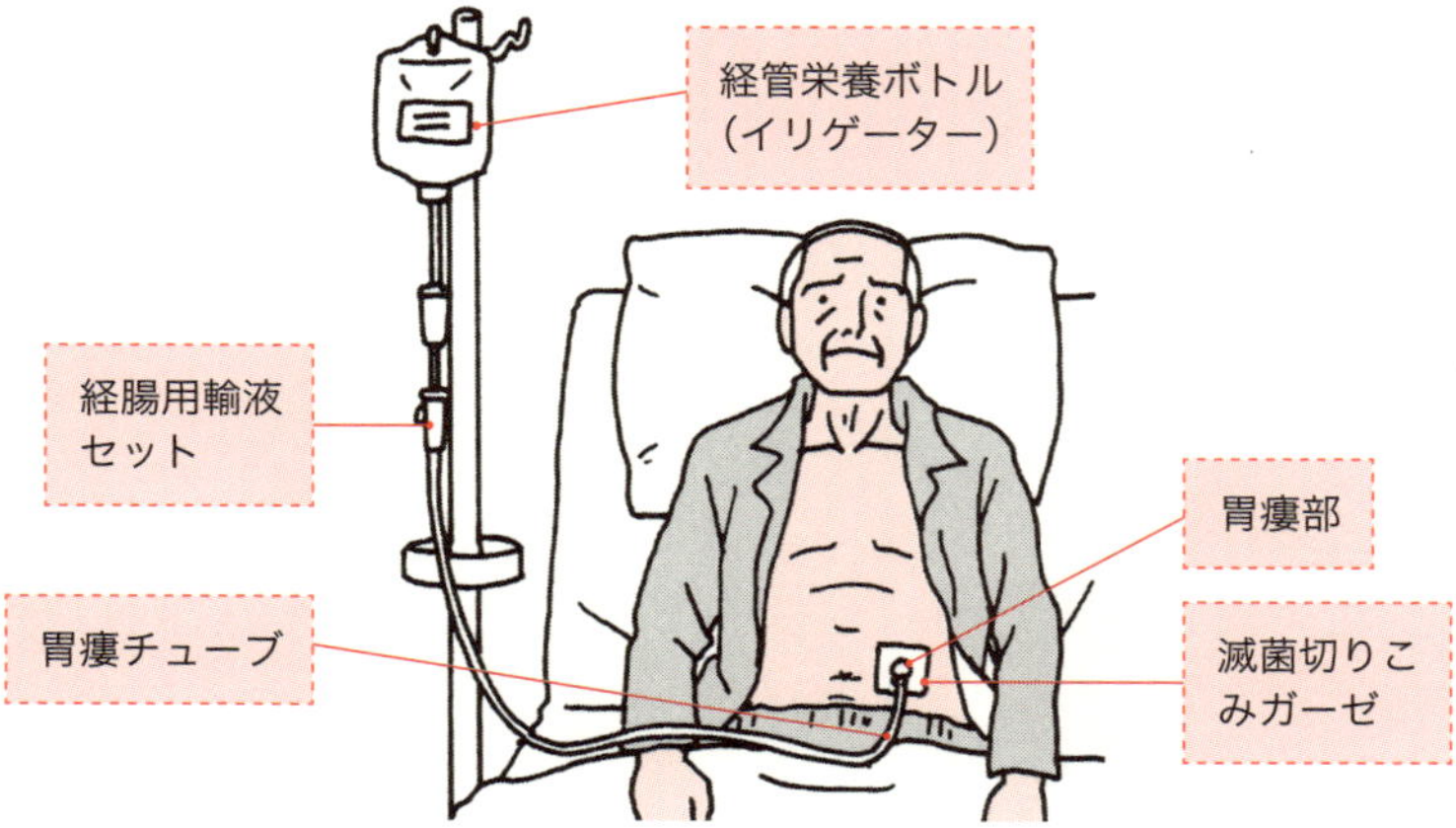

お年寄りの胃瘻をどう考えるか

脳や神経の重大な病気でない限り、**食が細くなったお年寄りが栄養を摂るためだけに安易に胃瘻を造設するのはおすすめしません。**

胃瘻というのは、手術でお腹に穴をあけて胃までの通路をつくり、そこから直接胃に流動食を流しこむ栄養補給の方法です。本来は難病の子どもの救済のために考えられた医療技術と言われています。大人の場合は大きな手術の直後などで口から栄養が補給できない場合に限って、体が回復し

回復期の一時的な胃瘻

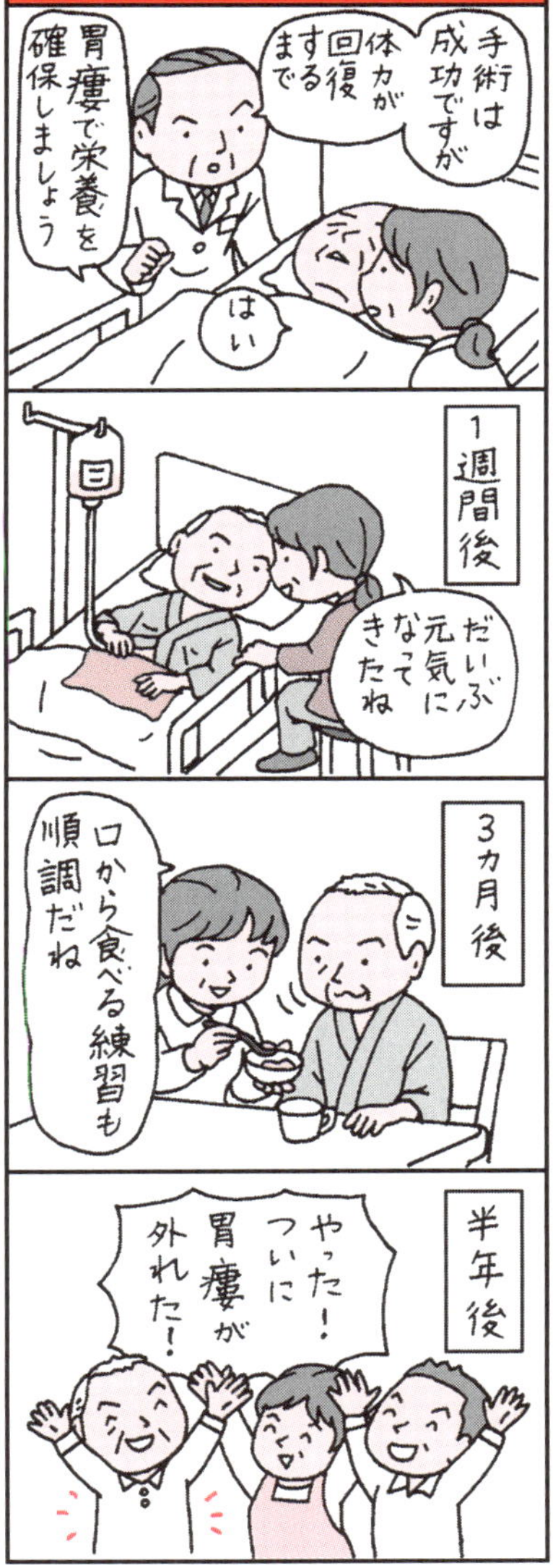
手術は成功ですが体力が回復するまで
胃瘻で栄養を確保しましょう
はい
1週間後
だいぶ元気になってきたね
3カ月後
口から食べる練習も順調だね
半年後
やった！ついに胃瘻が外れた！

たら口から食べられるようになることを前提として一時的に行われるべき方法です。

一度胃瘻を造ってしまうと、**①口から食べて味わう楽しみを奪われ、②口が口として機能しないため、舌やのどの機能がどんどん衰えてしまいます。**その結果、**③唾液が分泌されなくなるので、口の中の抵抗力が衰えて細菌が侵入しやすくなります。**そのうえ、**④チューブを抜かないように手を縛られることも多く、生きる気力を失ってしまうお年寄りが数多くいるのです。**

胃瘻は、胃瘻にさえすれば長く生きられる子どもや、神経難病の人にとっては素晴らしい技術で

悪循環に陥る胃瘻

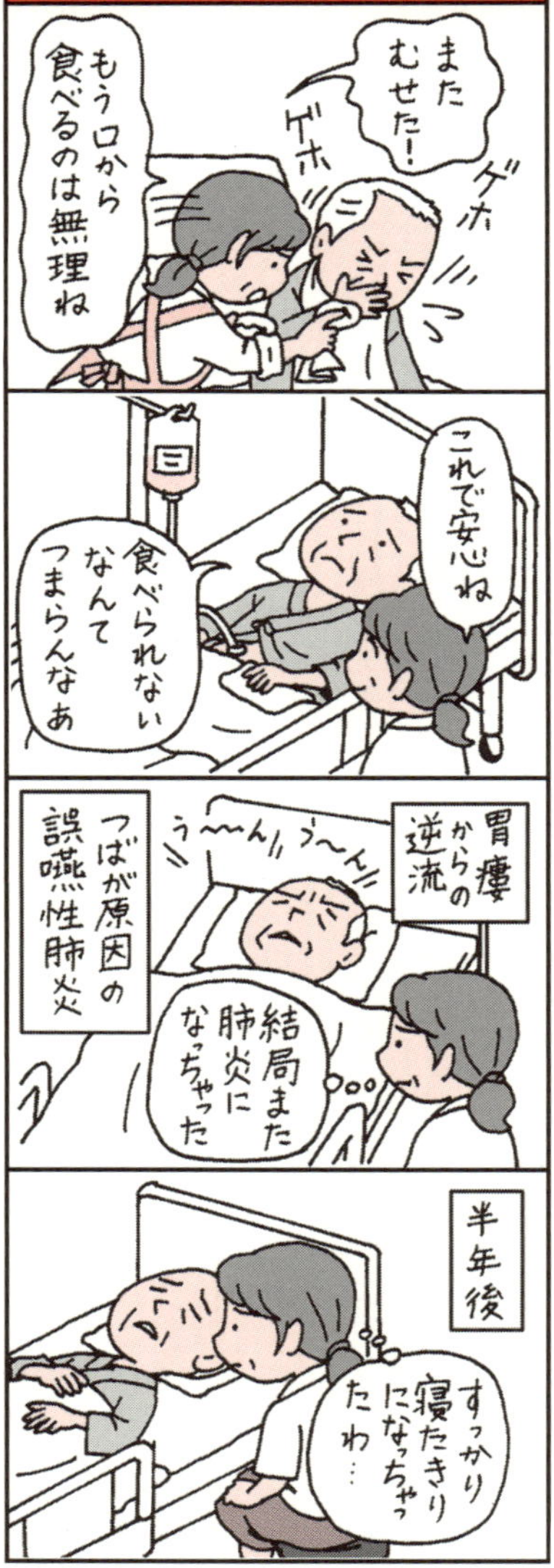
ゲホ
ゲホ
またむせた!
もう口から食べるのは無理ね
これで安心ね
食べられないなんてつまらんなぁ
胃瘻からの逆流
う〜〜ん う〜ん
つばが原因の誤嚥性肺炎
結局また肺炎になっちゃった
半年後
すっかり寝たきりになっちゃったわ…

すが、お年寄りに安易に造ってしまうのはメリット以上にリスクを伴うことが多くあります。

その一方で、「多少機能が衰えたとしても、確実に栄養が摂れるのだから魅力的だ」と思われる人もいるでしょう。たしかにお年寄りであっても、病気の回復期に上手に胃瘻を使うことで、安定した状態を保てる場合もあります。

しかし**老衰に近い状態のときに、延命措置のような形で胃瘻を造って、余分な水分や栄養を流しこむのは話が別です。終末期に過剰に栄養や水分を摂取すると、褥瘡《じょくそう》の原因になったり、むくみや痰《たん》の原因になったりして、痛みや苦しみが増してしまいます。**

食欲がなくなってしまったお年寄りが人生の終末期に差しかかっているのであれば、胃瘻で苦痛を増しながらただ生かされている状態にならないよう、家族はよく考えなければなりません。

回復期に食事と併用して小康状態を保つ

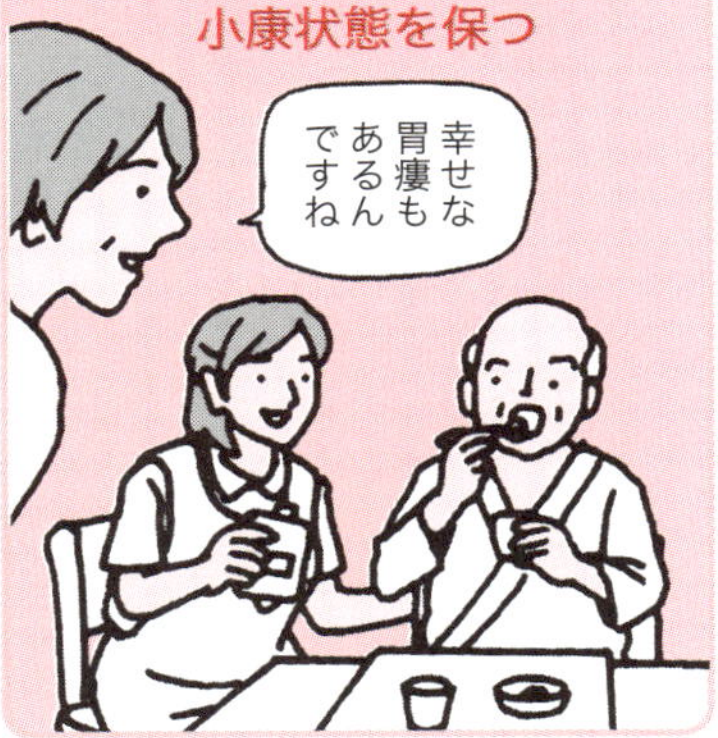
幸せな胃瘻もあるんですね

終末期は高栄養が仇になり苦しむことも

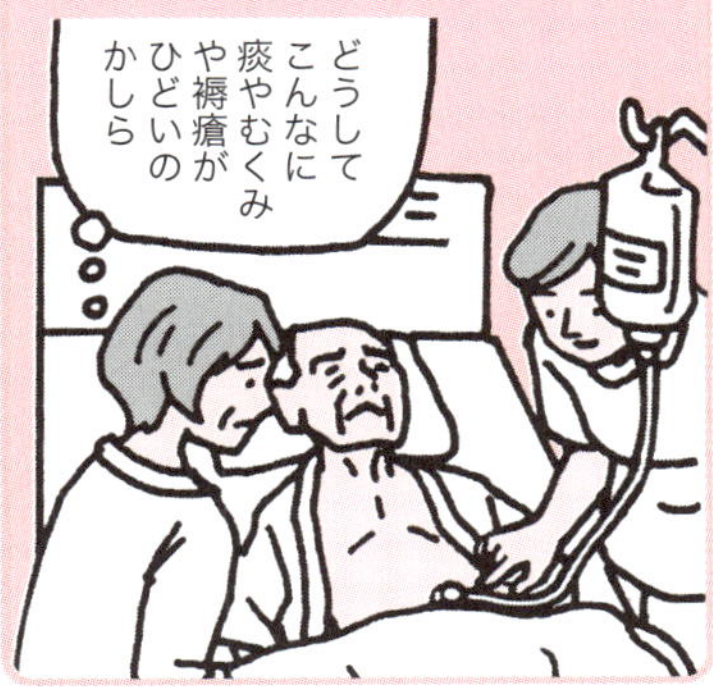
どうしてこんなに痰やむくみや褥瘡がひどいのかしら

コラム❷ 「おいしい」が無意識を落ち着かせる

高齢になると、子どもの頃に食べていた味覚に戻っていくと言われています。

16歳のときに移民でハワイに行き、76歳で帰国したツルヨさんは、パンとコーヒーが欠かせない人でした。でも86歳のときにはパンを拒否し、白米と味噌汁をおいしそうに食べていました。高齢や認知症だから味なんかわからないだろう、なんて思わないでください。視覚や聴覚が低下した分だけ、皮膚覚や味覚といった基本的な感覚の占める割合は大きくなっています。

おいしいと感じながら一日3度の食事をすることは、高齢者の無意識を落ち着かせるという大きな役割を持っています。その逆に、おいしくないと思いながら食べることは生きる意欲まで低下させてしまいます。そのためにも、その地方に伝わっている料理や味付けを取り入れてほしいと思います。

私の故郷の広島では、高齢者は握り寿司よりは押し寿司を喜びました。型に押し込んだ寿司飯の上に、しいたけやデンブを乗せたものです。お祭りのときなどに食べたらしくて、90歳になってお粥を食べていたツルヨさんが、ペロリと5つもたいらげたのには驚きました。もちろん、コーヒーではなくて、はまぐりのお吸い物と一緒に。

何の料理なのかわからなくなった刻み食、食べ物とは思えないようなペースト食、それをさらに混ぜて大きなスプーンで口に放り込む、そんな〝食事介助〟をしている老人施設がまだたくさんあります。せっかく、住み慣れた地域、生活の場である在宅で介護しているのですから、そんな〝介護〟を真似するのだけはやめてもらいたいものですね。

第3章 排泄の介助Q&A

Q9

便秘がひどく、薬を飲むと下痢になるのですが、どうしたらいいですか。

私の母は頭は比較的しっかりしているのですが、目と腰が悪く、立ち上がるだけでもひと苦労なので日常生活には介助が必要です。

そんな母が、ひどい便秘で困っています。便秘が続くとイライラしたり、大きなストレスになっているようです。そこで市販の薬を飲ませると、1錠飲んだだけで今度はひどい下痢になってしまい、うまくコントロールできません。

いったいどうしたらいいのでしょうか。

A

お母様は「立ち上がるだけでもひと苦労」とありますから、なるべく動かないで生活したいと思っているのではないでしょうか。そうすると、多少の便意を感じても「まだ大丈夫」などと思って、せっかくの排便のチャンスを逃してしまっていたのかもしれません。

こうして**排便のチャンスを逃すことが続くと、人間の体は反射が抑えられて、便が溜《た》まっていても便意が感じられなくなってしまうのです。**この「便意が感じられなくなってしまった状態」のことを悪性便秘と呼びます。お母様はこの悪性便秘になってしまっているのでしょう。

では悪性便秘を改善するためにも、人間の排泄のしくみについて見てみましょう。

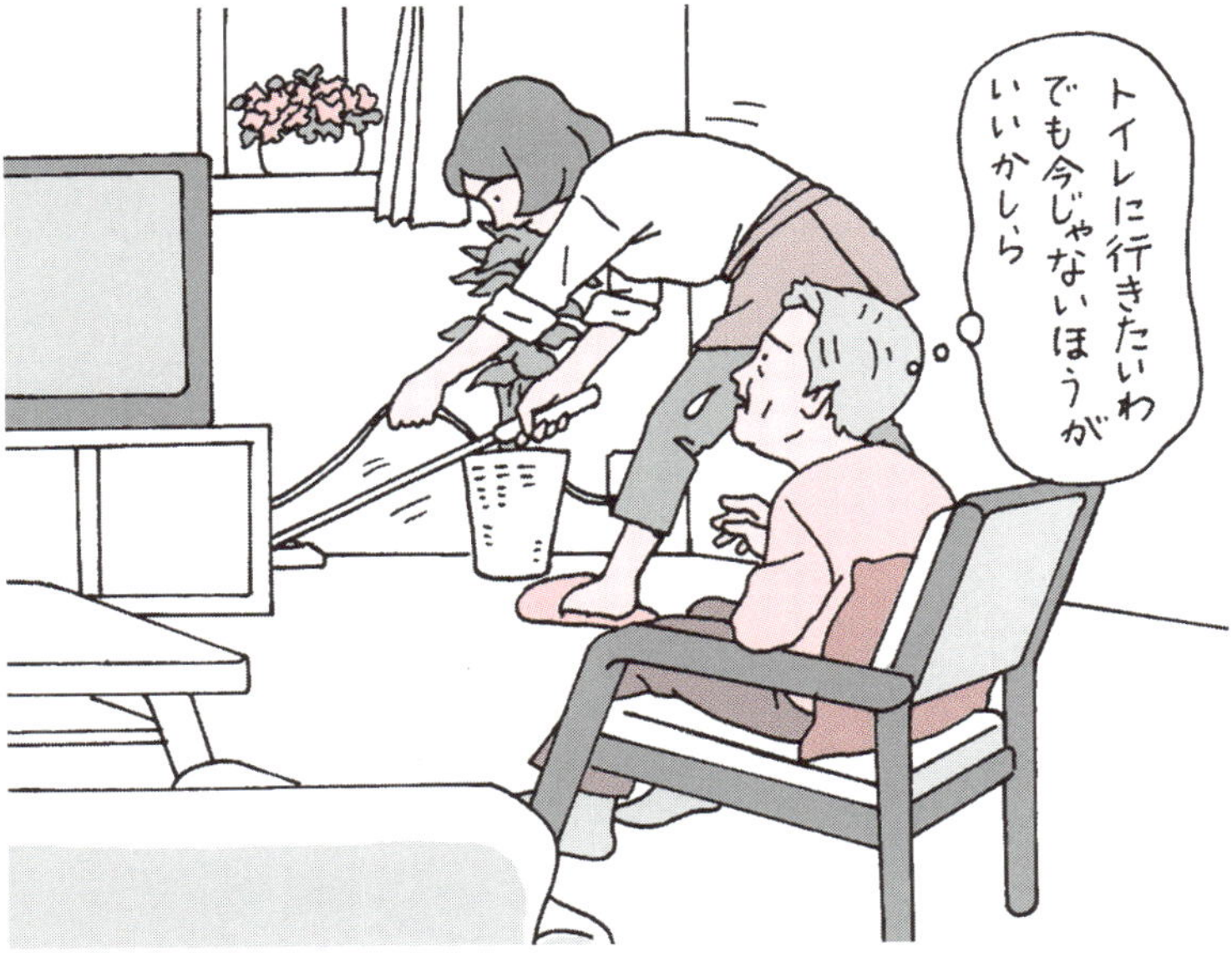
トイレに行きたいわ
でも今じゃないほうが
いいかしら

自然排便のための3つの力

薬や浣腸に頼るのではなく、人間が自然に排便するためには、

(1) 直腸の収縮力
(2) 腹圧
(3) 重力

の3つの力が必要です。このどれか一つでも欠けると、なかなか自然な排便に結びつきません。

では、どうしたらこの3つの力を引き出せるのでしょうか。

まず「腹圧」と「重力」に関しては、便器に座った状態で踏ん張ると最大限に引き出せるようになっています。ですから体に不自由があったとしても、なるべくトイレで排便をしたいものです。

自然排便のための3つの力

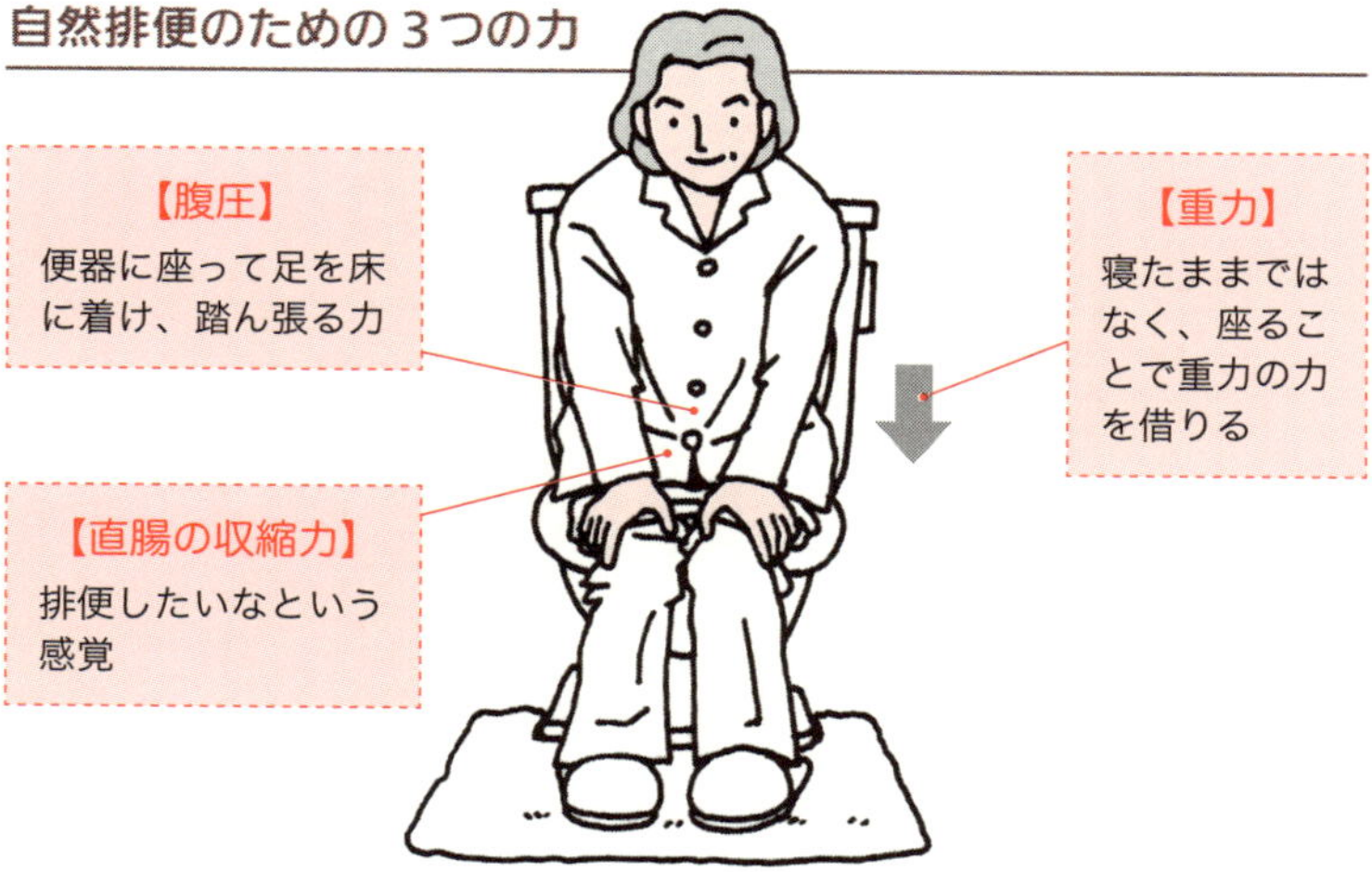
【腹圧】
便器に座って足を床に着け、踏ん張る力
【直腸の収縮力】
排便したいなという感覚
【重力】
寝たままではなく、座ることで重力の力を借りる

また、「直腸の収縮力」というのは、残念ながら工夫や体勢などとは関係がなく、自力で起こせるものではありません。直腸の収縮とは、直腸に便が送りこまれたときに脊髄《せきずい》を通して大脳に信号が伝わり、「排便しなさい」と指示が出る、という一連の反射運動によってのみ起こる反応です。

つまり、「排便したいな」と感じる瞬間こそが「直腸が収縮している状態」と言えます。

自然排便のためには、まず「排便したい」という便意があって、そのうえで腹圧と重力がかかりやすい姿勢である「便器に座って踏ん張る」という動作が必要になるのです。

座った途端に見事な排便

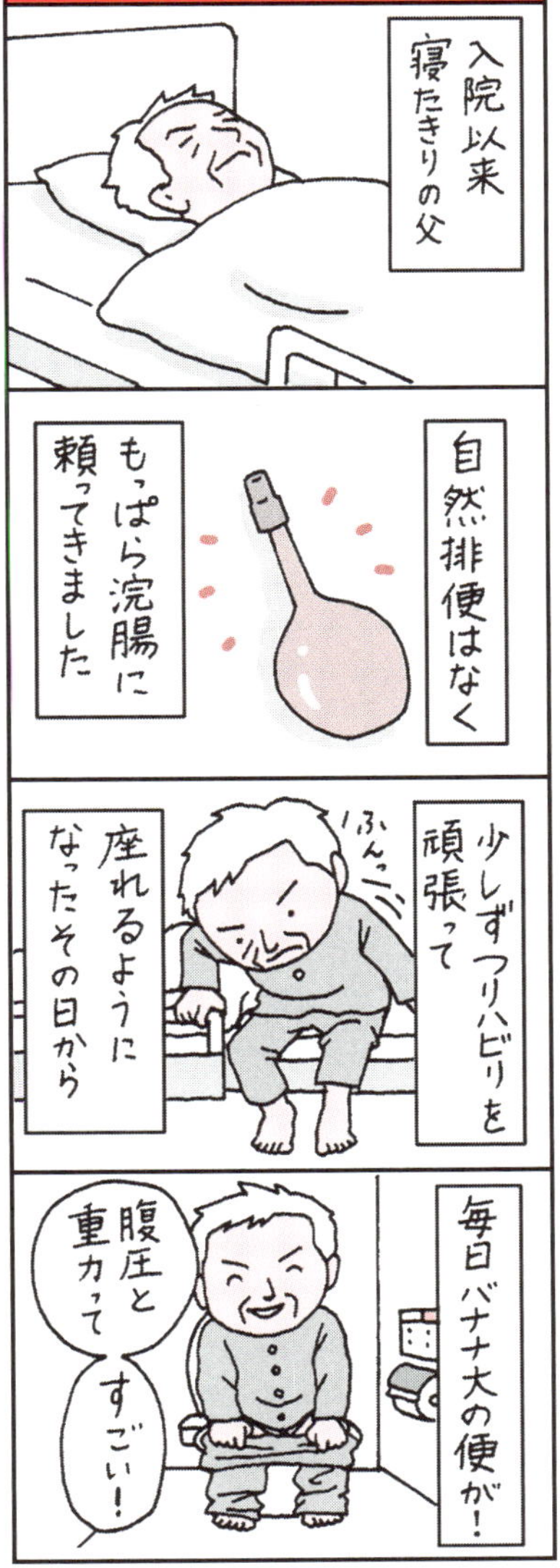
入院以来
寝たきりの父
自然排便はなく
もっぱら浣腸に頼ってきました
少しずつリハビリを頑張って
ふんっ
座れるようになったその日から
毎日バナナ大の便が!
腹圧と重力ってすごい!

こうして排便のしくみを見ると、排便したいと感じた瞬間、つまり直腸が収縮しているチャンスを逃すことが、いかにもったいないことかがおわかりいただけると思います。悪性便秘に陥っている人は、どんなに体がしんどくても**「便意を逃してはいけない」という強い意識改革が必要です。**たしかに目が見えなかったり体が痛かったりするとなると、いろいろな局面で我慢してやりすごしてしまうのは仕方のないことかもしれません。しかし、「便意」だけは我慢せず、その場ですぐに「トイレに行きたい」という意思表示をしなければならないほどに大切なことなのだ、と自覚することが便秘解消への第一歩なのです。

意識することが第一歩

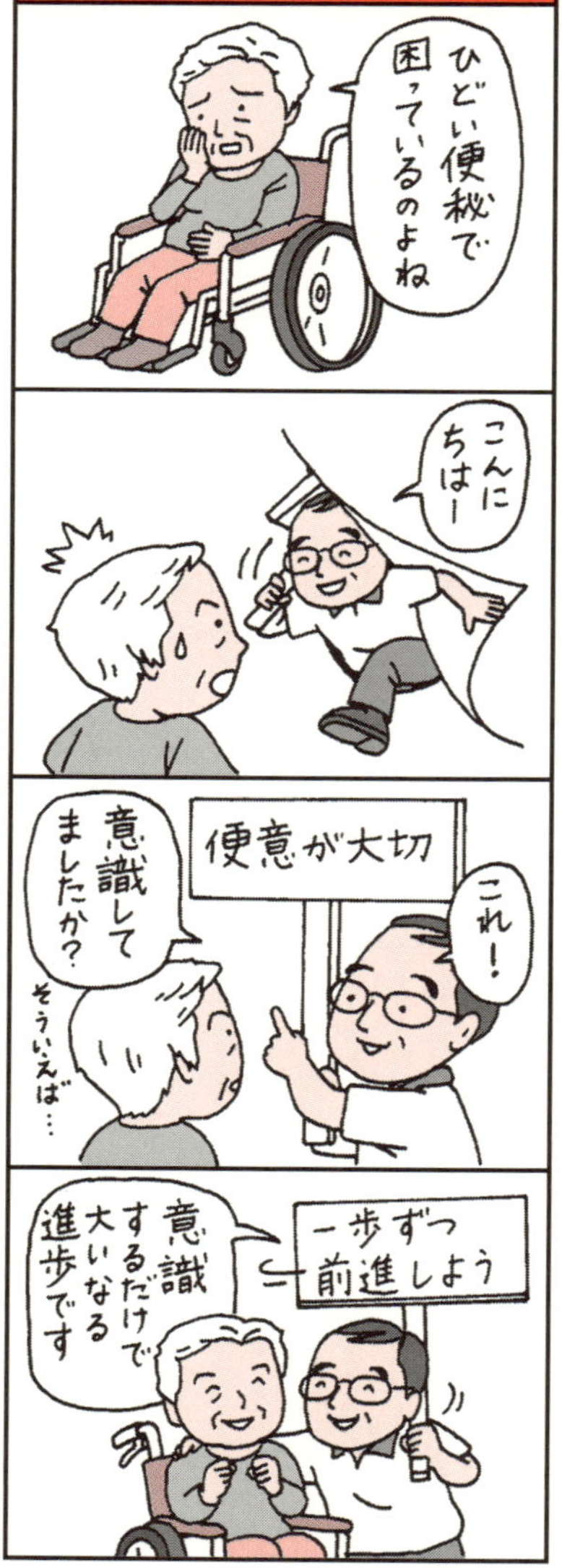
ひどい便秘で困っているのよね
こんにちはー
これ！
便意が大切
意識してましたか？
そういえば…
一歩ずつ前進しよう
意識するだけで大いなる進歩です

排泄最優先の原則

お年寄り自身が意識して「便意を我慢しないようにしよう」と思っても、介護している人が「今忙しいからちょっと待ってね」という意識でいては意味がありません。介護の世界では、お年寄りが便意を訴えたらすぐにトイレに誘導することを「排泄最優先の原則」と呼んでいます。特に**排便は何よりもタイミングが大切なので、介護では他のどの仕事よりも優先されるべきことなのです。**

そうは言っても、忙しい家族介護者にとっては「揚げ物をしている」「電話対応をしている」「仕事をしている」「2階で洗濯物を干している」など、「今すぐにトイレに連れて行かないとダメなの？」と言いたくなる瞬間がよくあります。しかし、それでも「排便のチャンスを逃さない」とい

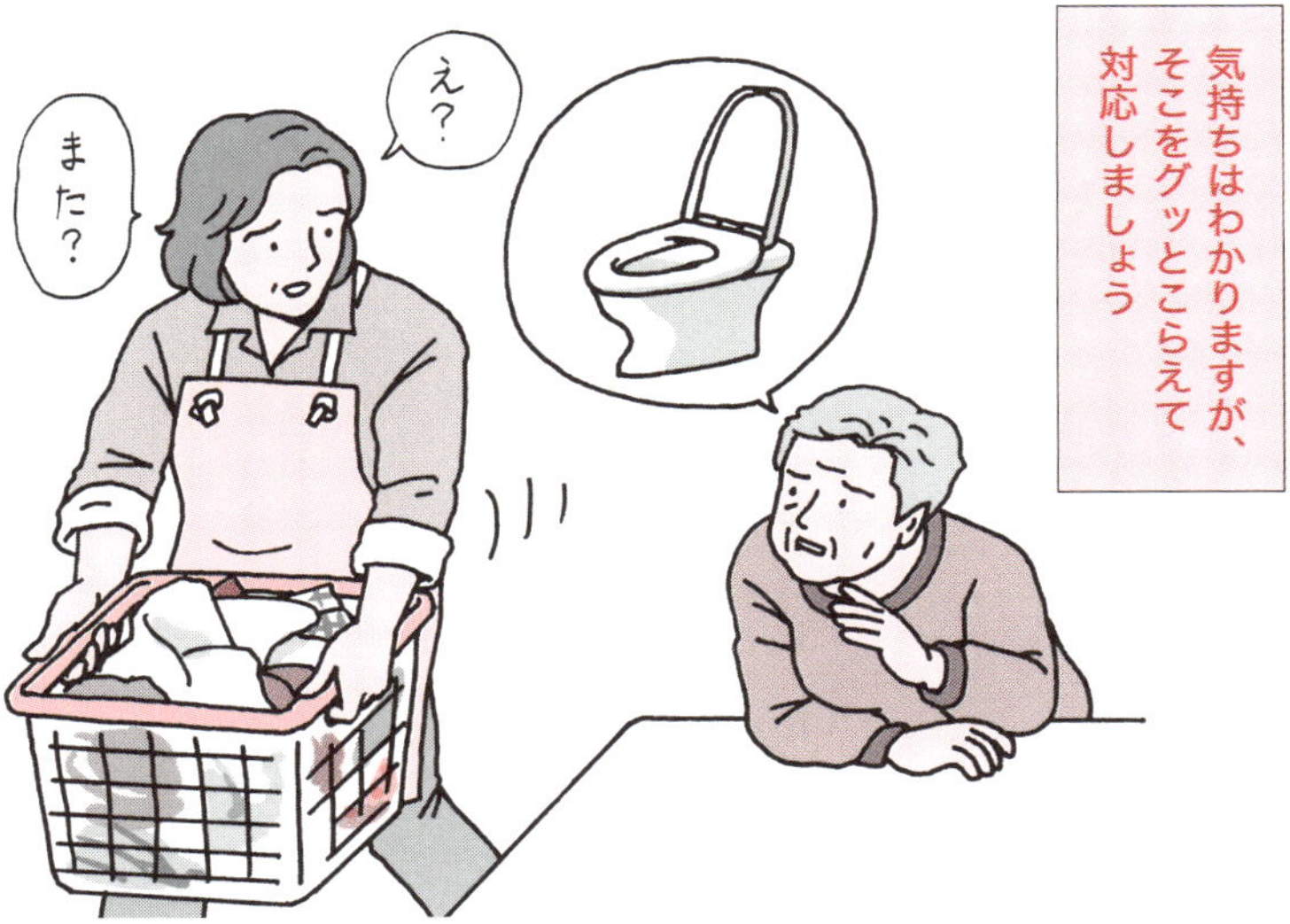
え？
また？
気持ちはわかりますが、そこをグッとこらえて対応しましょう

うのは、本人にとっても介護者にとっても、何よりも優先すべき大切なことです。

お年寄りの便秘は、非常にたくさんの介護困難を生み出します。たとえば便秘が原因で食欲が低下し、食事を拒否されてしまったり、頭痛や不眠、イライラや徘徊《はいかい》の原因が実は便秘だった、というのはよくある話です。

お年寄り本人がイライラするというのは、介護者にとっては非常にストレスになります。今やっている作業を中断してトイレに誘導するのは一時の負担ですが、それを優先することで介護全体がスムーズになることもあるのです。**是非「排泄最優先の原則」を実践してみてください。遠回りに見えても、それがいちばん介護者のためになるのです。**

便秘が原因となるおもな介護困難症状

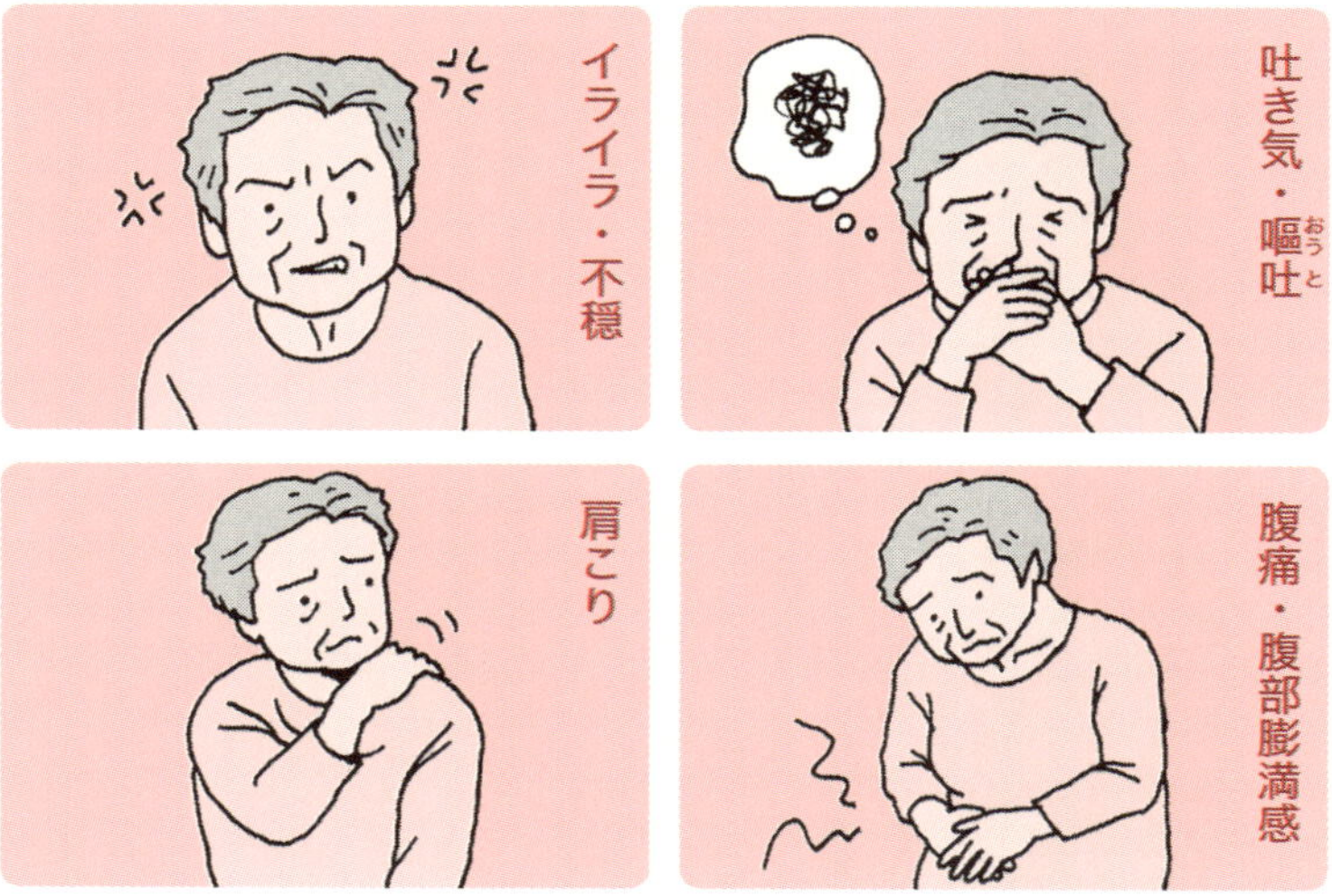

吐き気・嘔吐《おうと》
イライラ・不穏
腹痛・腹部膨満感
肩こり

■どうしても便意を感じない場合

「便意が大切」と言っても、悪性便秘に陥っている人はなかなか便意自体を感じません。感じないのだから仕方ないと、そのままの生活を続けていれば便秘は改善されないままです。

そんなときは生活習慣の中に「排便」を入れこむようにしましょう。

人間が便意を感じる排便反射は、副交感神経で起こる反射です。ところが昼間は交感神経が強く働く時間帯なので、副交感神経は抑えられてしまいます。さらに排便反射は食後に起こりやすく、リラックスしている状態がいいとされているので、**一日の中では朝食のあとがもっとも排便に適したタイミングです。**

こうした人間の体のメカニズムを応用して、

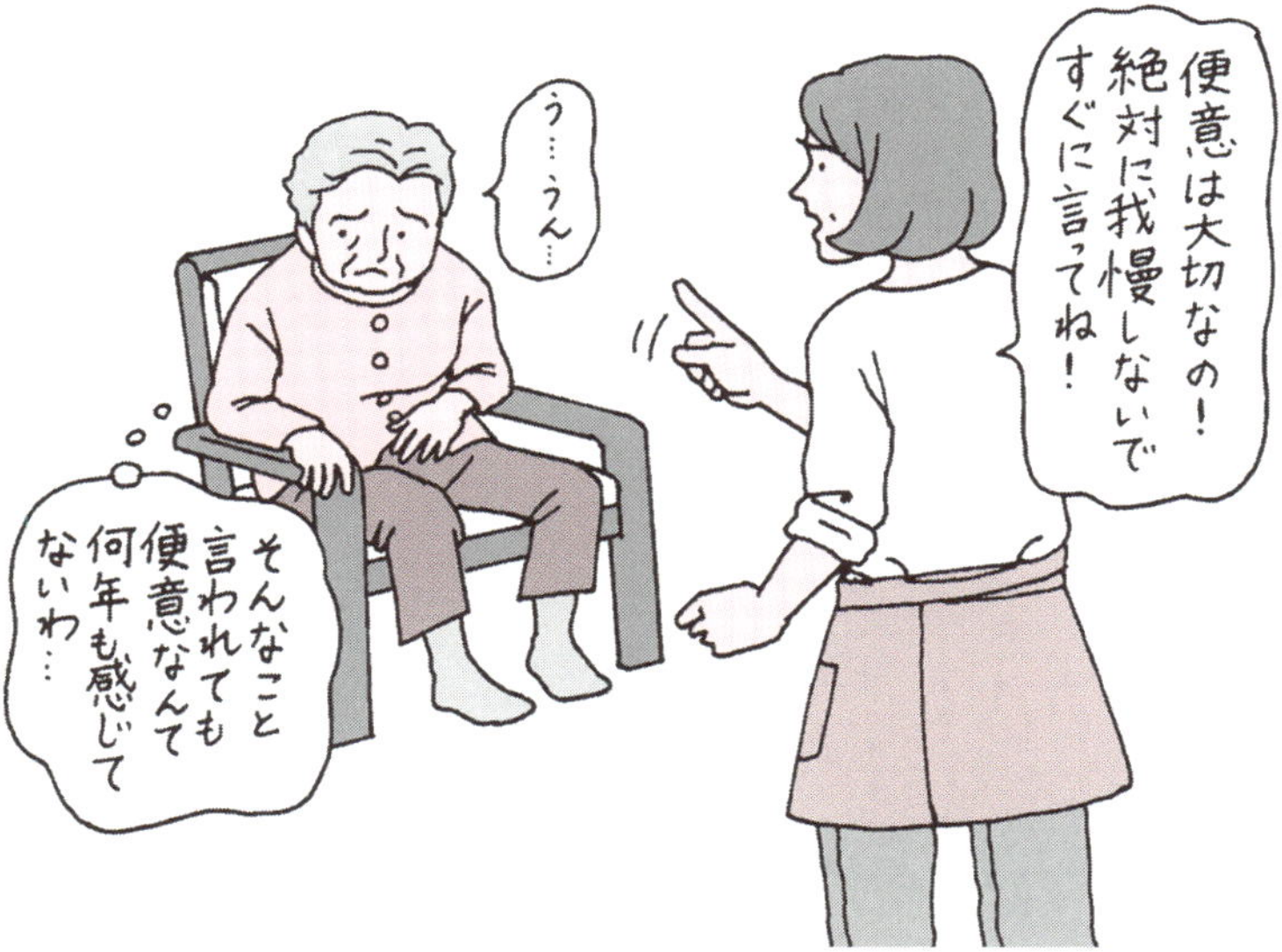
便意は大切なの！
絶対に我慢しないで
すぐに言ってね！
う…うん…
そんなこと
言われても
便意なんて
何年も感じて
ないわ…

「朝食後、便意がなくても便器に座って踏ん張ってもらう」というのを毎日の習慣にしてしまいましょう。

そのときに「出るまで待っている」という姿勢では本人が焦ってしまって、なかなか排便に結びつかないものです。ですから「ちょっと便器に座って、頑張ってみてくれる？　私は朝食の片づけをしてくるね」という形でその場を離れると、介護者も家事が進みますし、本人も便意に集中できます。

最初はそううまく排便に結びつかないかもしれませんが、すぐには諦めずに毎日根気よく続けることが大切です。そうすることでだんだんと便意を感じるようになり、毎日とはいかなくても2～3日に1回は排便をするようになります。ここまで持ってこられれば、便秘とそれに伴う下痢との闘いも落ち着くと思いますので、どうか頑張ってください。

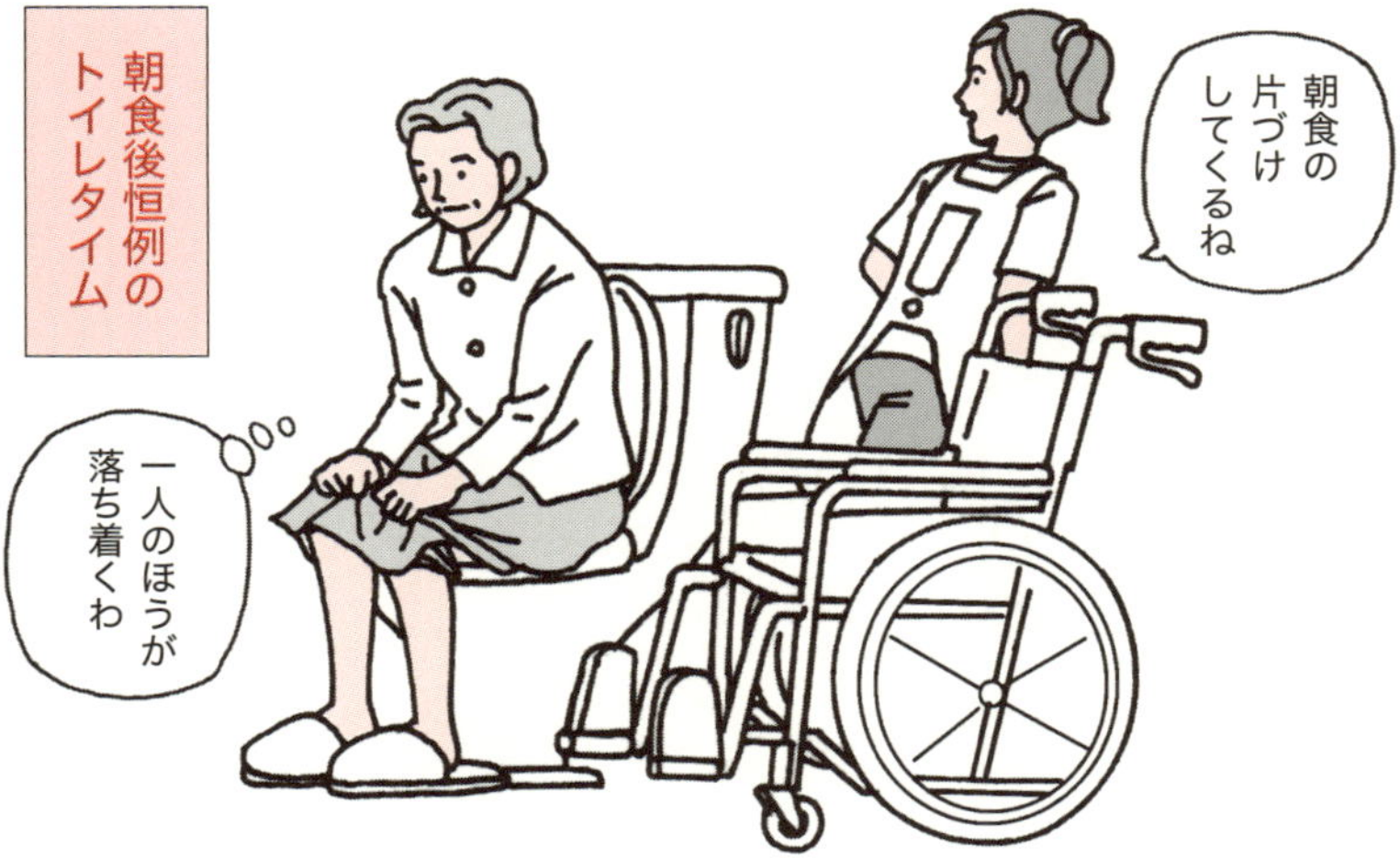
朝食後恒例のトイレタイム
朝食の片づけしてくるね
一人のほうが落ち着くわ

（参考）好循環になる排泄ケアのポイント

　便意を我慢することで悪性便秘に陥る「悪循環」について説明してきました。この悪循環を抜け出し、排泄の失敗も減らすことができる「好循環」に入るポイントがこの２点です。

随時トイレに連れて行ってみる

特に本人から「トイレに行きたい」と言われていなくても、「おやつの前」や「散歩の前」など、何かを始める前にトイレに連れて行く習慣をつけましょう

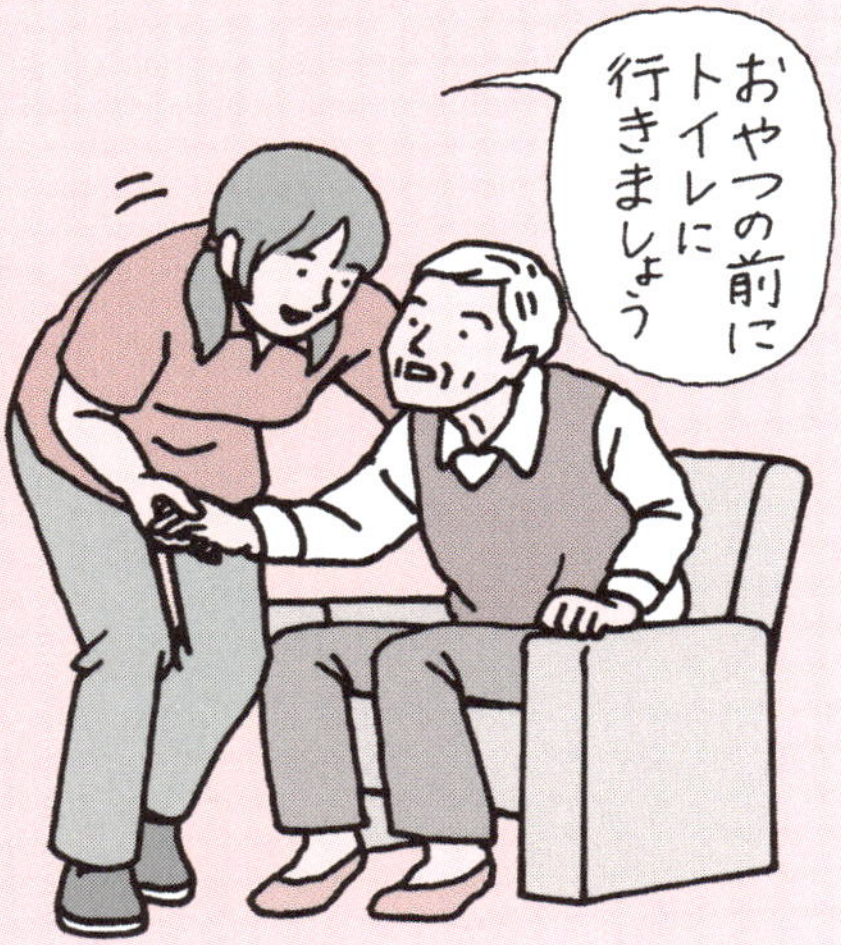
おやつの前にトイレに行きましょう

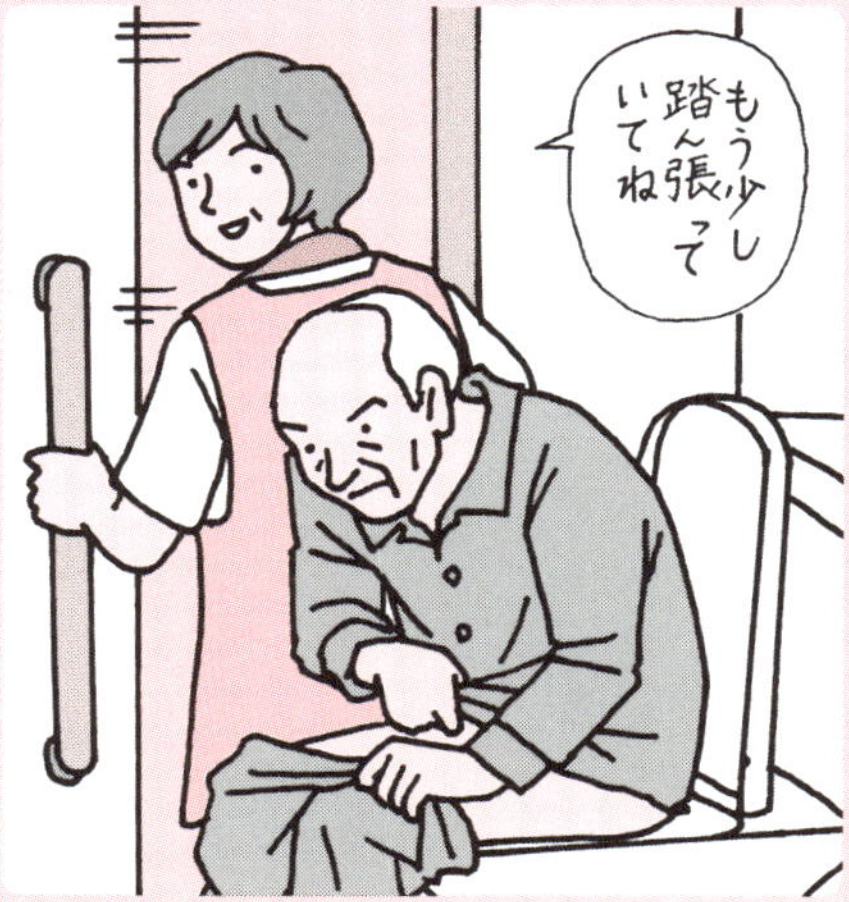
もう少し踏ん張っていてね

男性も便器に座ってもらう

女性はトイレの度に便器に座りますが、男性は立ったままますませてしまう人もいます。男性でも何回かに１回は便器に座ってもらって、排便を促すといいでしょう

Q10

排泄介助が大変なので、オムツにしたいのですが……。

うちの姑《しゅうとめ》は、転んで足と腰を骨折してからほとんど寝たきりの状態です。

毎日、トイレに行きたくなるたびに呼びつけられて困っています。私が家事をしていても、夜中でも関係なしに自分のタイミングで呼びつけるのです。珍しく呼びつけないと思ったら、すでにお漏らしをしていることもよくあります。

私もほとほと疲れ果てたのでオムツにしたいのですが、姑が受け入れてくれません。どう説得したらいいでしょうか。

A

お年寄りはトイレの間隔が短い人も多いですし、その都度呼びつけられる家族というのは本当に大変だと思います。遠慮がちに言ってくれたりすればまだ気持ちも抑えられますが、家族だという甘えも加わって、自分勝手な要求の仕方になってしまうお年寄りが多いのも事実です。

介護者が疲れ果てて倒れてしまっては元も子もないので、オムツを使用したいというのは理解できます。しかし**本人の意識がはっきりしていて、納得していないのにオムツを強いてしまうと、結果的に介護者がいっそう大変になってしまうことも知っておいてほしいのです。**

2歳の孫とそっくりです

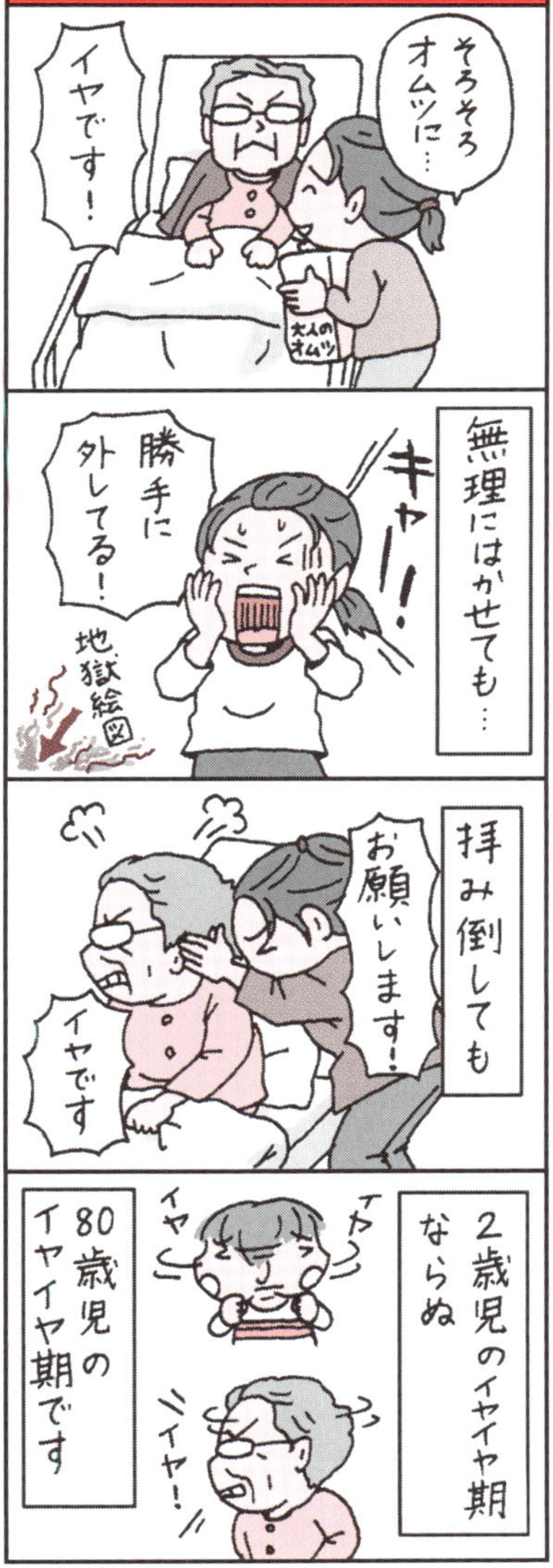
そろそろオムツに…
イヤです!
大人のオムツ
無理にはかせても…
キャー!!
勝手に外してる!
地獄絵図
拝み倒しても
お願いします!
イヤです
2歳児のイヤイヤ期ならぬ
イヤ
イヤー
イヤ!
80歳児のイヤイヤ期です

一度、試しにオムツの中に排泄してみることはできますか。意識がはっきりしている人にとって、オムツに排泄することも、排泄物がいつまでも陰部にくっついていることも、想像以上に不快であることがわかることでしょう。

それでもオムツにされてしまった場合、多くのお年寄りは無意識に自分の皮膚感覚を消すことで、この不快感から逃れようとします。しかし、そう都合よく「陰部周辺の皮膚感覚だけを消す」などという芸当はできないものです。ですから多くのお年寄りは、**結果的に「オムツの不快感と屈辱感から逃れるために、何もわからない人になる」道を選ぶことになります。**

オムツが引き金で認知症に

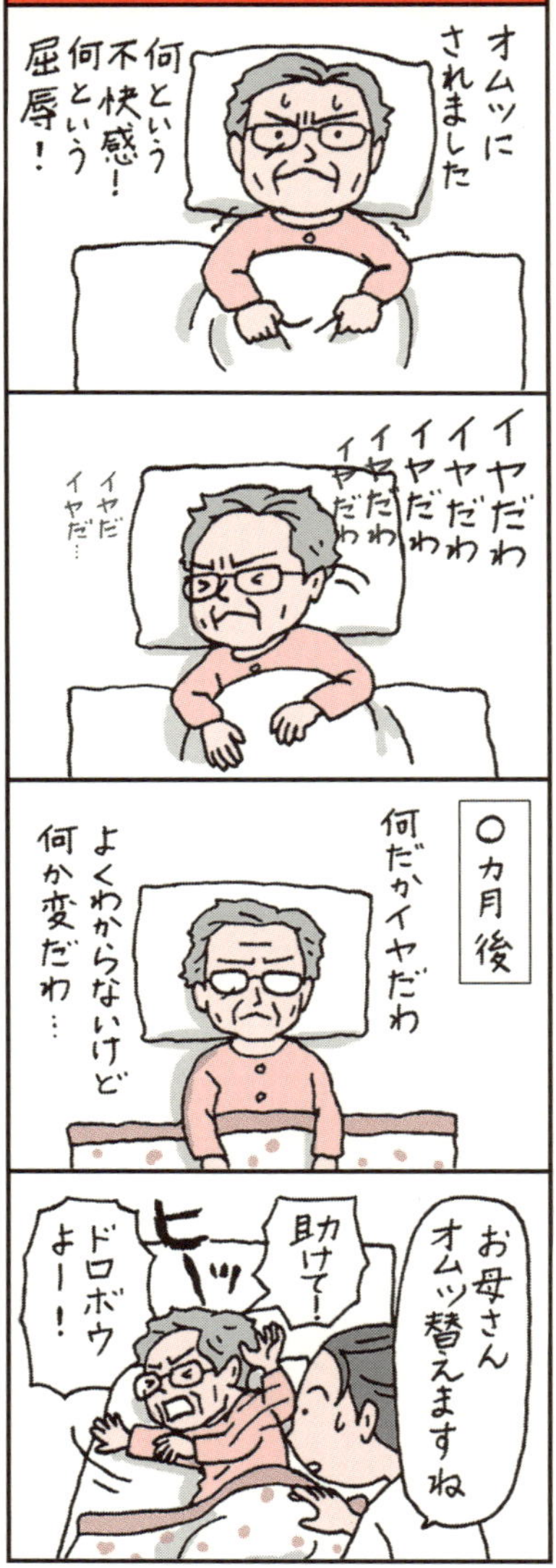

こうして、オムツをきっかけに認知症になってしまう人が、世の中にはたくさんいるのです。そしてそれまで行ってきた身体介護だけでなく、認知症によって新たに発生するさまざまな問題となる言動に振り回される介護者も、同じ数だけたくさんいます。やはり本人のためにも、介護者のためにも、**意識がはっきりしている人はトイレで排泄させてあげたいものです。**

一人でトイレに行く工夫

そうは言っても、いつまでもトイレに行くたびに必ず介護者が呼びつけられるのは大変です。ですからここは**オムツにする前に、一人で用を足してもらえるように知恵をしぼりましょう。**

では、一人でトイレに行くには、どのようにしたらいいのでしょうか。

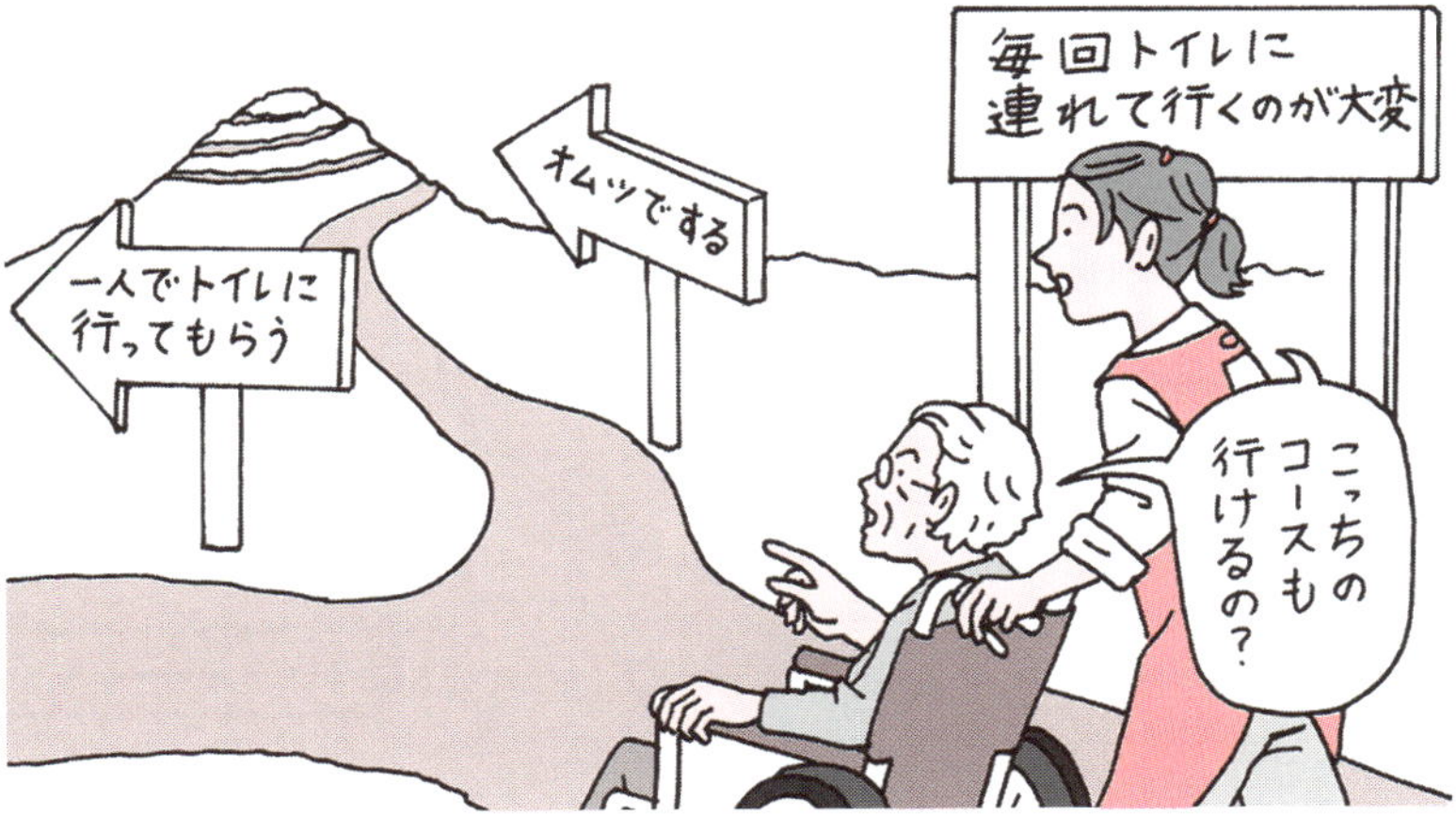
毎回トイレに
連れて行くのが大変
オムツでする
一人でトイレに
行ってもらう
こっちの
コースも
行けるの？

（1）何とか歩ける場合のトイレ移動

手すりや家具を置く位置などを工夫して、トイレまでつたい歩きできるように環境を整えましょう。

寝室をトイレの近くに移動することも有効です

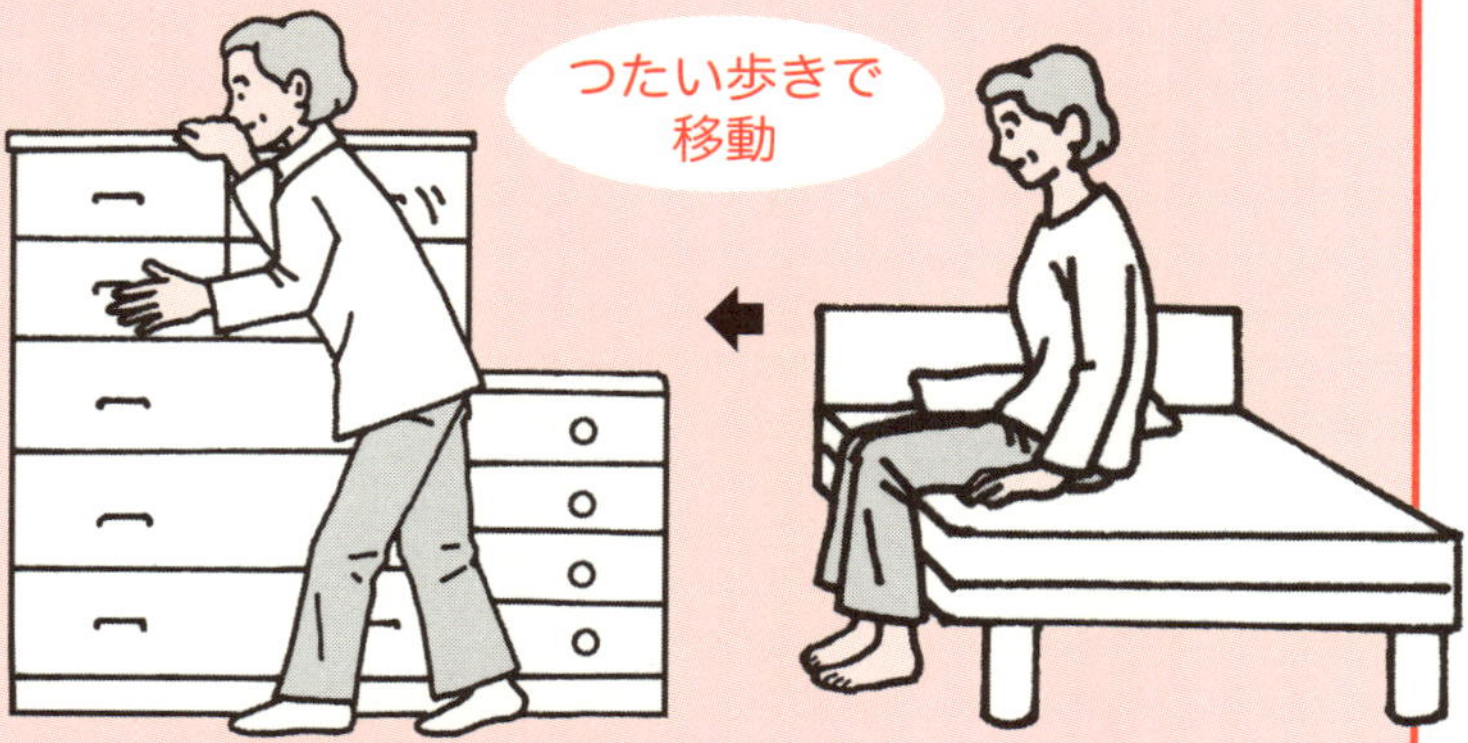

（2）歩けなくても立つことができる場合のトイレ移動

ベッドサイドの手すりなどを使って車イスに乗り移り、トイレに行く方法を検討しましょう。

場合によっては車イスに対応できるようにトイレの改修をするといいでしょう（107 頁参照）

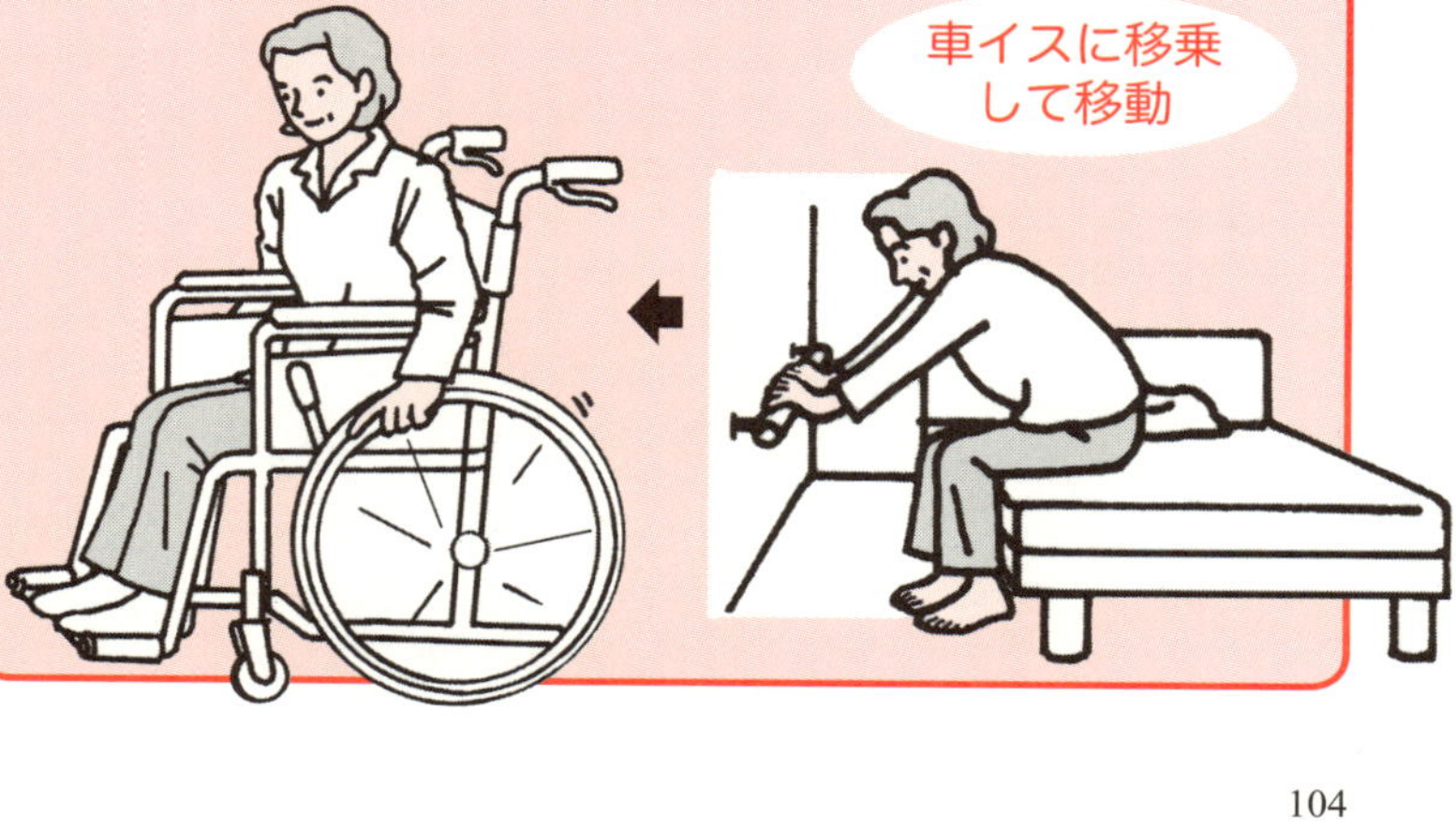

（3）歩くことも立つこともできない場合のトイレ移動

立てなくても這《は》ったり、ずったりできるのであれば自力でトイレに行ってもらいましょう。

トイレの自立というのは、お年寄りの尊厳にかかわる重大事項です。介護の世界では**「自分でトイレに行けるのであれば、その移動手段、方法は問わない」と考えます。**

みっともないと思ったり、止めたりするのではなく、寝具をふとんなどの床に近い形にして、這い出しやすいように整えてあげることが大切です

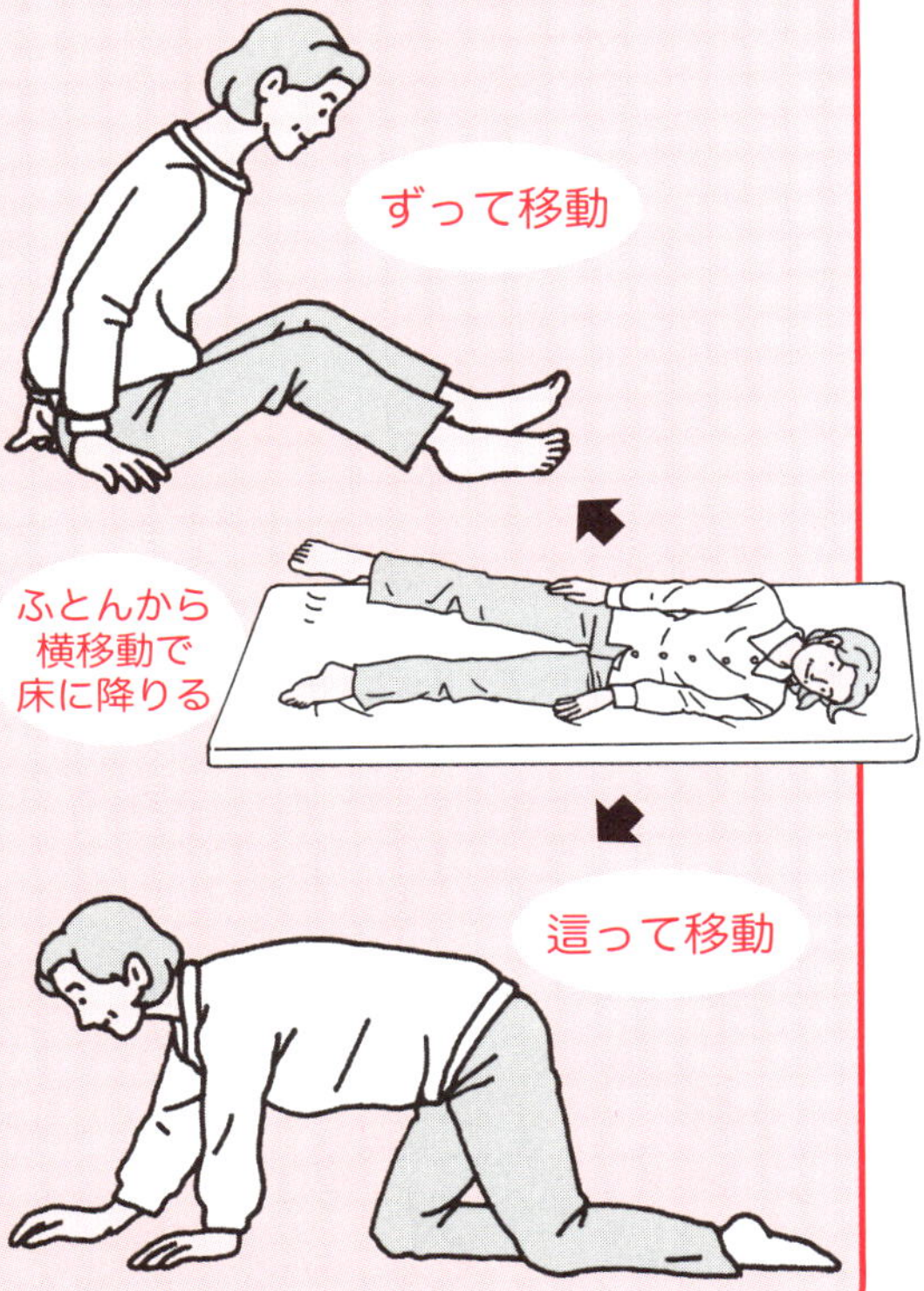
ずって移動
ふとんから
横移動で
床に降りる
這って移動

相談者の場合「ほとんど寝たきり」とありますから、どうしても移動は大変なのかもしれません。しかし、トイレで排泄ができるということは、何かにつかまれば立てたり、座ることはできるはずです。その場合はベッドの横にポータブルトイレを置けば、自力で排泄できるようになるかもしれないので、是非家族で話し合ってみてください（133頁参照）。

介護しやすいトイレの工夫

家の広さや構造にもよりますが、一般的な家庭のトイレでは車イスでの利用が難しいものです。そこでポイントを押さえて改修工事を行いましょう。**介護に伴うトイレの改修工事に対しては、介護保険から一定額の費用が出ます。**

一般的な家庭においては、便器の位置が非常に重要です。トイレのドアを開けたら真ん中に、入り口のほうを向いて便器が設置してあるトイレをよく見かけます。しかしこれでは、せっかくトイレまでたどり着いても180度体を回転させないと座ることができなくて、お年寄りにとっては非常に使いにくいのです。

ですから一般家庭でトイレを改修工事する場

介護がしやすくなるトイレの工夫や簡単な改修

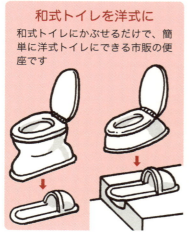

和式トイレを洋式に

和式トイレにかぶせるだけで、簡単に洋式トイレにできる市販の便座です

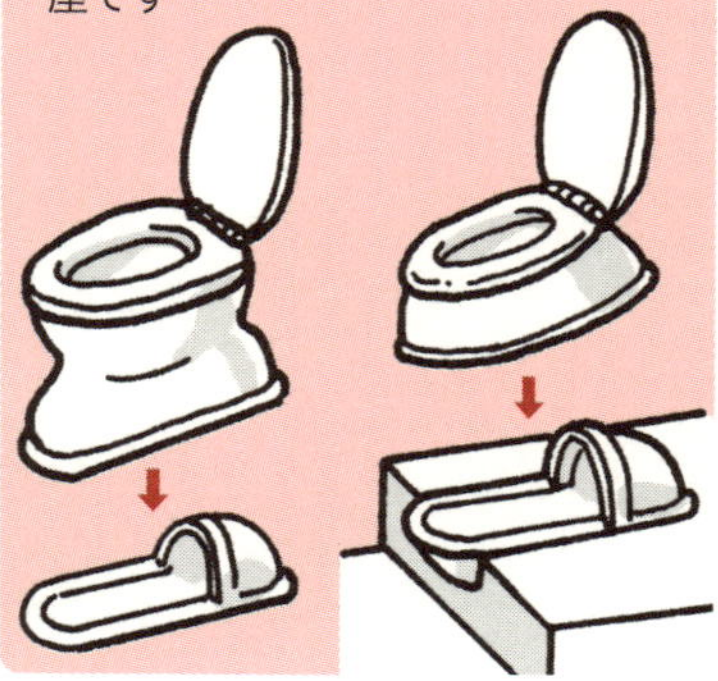

跳ね上げ式の手すり

使うときだけ降ろして、普段は邪魔にならないように壁に付けておける手すりです

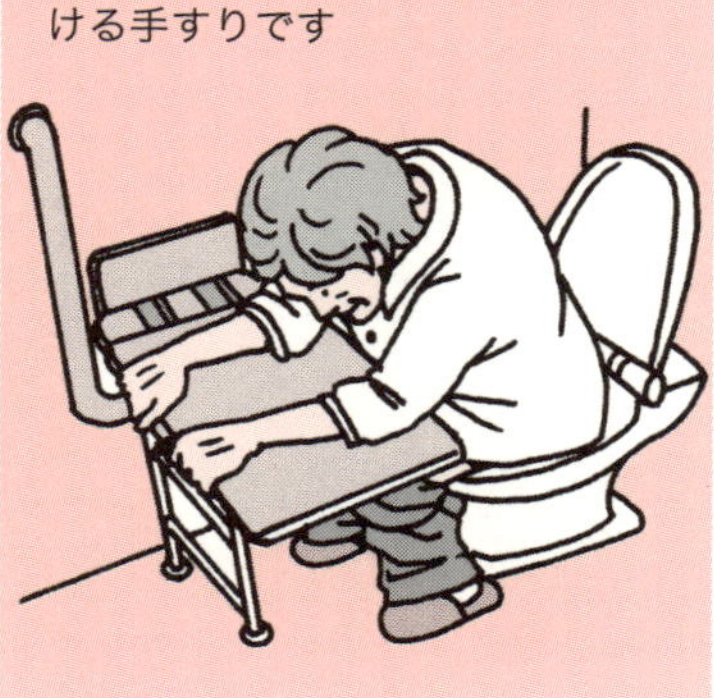

合、**便器は入り口に対して横向きに設置するようにしましょう。**車イスでの使用を考慮して、ドアを引き戸にできればより使いやすいでしょう。

それ以外にも、邪魔にならないように使うときだけ降ろせる「跳ね上げ式の手すり」や、和式トイレを簡単に洋式トイレにできる便座なども販売されています。ご自宅のトイレの形やご予算に合わせて、なるべく使いやすいトイレに改修できるといいですね。

また、敷地面積が十分にあってスペースがとれるなら、施設のトイレのように介護しやすい理想のトイレをつくるといいでしょう。下に介護における理想的なトイレをイラストでまとめましたので、参考にしてください。

介護しやすい理想のトイレ

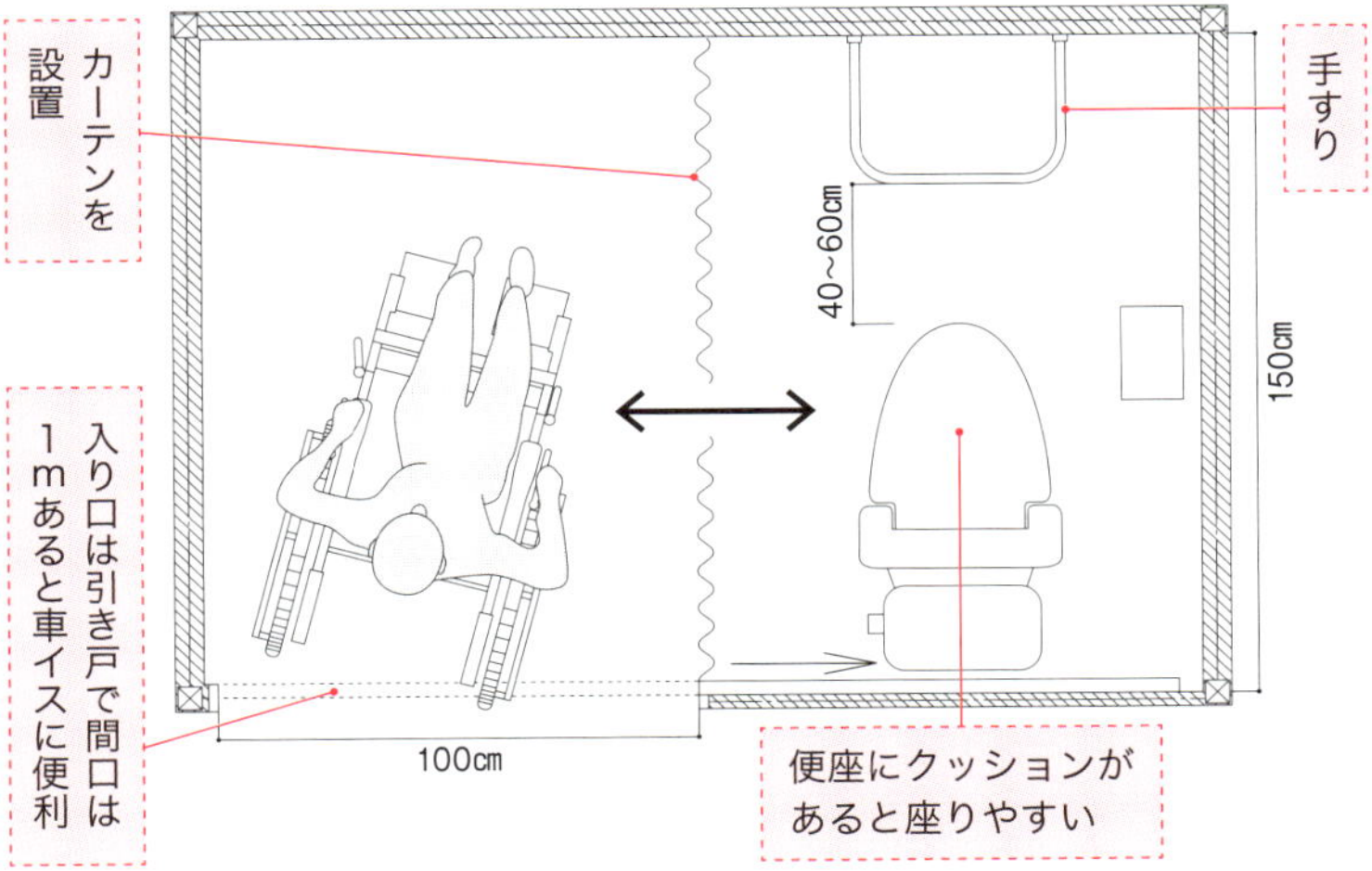

カーテンを設置
手すり
40～60㎝
150㎝
入り口は引き戸で間口は1ｍあると車イスに便利
100㎝
便座にクッションがあると座りやすい

寝たままでも自力排泄する方法

どうしてもトイレに行けなかったり、ポータブルトイレに移ることができなかったり、介護力が足りない場合など、ベッドの上で排泄しなければならないこともあります。それでも、**意識がはっきりしている人であればなるべくオムツは使わず、差しこみタイプの便器などを使って排泄できるといいでしょう。**

最近ではベッドで排泄できるように、さまざまな商品が販売されています。これらは若い人でも、手術のあとや帝王切開のあとなどで、一時的に使用した経験があるのではないでしょうか。

ベッドで排泄するときに使う用品

女性・男性用尿器

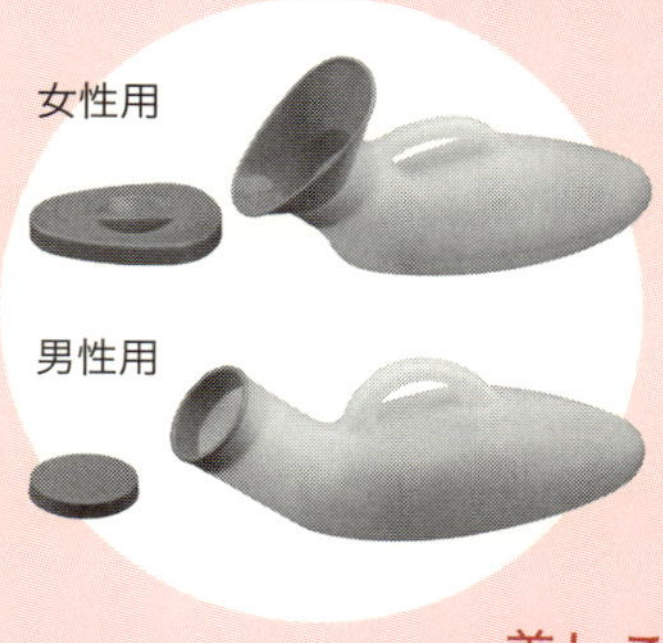

尿器収納ラック

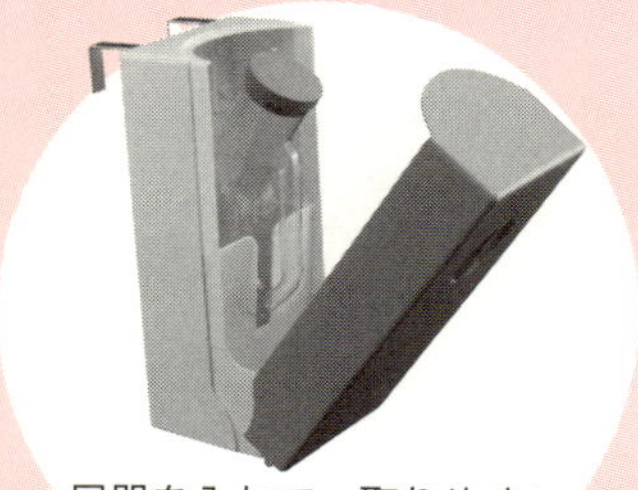

尿器を入れて、取りやすい場所にかけておきます

差しこみ便器

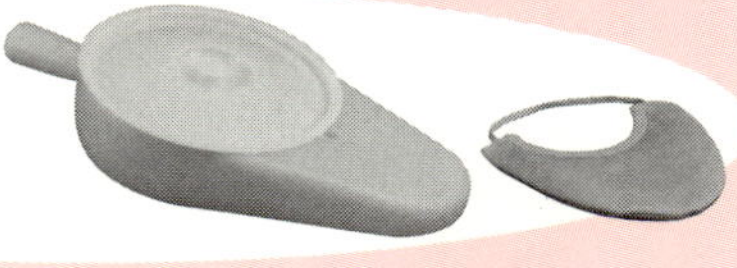

排尿と排便兼用の差しこみ便器です。先が薄く、差しこみやすくなっています

寝た状態だと漏れたり、こぼれたりしないように排尿するのは難しいですし、排便にいたってはかなりの技術がいります。ですから後始末なども含めて、ある程度介助が必要です。

それでも**オムツを当てずに自分で排泄をコントロールできるというのは、素晴らしいことと言えます。**本人にやる気があるようでしたら、是非チャレンジしてほしいものです。

介助をする場合、排泄するときはそばを離れるなどの配慮をしましょう。冬場は非常に冷たく感じるので、尿器や便器をお湯などで温めてから渡してあげられるといいですね。

ベッドの上で排泄する場合

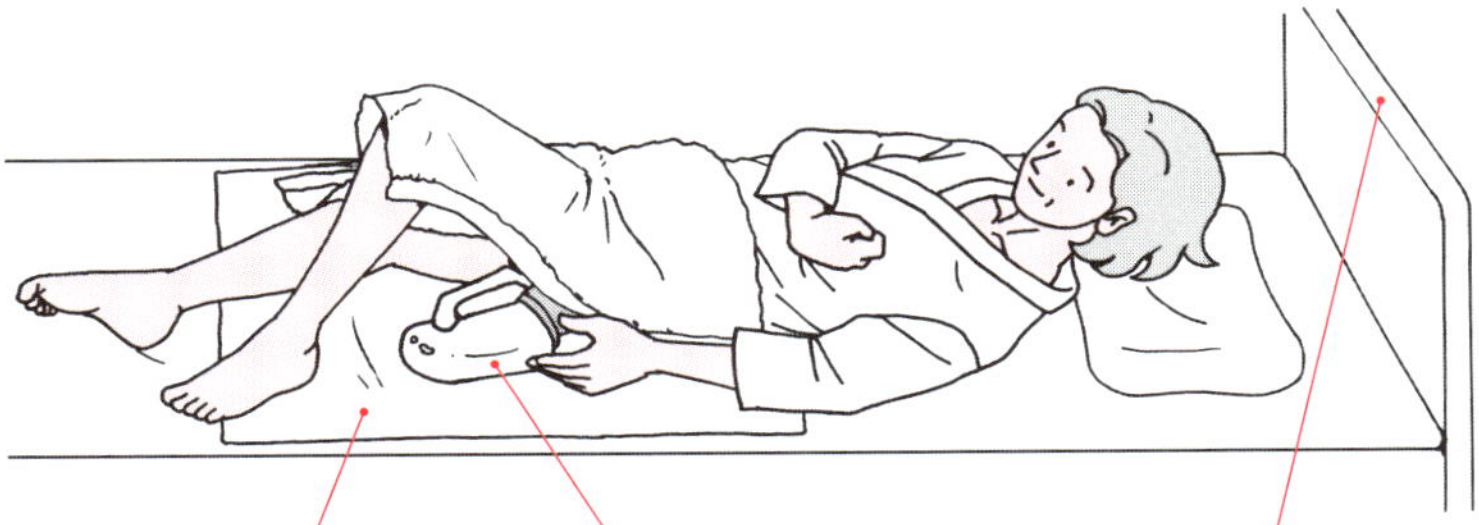

少しこぼれても大丈夫なように、防水シートを敷いておくと安心です。常に使う場合はその上にタオルを敷きましょう

尿器や差しこみ便器を使って、自分で排泄します。終わったあとはフタをしておけるといいですね

ベッドに尿器収納ラックをかけておけば、いつでも自分で手に取ることができます

Q11

病院から退院したら、オムツでした。オムツ交換のコツを教えてください。

父は3ヵ月前に脳の大きな手術を受け、もうすぐ退院する予定です。

マヒなどの後遺症もあるため、現在はオムツをしています。問題は、私たち家族は大人のオムツ交換の経験がないことです。父は非常に体が大きいのですが、このまま退院しても小柄な私や母ではどう対応したらいいのかわかりません。

オムツ交換のコツを教えてください。

A

お父様がもうすぐ退院ということで、おめでとうございます。

お体が大きいお父様と小柄な家族介護者の組み合わせとのことですので、**介護の基本を知らずに接すると介護者が腰やひざを痛めてしまうことがあり、こういう場合は特に注意が必要です。**

ここではまず、すぐに直面する問題としてオムツ交換の方法について見ていきましょう。オムツはその人の体の状態に合ったものを正しく使用することが大切です。体に合わないものを使うと、漏れたり、動きづらくなったり、かゆみや痛みの原因になってしまうことがあります。

そして、退院後の生活が落ち着いたら少しずつオムツの依存度を減らしていき、最終的にはお父様がご自分でトイレに行けるようになることを目標にするといいでしょう。

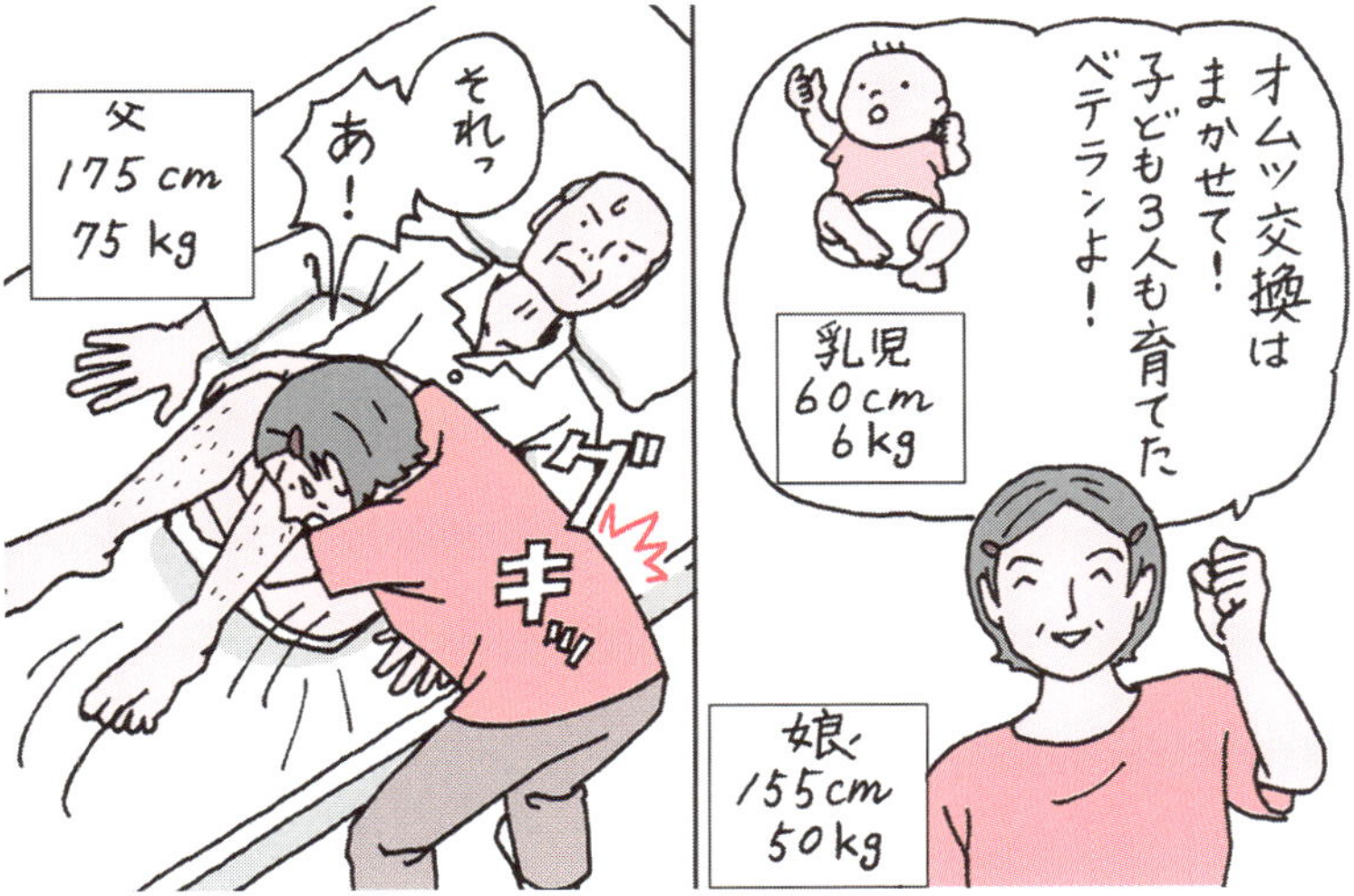

お年寄りのパンツ、オムツの選び方

お年寄りがオムツを使用する機会は、相談者のお父様のようにマヒや後遺症のために全面的にオムツに頼る場合から、セキやくしゃみをしたときにちょっとだけ漏れる場合まで、実に幅広く存在しています。それぞれの段階や漏れてしまう尿量に合わせて、適した製品を選べるようにしたいものです。

（1）尿量の多い人

寝たきりの人や、夜間に使用する場合は、吸収部分に尿を固めるポリマーが内蔵されているオムツが適しています

本人の様子によって、立った状態で交換ができる場合は「はくオムツ」を、寝たきりの状態で交換する場合は「開閉式オムツ」を選ぶといいでしょう

はくオムツ

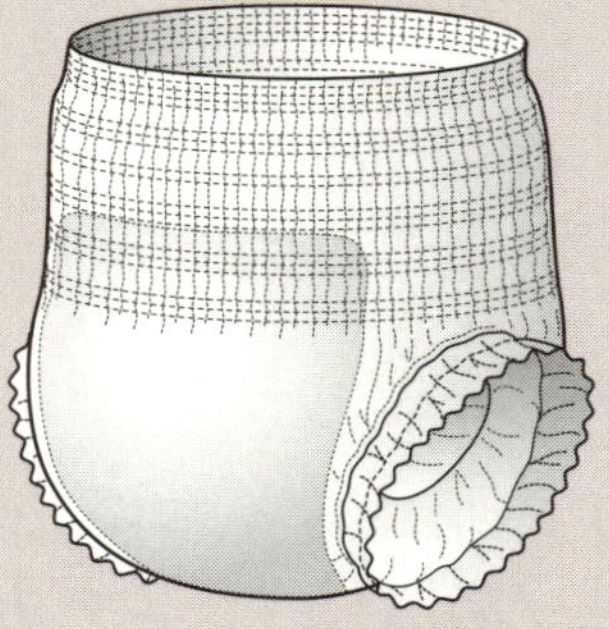

開閉式（テープ留め）

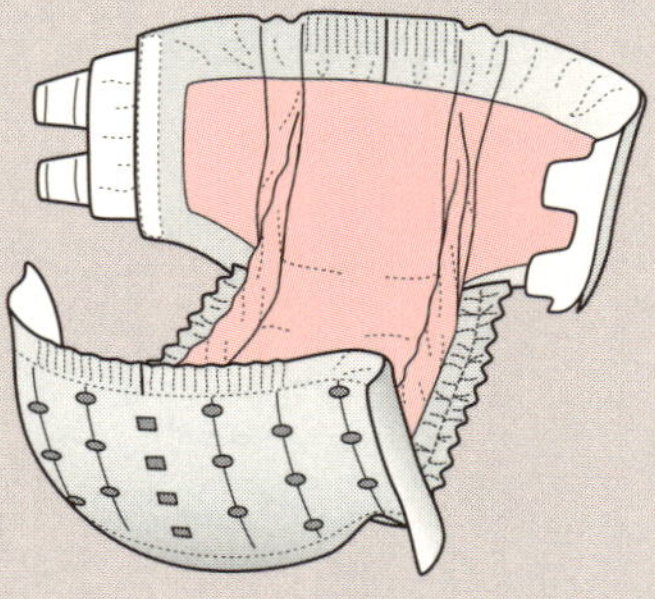

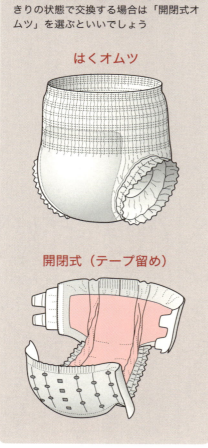

選ぶ基準を持ちましょう

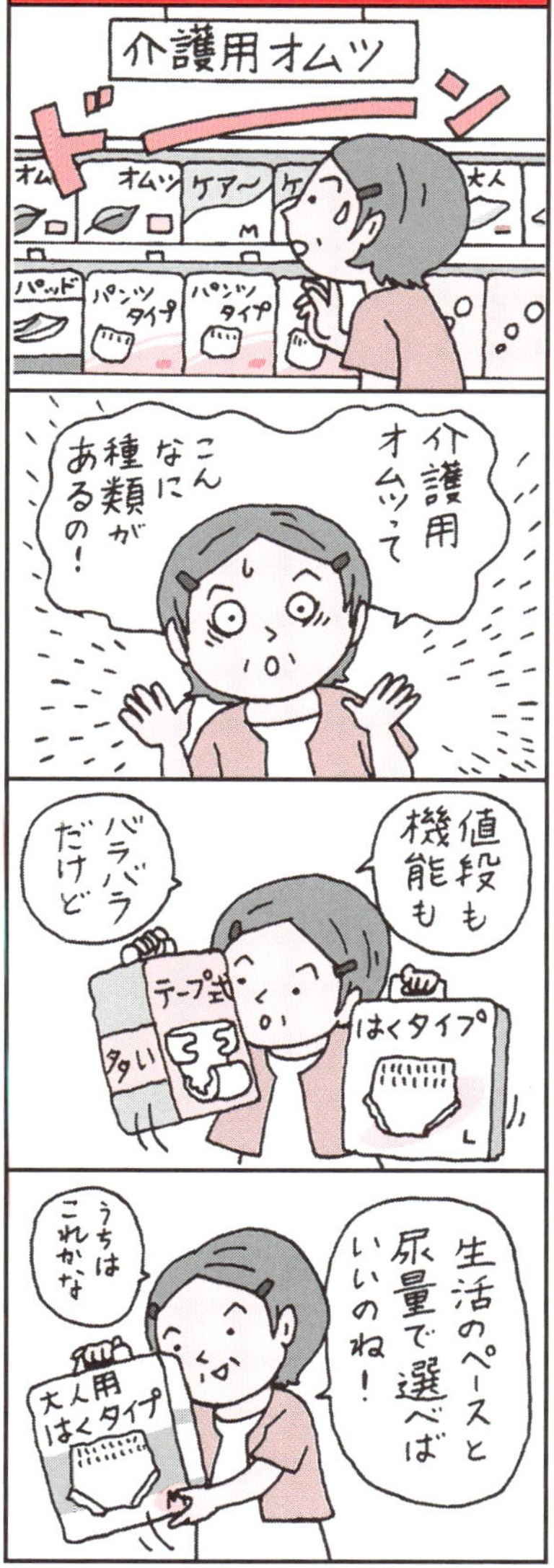

介護用オムツ
ドーン
オムツ
ケアー
大人
パッド
パンツタイプ
パンツタイプ
M
介護用オムツってこんなに種類があるの！
値段も機能も
バラバラだけど
テープ式
多い
はくタイプ
L
生活のペースと尿量で選べばいいのね！
うちはこれかな
大人用はくタイプ

（2）尿量がやや多い人

トイレやポータブルトイレで排泄ができるものの時々失敗してしまったり、外出するときにだけ使用したい人は、ふつうの下着感覚ではける「はくオムツ」がおすすめです

外出するときにオムツだけでは心配だという場合は、オムツの上に「尿とりパッド」を重ねるとより安心感が得られます

はくオムツ

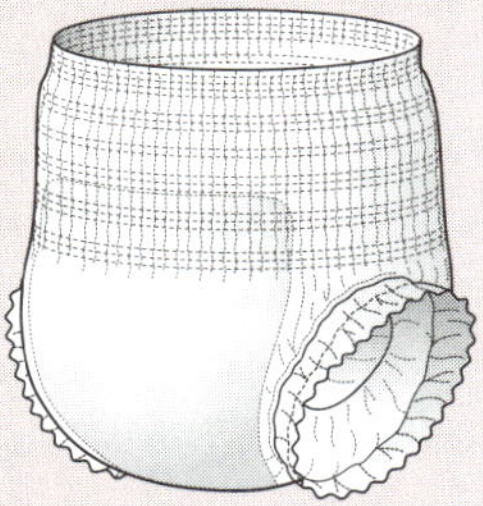

＋

尿とりパッド

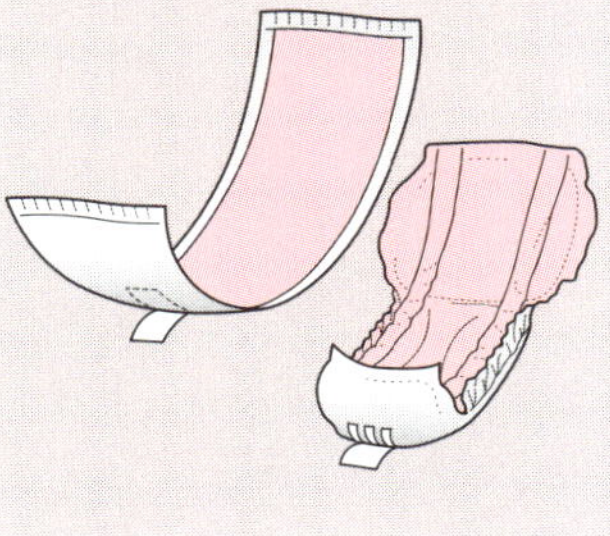

（3）尿量が少なめの人

尿がほんのちょっと漏れるだけ、という軽度の人は「失禁パンツ」がおすすめです。一見するとふつうの布パンツですが、パンツの股部分の吸水性が強化されているので、少しの尿なら吸い取れます。何度もくり返し洗濯できるので経済的です

それよりももう少し尿量が多い場合、「防水パンツ」というものもあります。股部分の防水をより強化したパンツで、軽い失禁からやや多めの量まで種類も豊富です

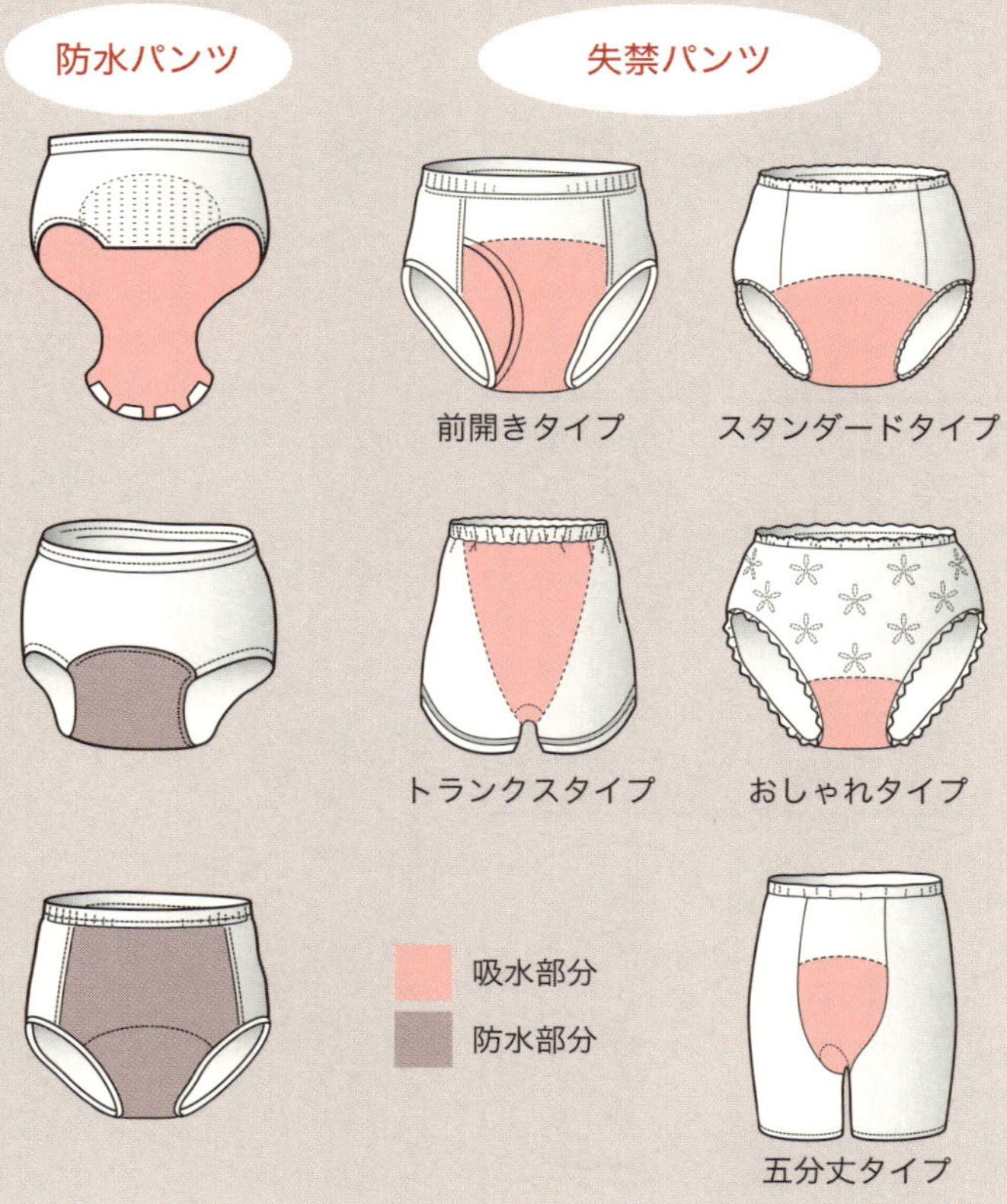

基本的なオムツの交換方法

たとえ認知症が深かったとしても、マヒが強くて思うように動けないと自分でわかっている人でも、意識がある限り排泄ケアをほかの人にやってもらうのはつらいことです。

もちろん介護者にとっても排泄ケアは大変な作業ですが、**本人は恥ずかしさ、情けなさ、悔しさ、虚しさといった複雑な感情を抱えていることを理解して、本人のプライドになるべく配慮しながら行うようにしましょう。**

気遣いの心は通じます

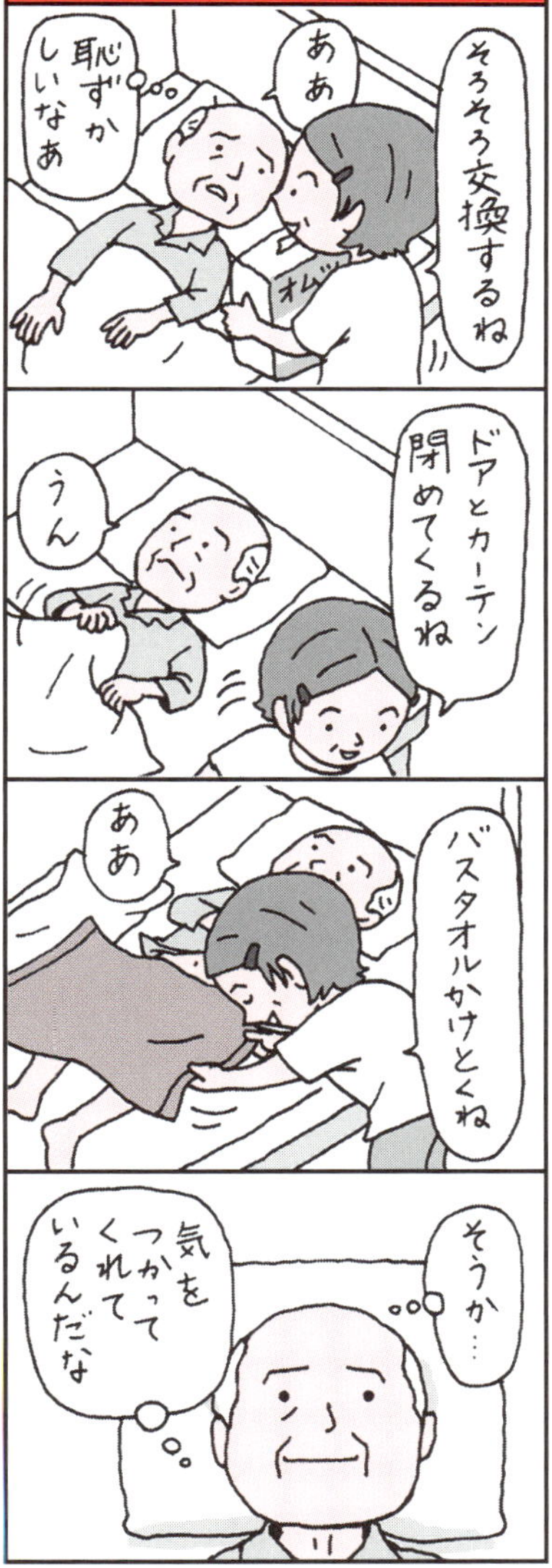
そろそろ交換するね
ああ
恥ずかしいなあ
オムツ
ドアとカーテン閉めてくるね
うん
バスタオルかけとくね
ああ
そうか…
気をつかってくれているんだな

プライドに配慮するために、具体的には「なるべく下半身の露出を少なくする」「ほかの人から見えないようにする」「冬場はなるべく手を温めてから行う」「においがこもらないように換気に気を付ける」などを心がけるといいでしょう。

また、**排泄ケアは健康チェックの面でも非常に重要な役割を持ちます。**「オムツ交換時にかぶれや皮膚トラブルがないかを確認する」「下痢や血尿など、便や尿の異常がないかを確認する」「水分が足りているかの目安とする」などを意識し、気を付けるといいでしょう。

紙オムツによくある誤解

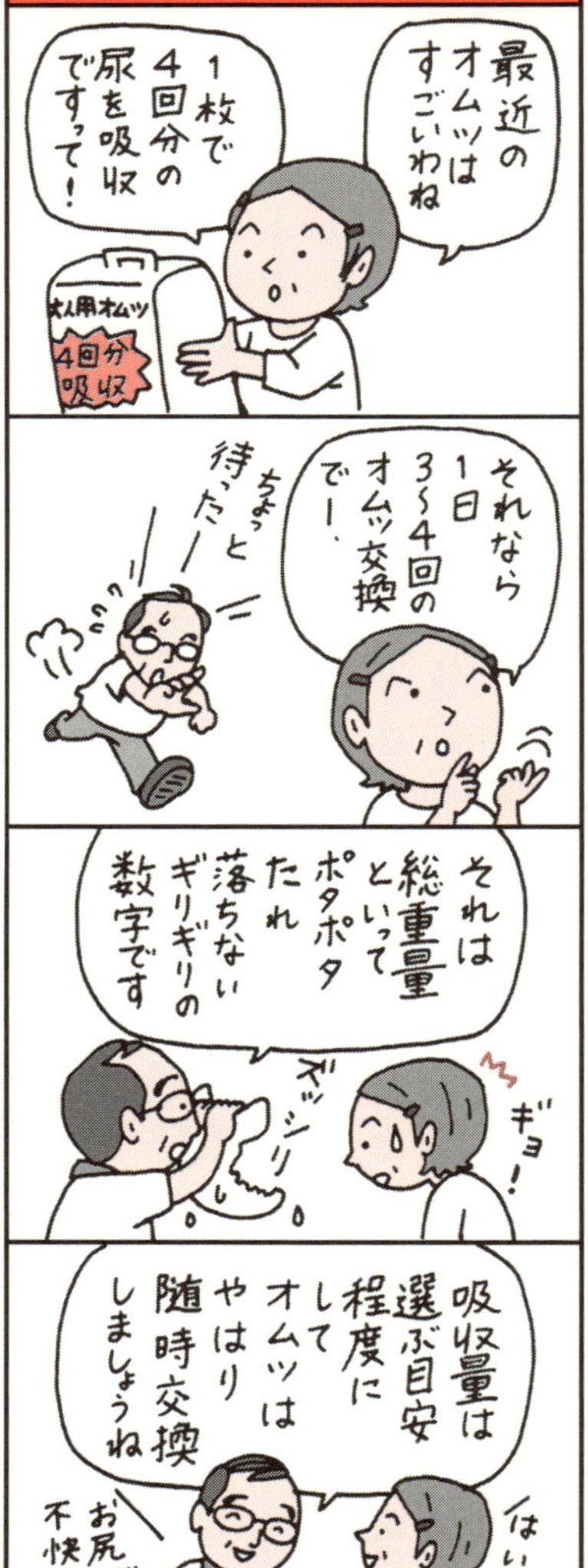

最近のオムツはすごいわね
1枚で4回分の尿を吸収ですって!
大人用オムツ
4回分吸収
それなら1日3~4回のオムツ交換でー.
ちょっと待ったー
それは総重量といってポタポタたれ落ちないギリギリの数字です
ズッシリ
ギョ!
吸収量は選ぶ目安程度にしてオムツはやはり随時交換しましょうね
お尻が不快だし
はい

基本的なオムツの交換方法　〜テープタイプ〜

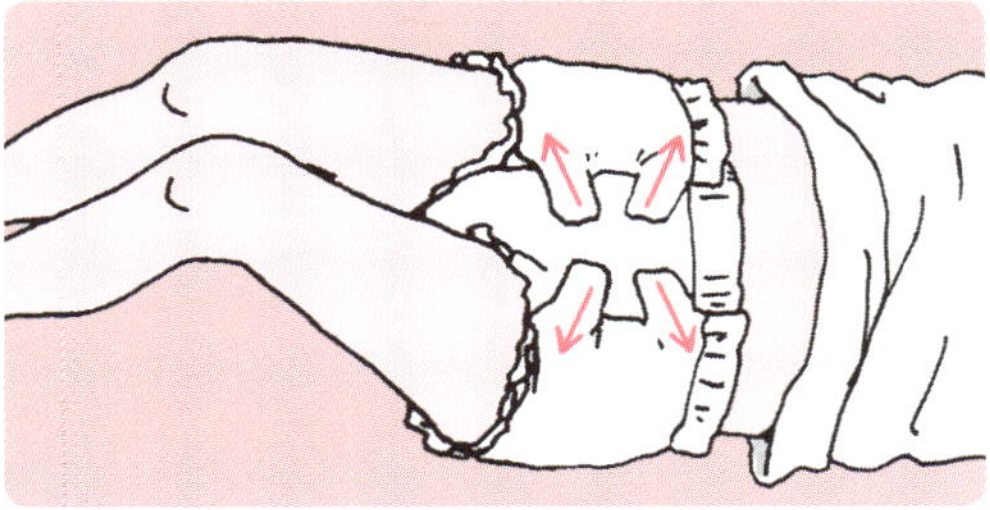

①テープを外す

両手を胸の位置で組み、両ひざを立ててもらった状態でお腹のテープを外します

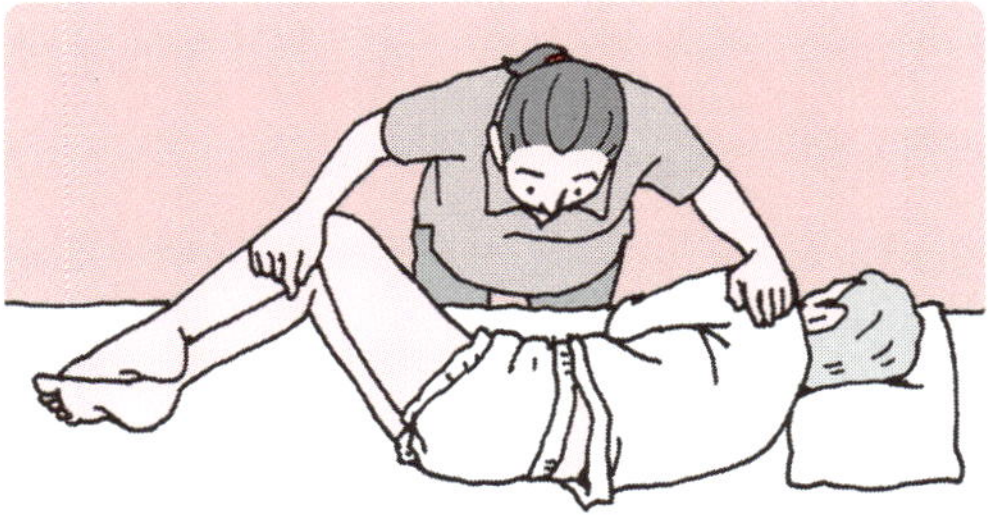

②横を向いてもらう

介護者は肩とひざを持って手前に引き、それからひざの手を離して腰を持って体全体を手前に倒します

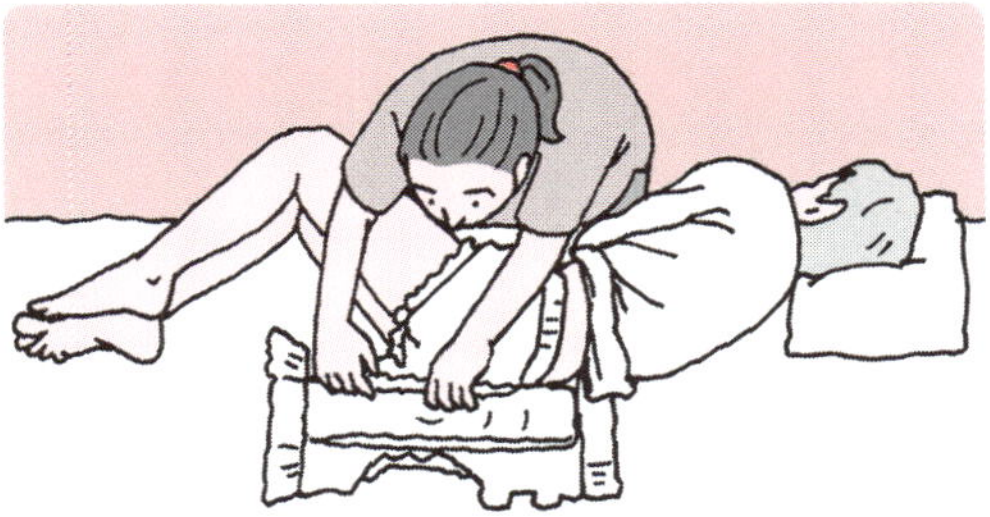

③新しいオムツをセット

汚れたオムツの下に、新しいオムツを敷きます。このときギャザーをしっかり立てましょう

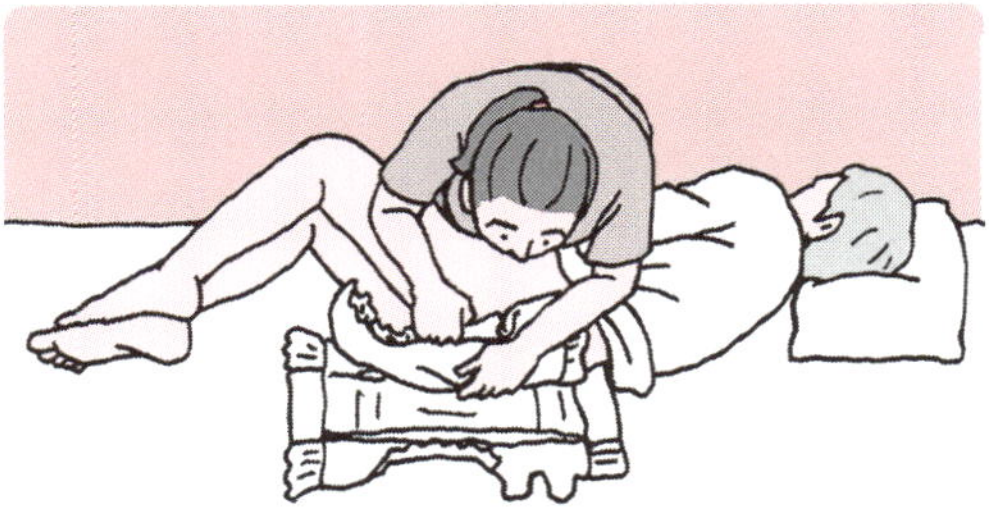

④汚れたオムツを外す

陰部とお尻を綺麗にふいてから、汚れたオムツを引き抜きます

次頁へ続く

前頁からの続き

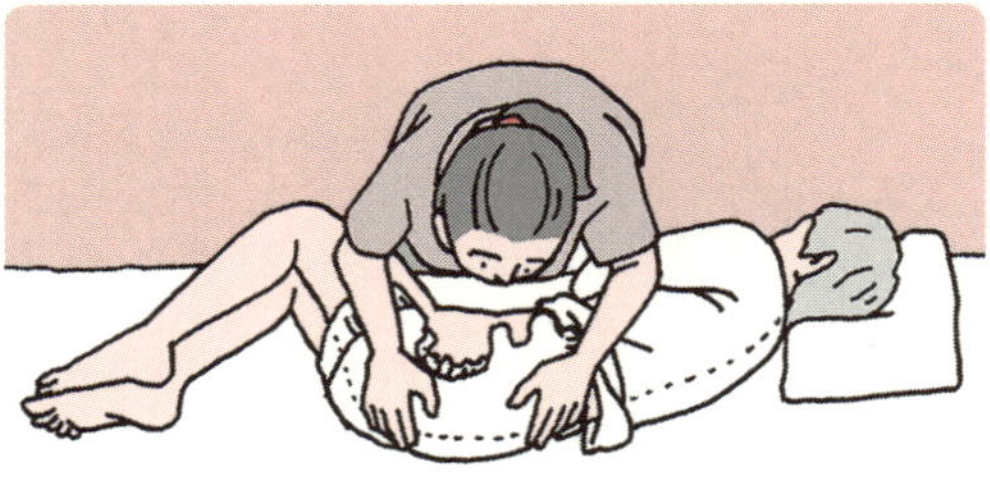

⑤新しいオムツを合わせる

オムツの中心が背骨に来るように指で確認しながら合わせましょう

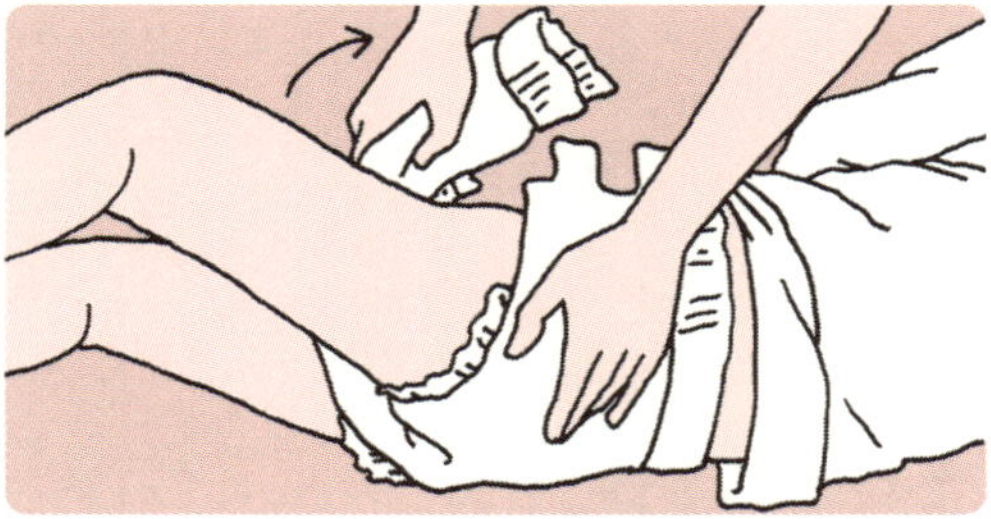

⑥股の間から前に引き出す

介護者は軽く腰のあたりでオムツを押さえながら、オムツの前部分を内側に２つ折りにし、股の間から前へと引き出します

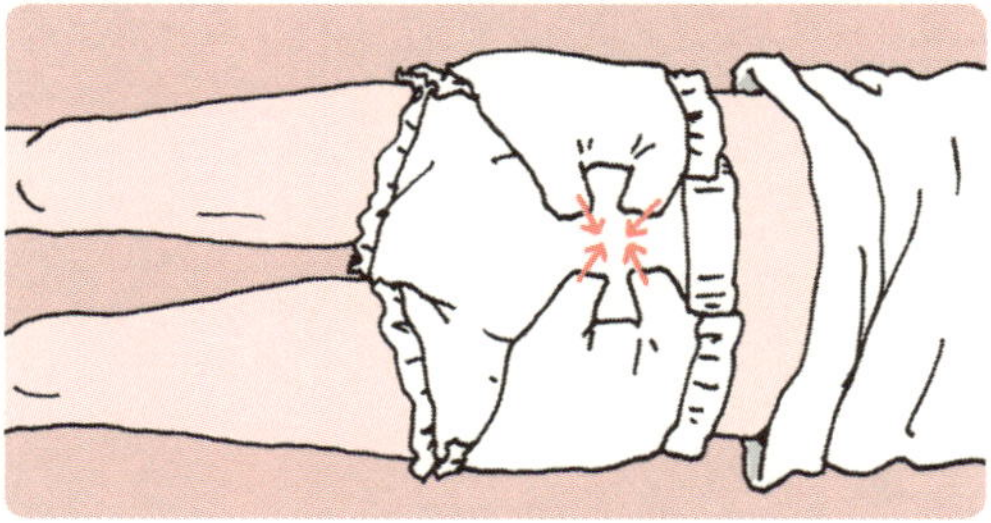

⑦テープを留める

あお向けに戻して、ウエストや足の付け根の部分を整えて、下のテープを上向きに、上のテープを下向きに留めます

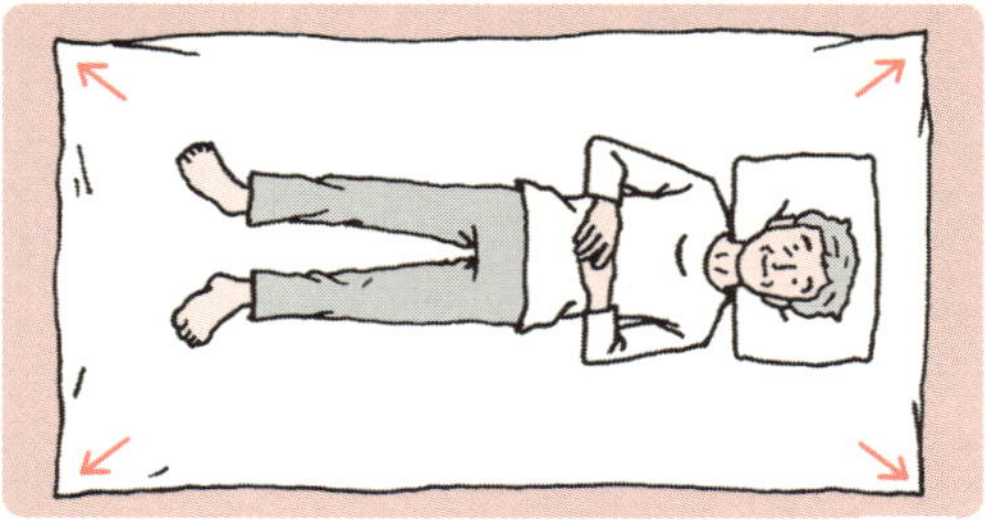

⑧シワを伸ばす

衣類やシーツのシワは床ずれの原因になるので、よく伸ばしましょう

排泄後の洗浄方法

排便のあとはふくだけでは汚れが残りやすいので、なるべく洗浄するようにしましょう。

また、陰部が不衛生になるとかぶれや尿道炎などの原因になってしまうので、排便がなかったとしても一日に一度は陰部の洗浄をしたいものです

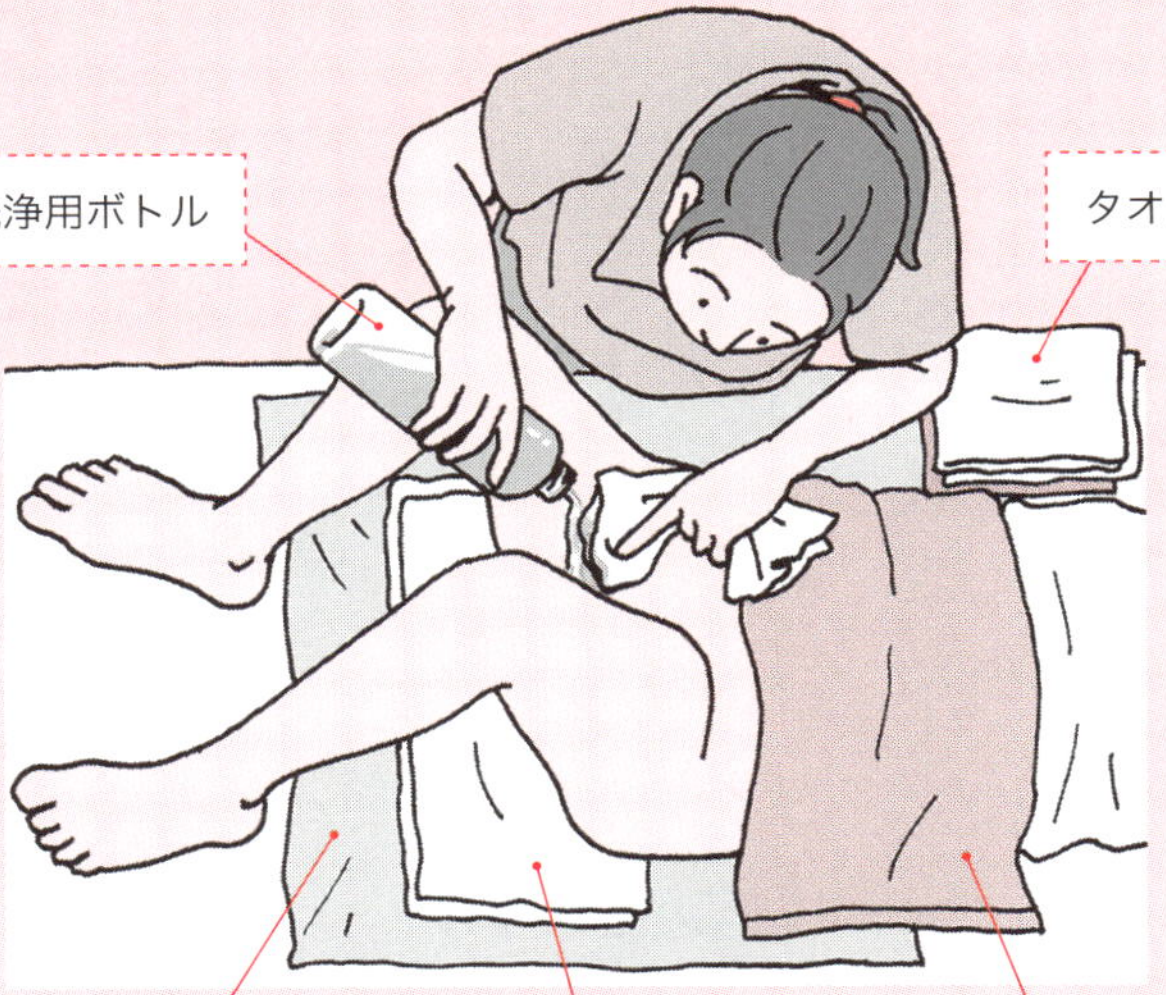

ベッドがぬれないようにあらかじめ防水対策をします。それからボトルに入れたぬるま湯を陰部にかけ、ガーゼかやわらかい布でふき洗いします。最後に乾いたタオルで十分に水分をふき取りましょう。感染症を防ぐためにも、女性の場合は前から後ろに向けて洗うことが大切です

洗浄用ボトルはわざわざ専用器を買わなくても、空いたペットボトルやマヨネーズの容器などをよく洗い、ぬるま湯を入れて使うといいでしょう。

防水対策はビニールシートや防水シートを敷いて、その上にバスタオルやフラットタイプの紙オムツをなどを置きます

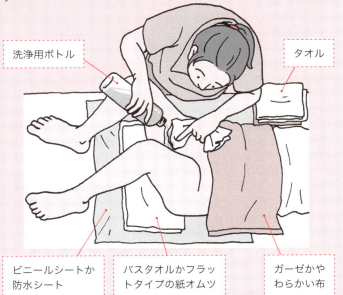

Q12

オムツで退院しました。オムツを外すにはどうしたらいいですか。（1）

オムツで退院した父についての相談です。

父は昔から威厳があり、プライドが高いタイプだったためか、女性である私や母にオムツの世話をされるのがイヤで仕方がないと言い、困っています。

すでにオムツになってしまった人を、トイレで排泄させるようにすることは可能でしょうか。また、そのためにはどうしたらいいのでしょうか。

A

病気やケガで入院したら、オムツで退院することになった、というのはよくある話です。こうなったときに、「病院の判断なのだから、もうトイレに行くのは無理だろう」と考えてしまう人もいます。たしかに下半身マヒや四肢マヒなどの障害が原因で尿意や便意、皮膚の感覚がまったくなくなってしまった場合は、トイレで自力排泄するのは難しいでしょう。しかし**多くの場合、本人の意志と介護者の協力があれば、自力排泄に切り替えることができるはずです。**

というのも、病院はあくまで治療をする場所であり、看護師は非常に忙しいので、入院中は自宅

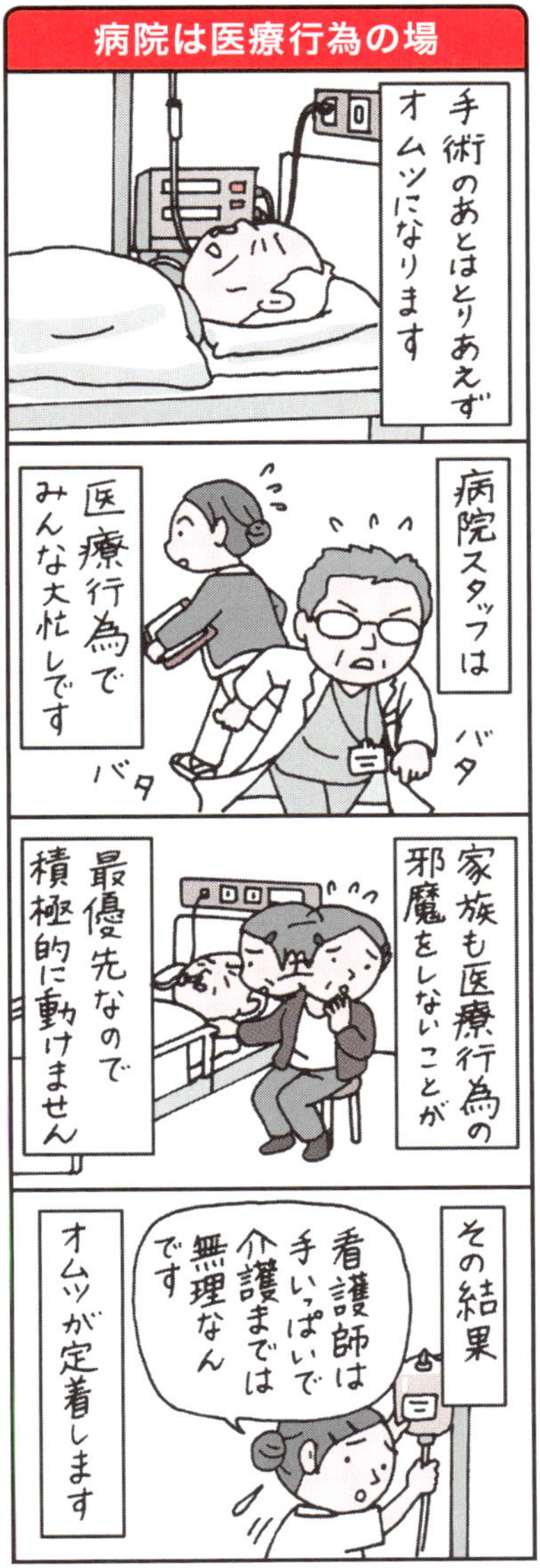
病院は医療行為の場
手術のあとはとりあえずオムツになります
病院スタッフは
医療行為でみんな大忙しです
バタ
バタ
家族も医療行為の邪魔をしないことが
最優先なので積極的に動けません
その結果
看護師は手いっぱいで介護までは無理なんです
オムツが定着します

介護よりも介護力が不足しています。その結果、**本来はトイレで自力排泄できる人も、入院中はオムツになってしまいがちなのです。**そしてオムツを使い続けたことが原因で尿意や便意、皮膚感覚を喪失していて、退院する頃には「とてもトイレで排泄なんて無理だろう」という状態になってしまいます。

しかしこういう場合は、**障害が原因ではなくオムツを当て続けたことが原因でオムツをしているだけですから、適切な排泄ケアを行えば自力排泄を取り戻すことができるのです。**

ここではオムツの依存度を低くしていく道のりについて見ていきましょう。

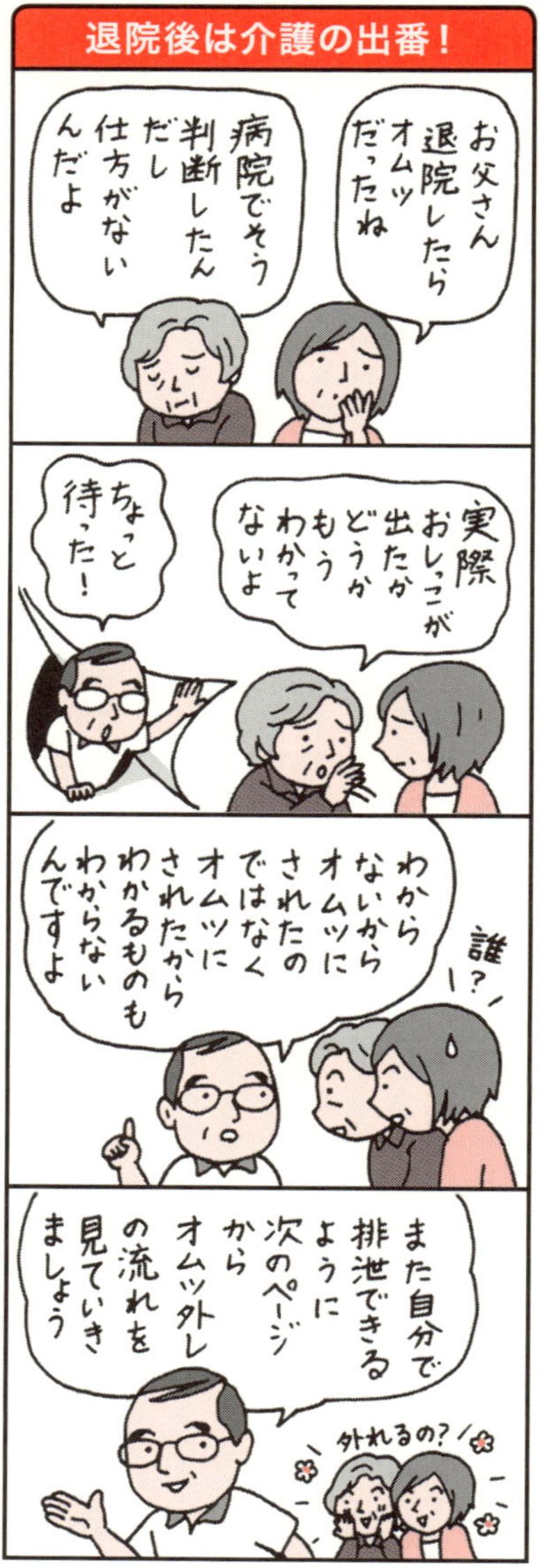
退院後は介護の出番！
お父さん退院したらオムツだったね
病院でそう判断したんだし仕方がないんだよ
実際おしっこが出たかどうかもうわかってないよ
ちょっと待った！
わからないからオムツにされたのではなくオムツにされたからわかるものもわからないんですよ
誰！？
また自分で排泄できるように次のページからオムツ外しの流れを見ていきましょう
外れるの？

■尿意・便意と皮膚感覚はあるか

オムツを外すに当たっては、**尿意や便意、皮膚感覚があるのかどうかが非常に重要です。**

「うちの母は認知症だから何もわからないと思います」と言う人もいますが、ちょっと待ってください。「尿意なんてないだろう」と決めつけていませんか？ **実は多くの病気や障害では尿意も便意も皮膚感覚も失われず、残っているはずなのです。** あとはそれを回復させてあげるだけなので、代表的な障害の状態と、尿意や便意、皮膚感覚の有無について見てみましょう。

尿意・便意と皮膚感覚の有無

障害の状態	尿意・便意	皮膚感覚	対応
脳卒中由来の片マヒ	○ 例外的にしかなくなりません	○ 皮膚感覚は残ります	本来であればオムツは不要な状態です。 それでも尿意や便意、皮膚感覚がないようであれば、オムツを当て続けたことが原因なので、回復させてあげましょう
深い認知症	○ うまく伝えられないだけです	○ なくなりません	
老化	○ 筋力がゆるんで漏れるだけです	○ なくなりません	
パーキンソン病	○ 間に合わないだけです	○ なくなりません	
下半身マヒ	△	×	基本的にはオムツです
四肢マヒ	△	×	
意識障害	×	×	

■尿意回復のステージ

障害の状態から見て、将来的にはトイレで排泄できそうだな、と思ったら徐々に尿意を取り戻しましょう。いきなりオムツを外すことはできませんが、段階を追いながら少しずつ進んでいけばいいのです。では、尿意が回復するまでの道のりを見てみましょう。

ステージ1：オムツがぬれているかどうかわからない

- この状態のときは、まだ皮膚感覚も、排尿感覚も尿意もありません
- まずはオムツがぬれているかどうか、その都度聞くようにしましょう

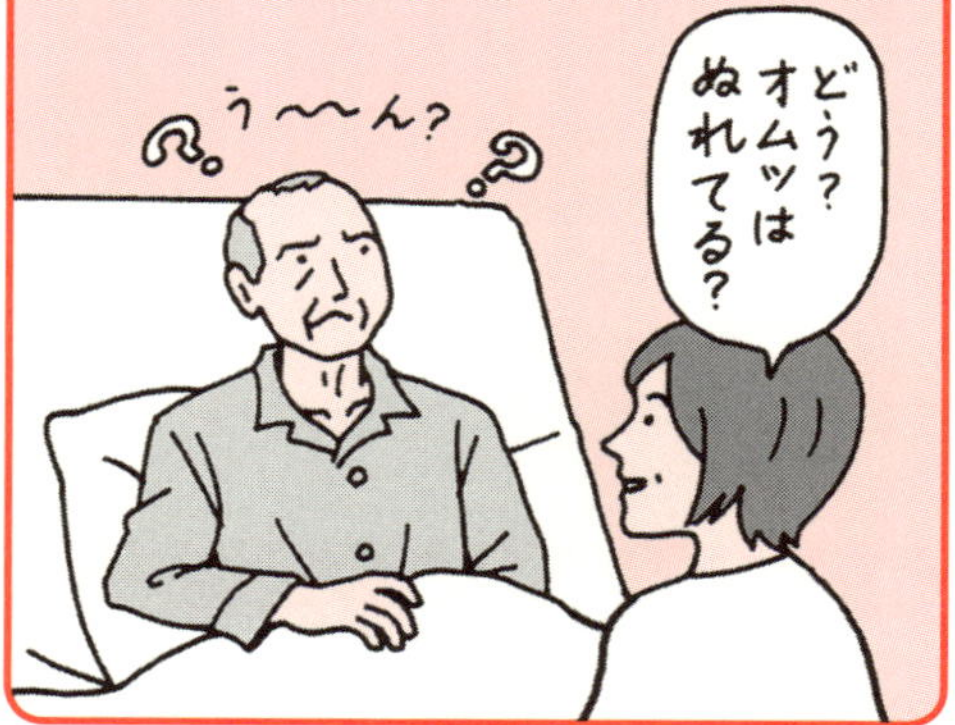
どう？オムツはぬれてる？
う〜〜ん？

- 何度も聞かれるうちにオムツの中の感覚に意識を向けるくせが付くようになります
- 続けていくと、聞けば「ぬれている」とわかるようになります

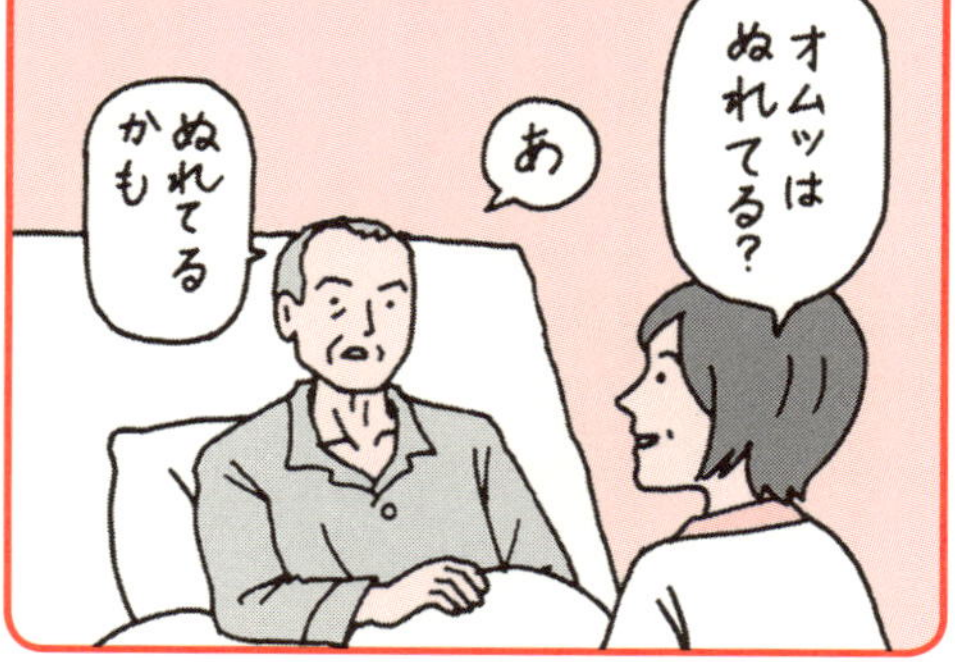
オムツはぬれてる？
あ
ぬれてるかも

ステージ2：オムツがぬれていると訴えるが、尿はすでに冷たい

- 皮膚感覚が少しずつ戻ってきた段階です。まだ鈍いので冷たさだけを感じています
- ぬれていると訴えてくれたら、ともに喜びましょう

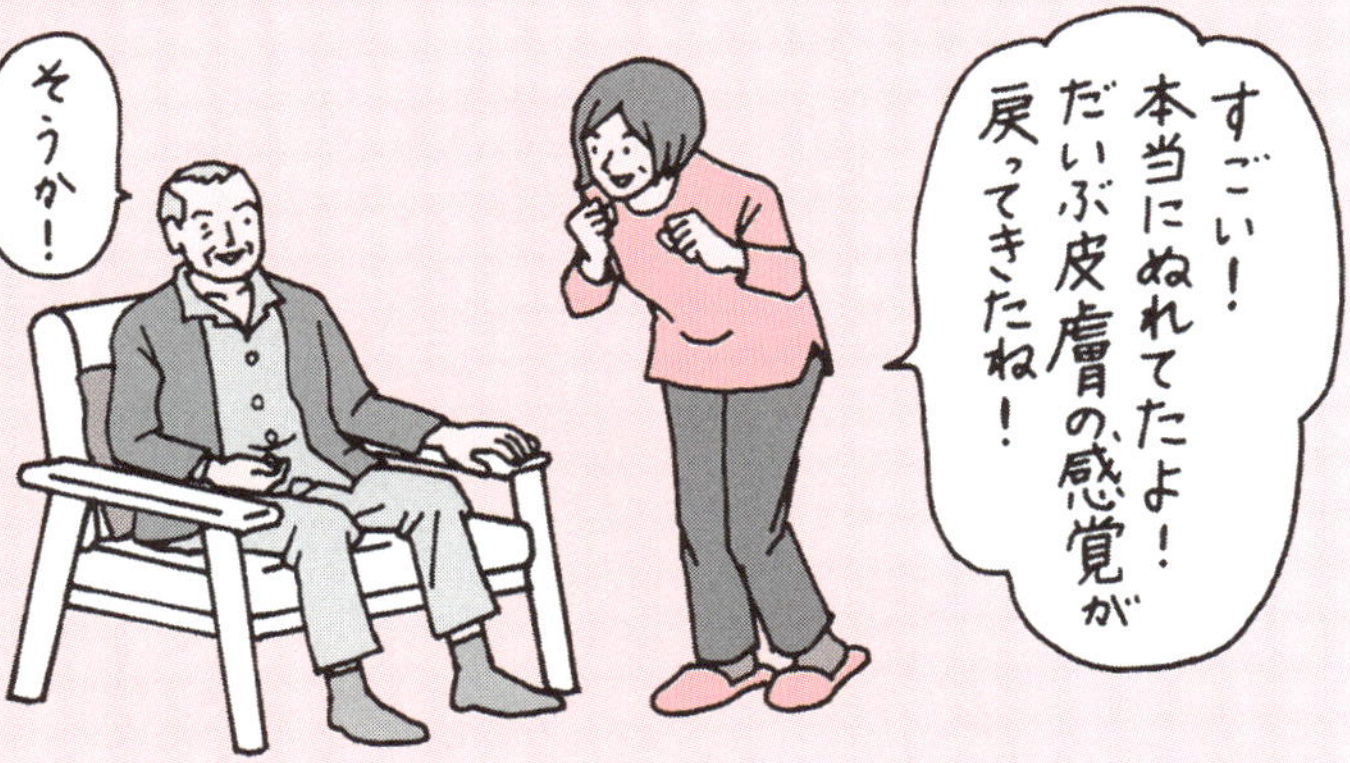

- 排尿の間隔が空いてきたら、トイレに誘導して排泄の練習をしましょう

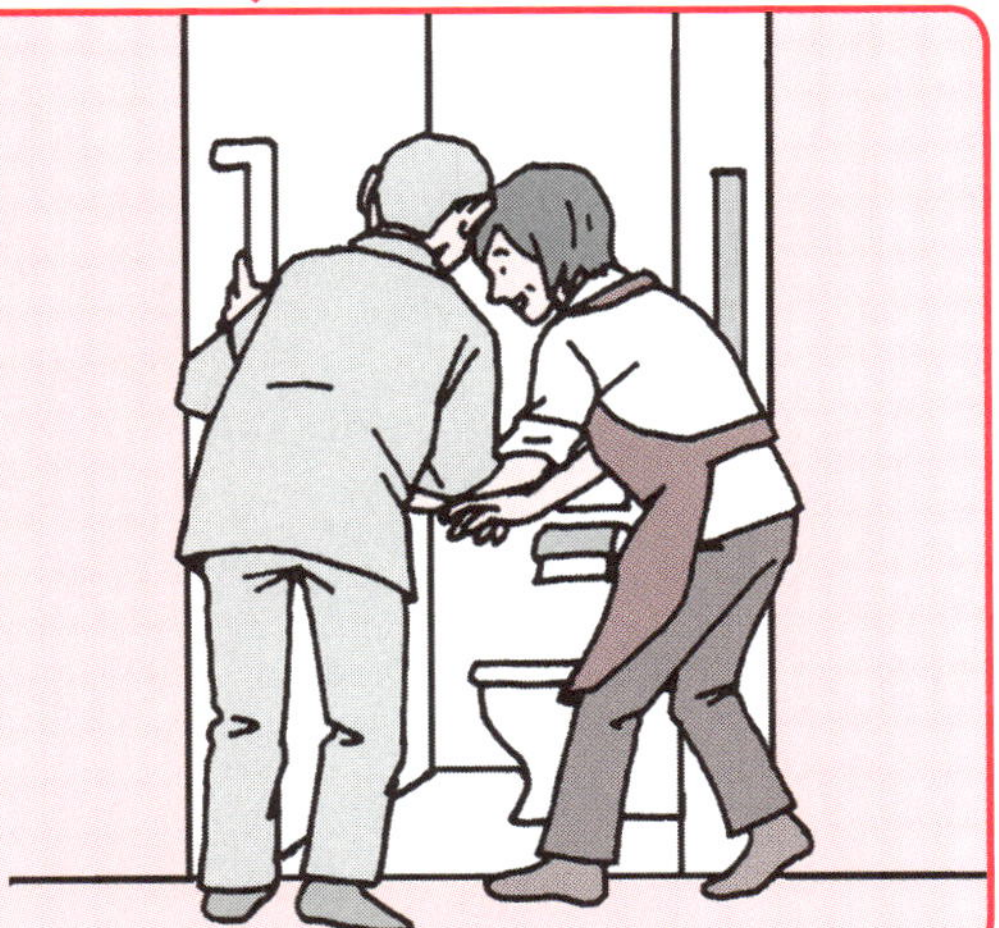

ステージ３：尿が温かいうちや、排尿中にオムツのぬれを訴える

- 皮膚感覚が戻った証拠です。ここまで来ると排尿感覚も半分は戻ってきています
- 前よりも早く気付けるようになったことを、ともに喜びましょう

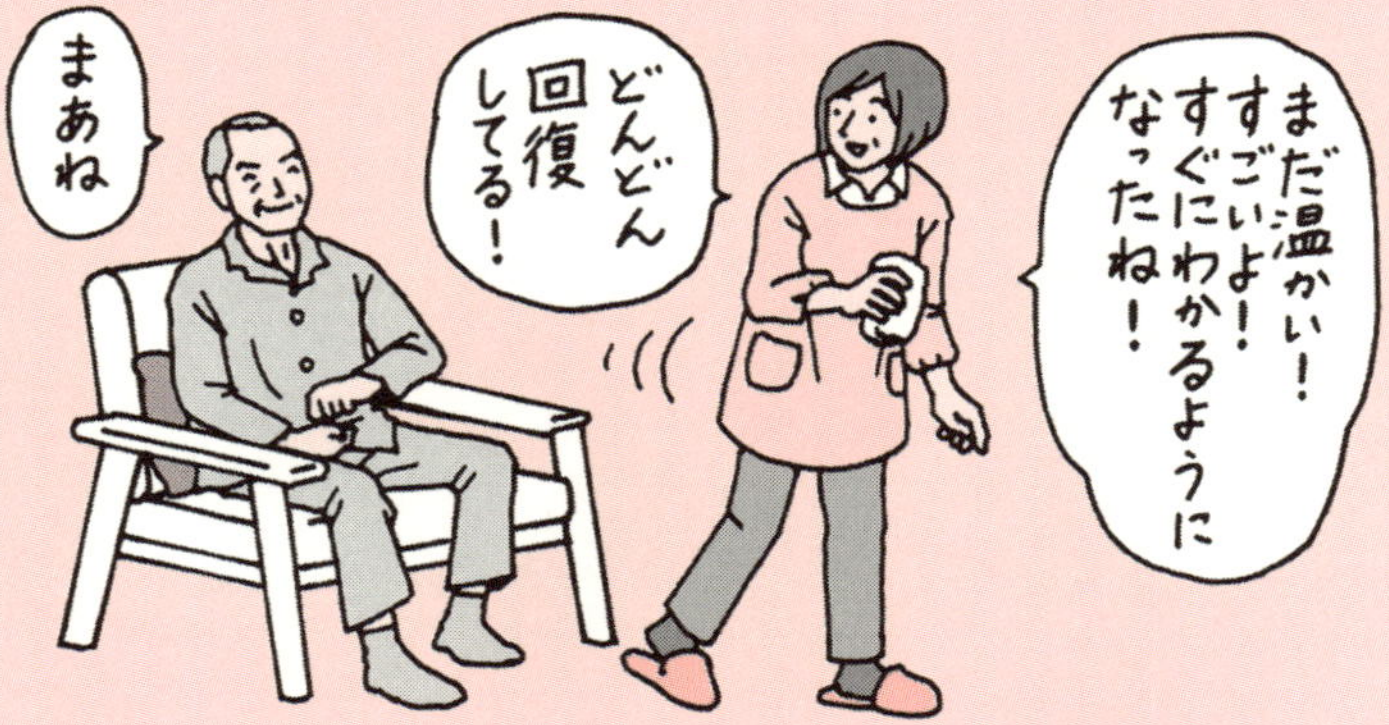
まだ温かい！
すごいよ！
すぐにわかるようになったね！
どんどん回復してる！
まあね

- 「今度は尿が出る前に教えてね」と頼みます

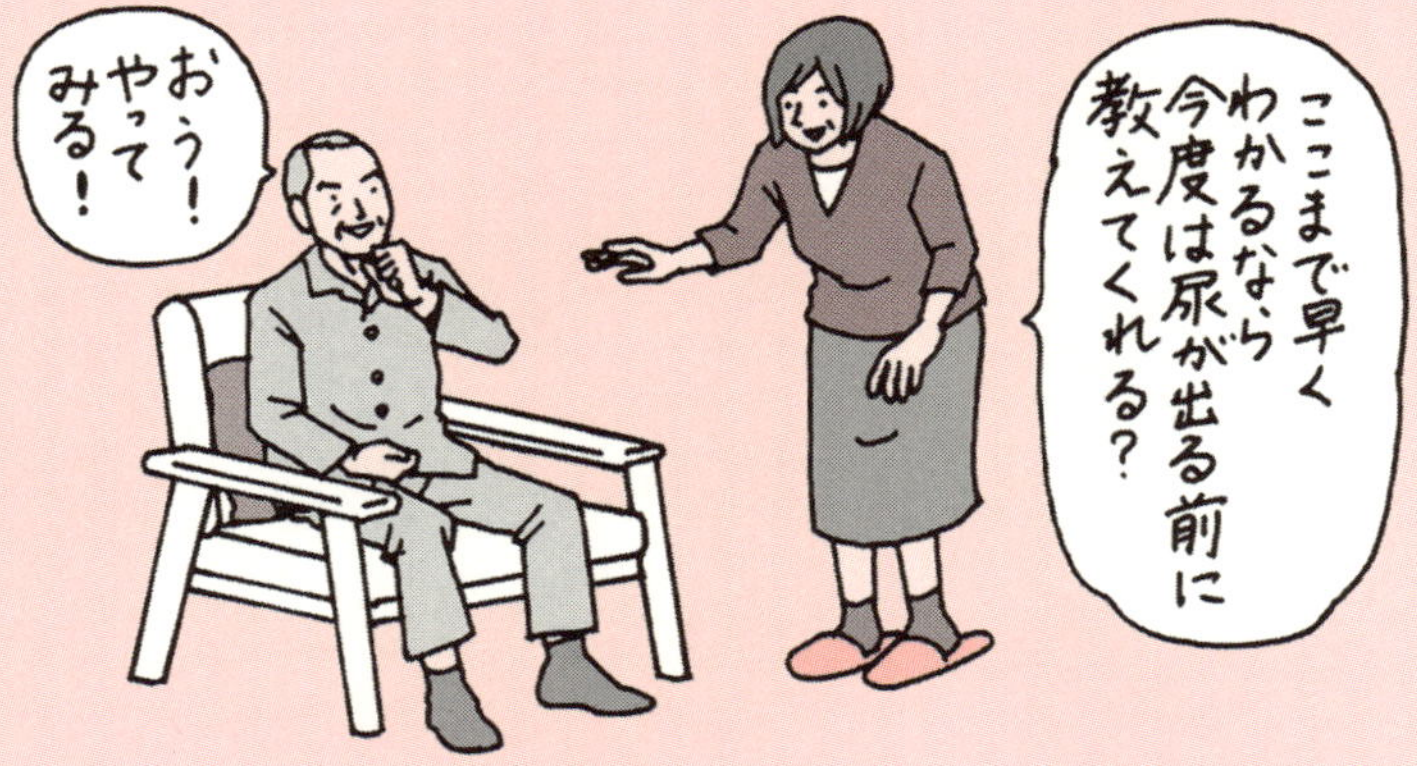

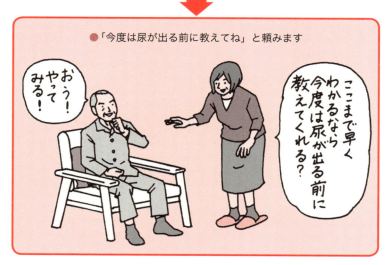

ステージ4：時々排尿の前に知らせることができる

- 皮膚感覚と排尿感覚が戻った証拠です。尿意も半分は戻ってきています
- 排尿前に訴えたらトイレ、もしくは尿器で排泄してもらいます

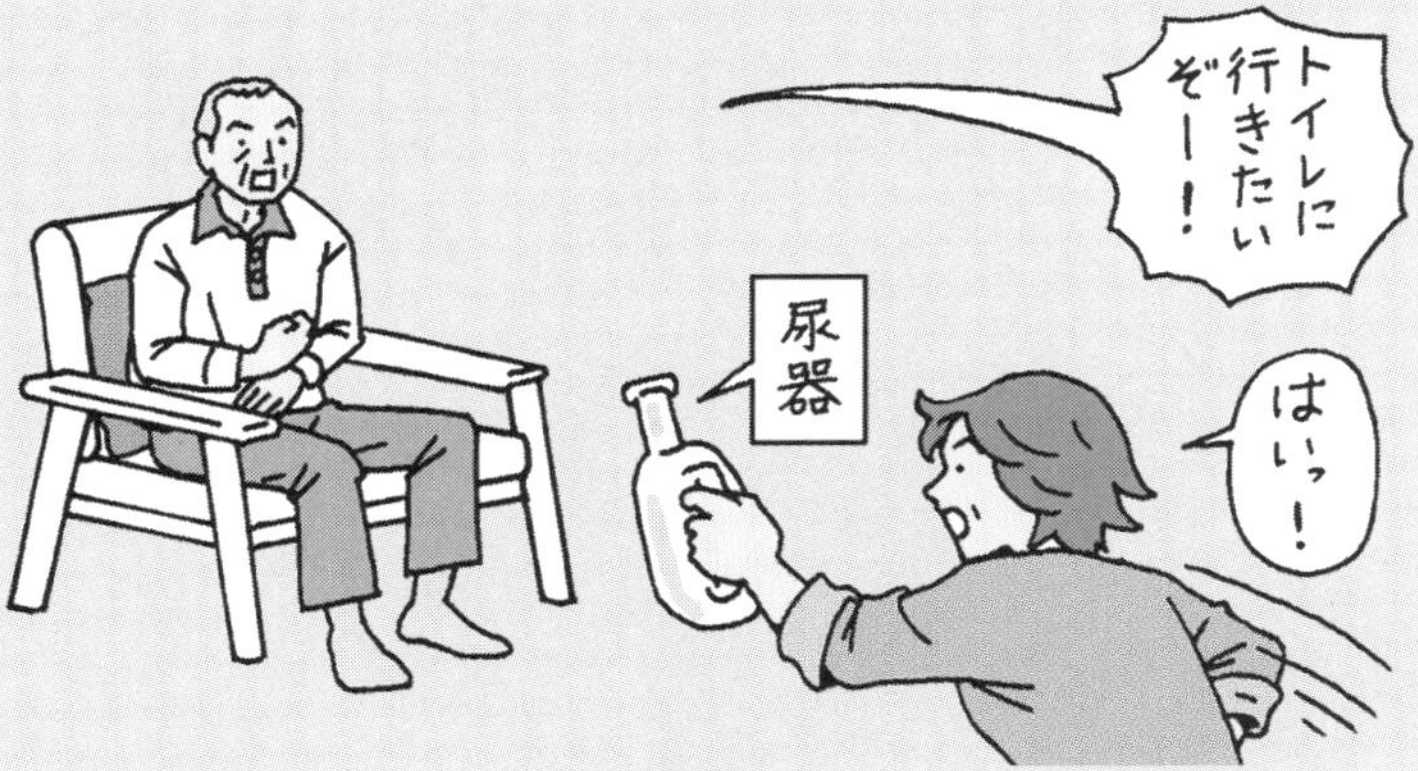

- 音を立てて排尿して、すっきりする感覚を思い出してもらうことが大切です

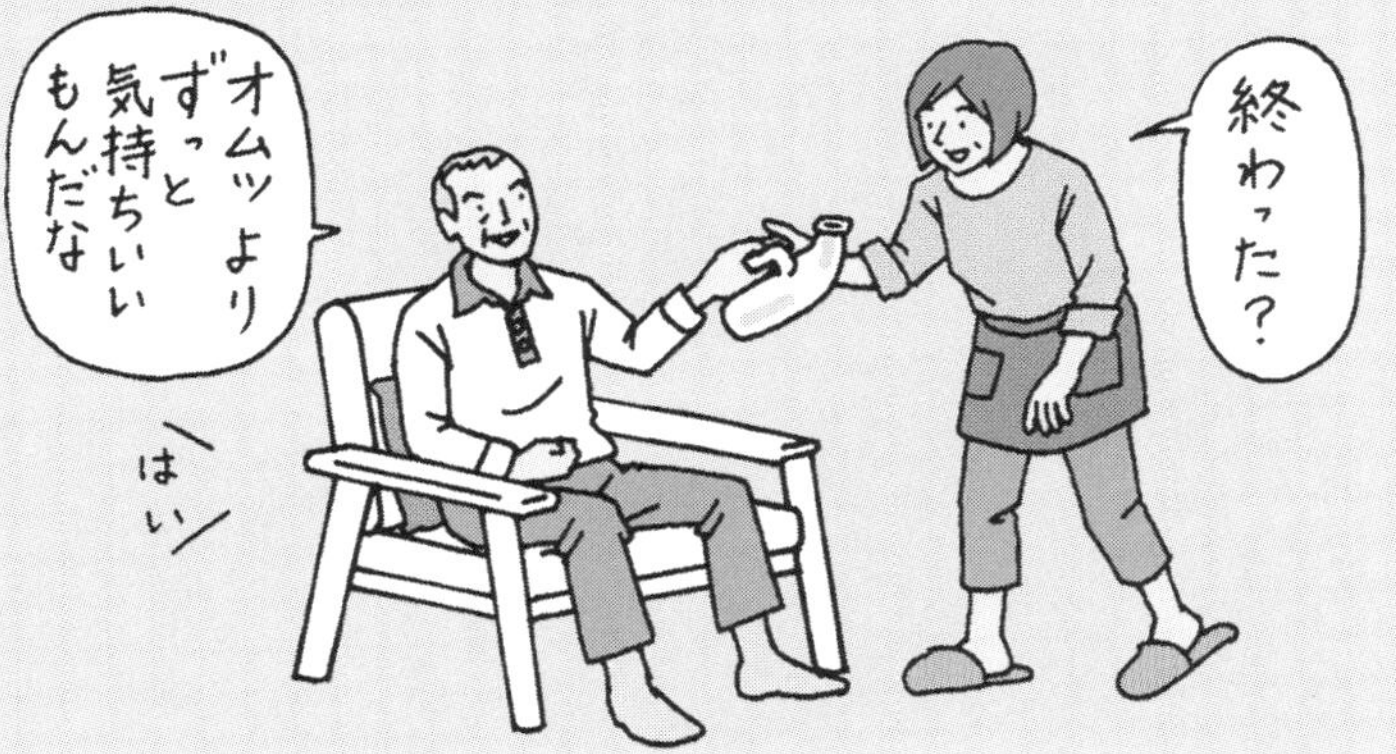

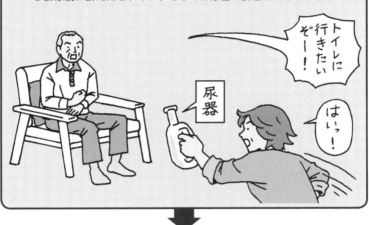

ステージ５：ほぼ排尿の前に知らせることができる

- 皮膚感覚、排尿感覚、尿意の全てが回復した証拠です
- 昼間の時間帯はオムツを外し、座れるならば失禁パンツや防水パンツなどに切り替えましょう

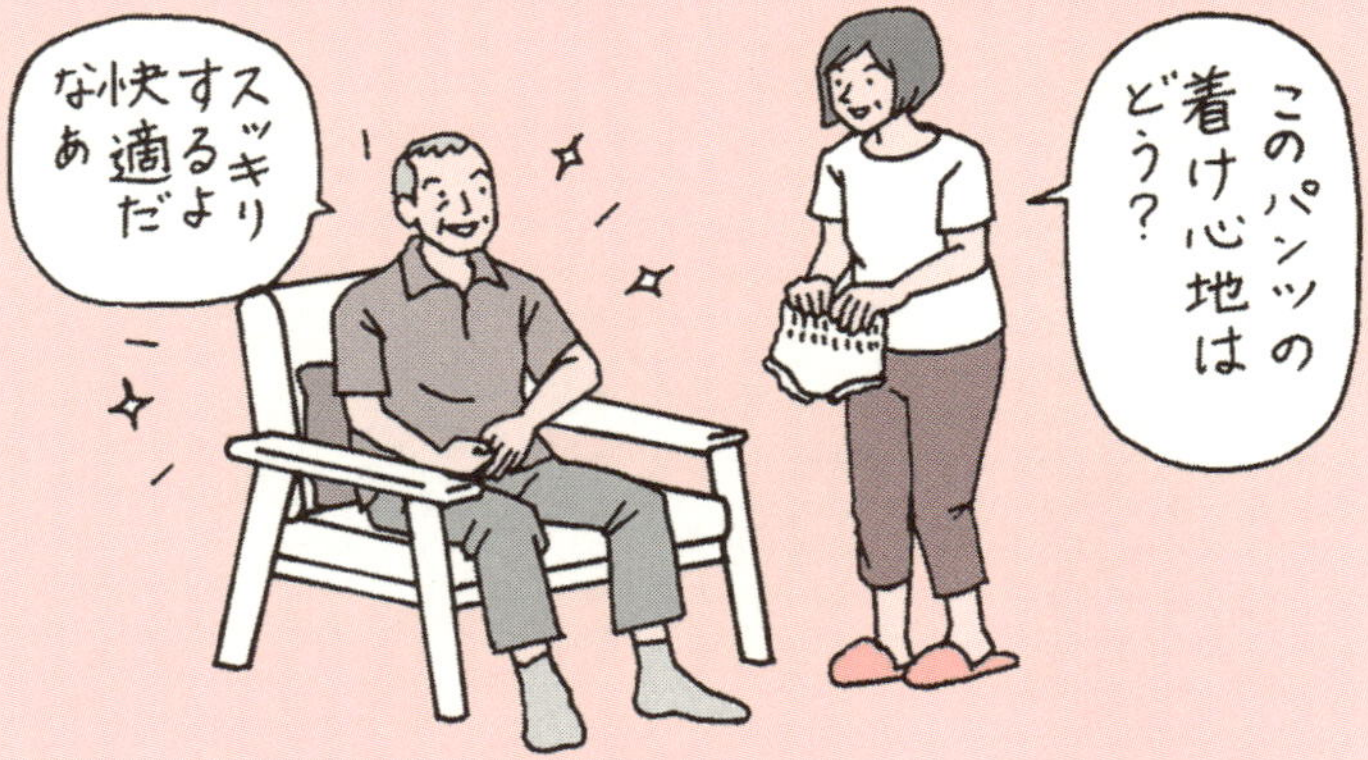
このパンツの着け心地はどう？
スッキリするよ 快適だなあ

- 排尿前に知らせることができなかったときは、その原因を考えましょう

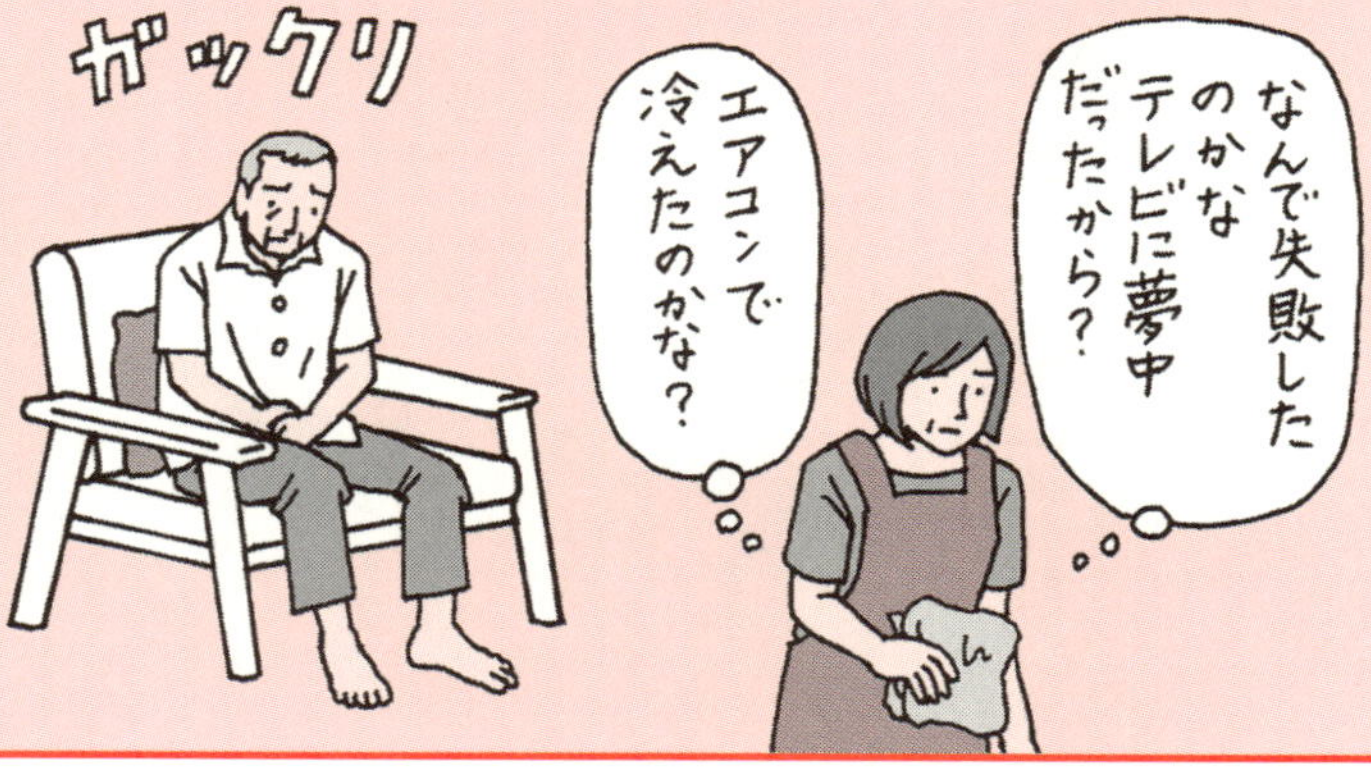
なんで失敗したのかな テレビに夢中だったから？
エアコンで冷えたのかな？
ガックリ

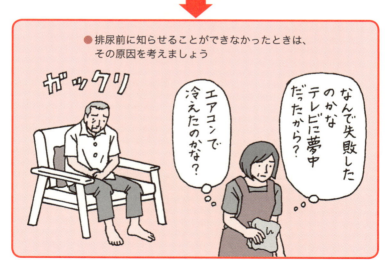

ステージ6：いつも排尿の前に知らせることができる

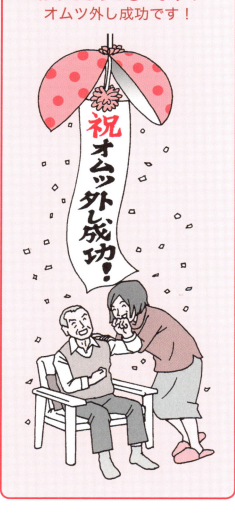

おめでとうございます！
オムツ外し成功です！

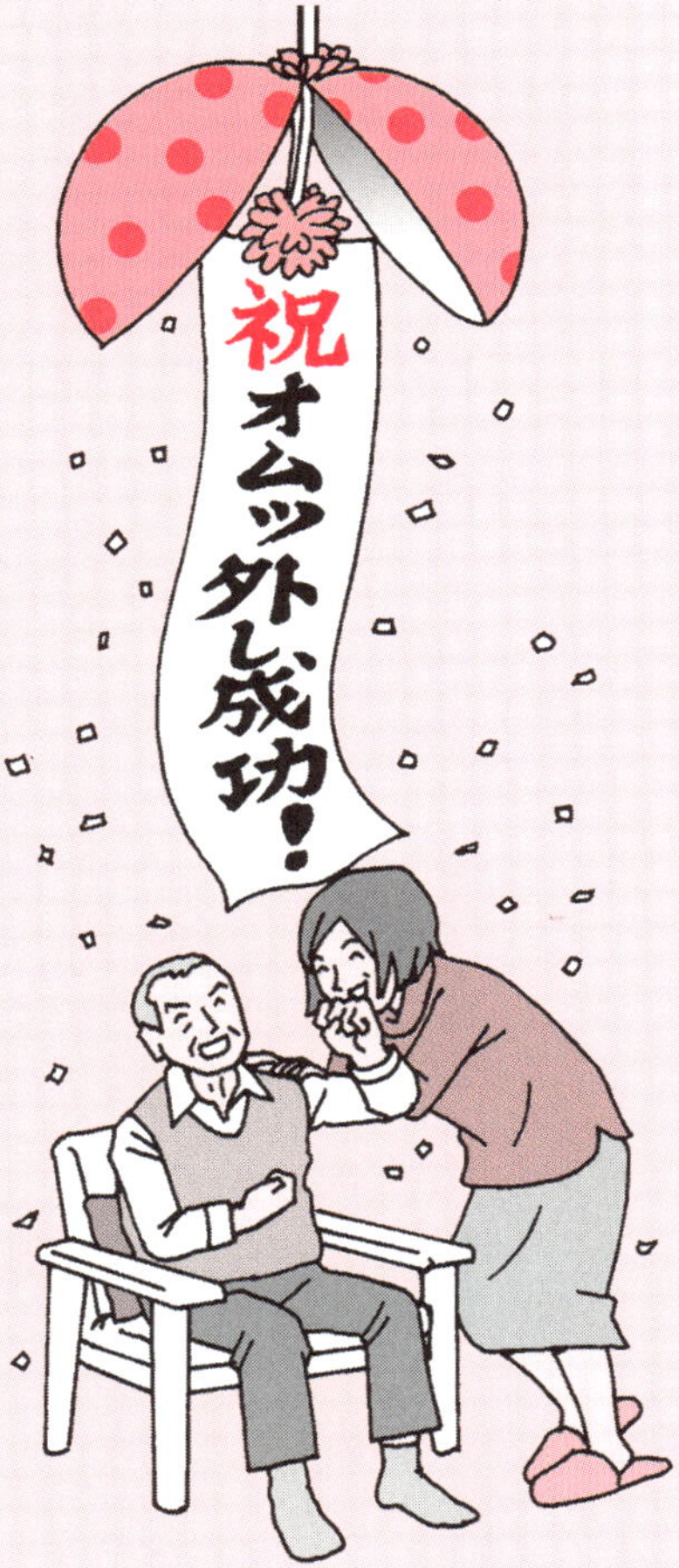

こうして、**焦らずに一歩一歩排泄感覚を取り戻していきます。**一進一退をくり返すでしょうが、ひどく深い認知症でもない限り、たいていの人はステージ6までたどり着けるはずです。

ある程度安定してきたら、毎日いつ頃にどれだけの排尿や排便があるか、一覧表にしてチェックするといいでしょう。「ここ4日も便が出ていない」「そろそろ排尿がある時間だ」などと介護者が把握できると、より排泄ケアがスムーズになります。

Q13

オムツで退院しました。オムツを外すにはどうしたらいいですか。（2）

引き続きオムツで退院した父についての相談です。

家族で協力して頑張ってきたおかげで、皮膚感覚や尿意もだいぶ戻ってきました。

しかし父は脳の病気の後遺症で片マヒがあって、手足が思うように動かせない状態です。ここからオムツを外してトイレで用を足せるようにするにはどうしたらいいのかを教えてください。

A

一度オムツになっても、皮膚感覚や尿意が戻ってきたそうで、おめでとうございます。ここまで来れば、自力排泄まであともう一歩です。ここまで回復できた本人の努力、介護者の努力と気遣いをどうぞ存分にほめ合ってくださいね。本当に素晴らしいことです。

さて、介護者の中には「ちゃんと歩けなければトイレには行けない」と考える人がたくさんいることと思います。しかし、実際は**歩けなくても立てれば車イスに乗れますから、車イスでトイレに行くことができるのです。**

片マヒがある人でも、マヒがないほうの脚を使えば立つことができます。ただし片マヒの場合はバランスがとりにくいので、手すり

立ち上がることができるかを見分ける目安

①ベッドの上で両ひざを立ててもらう
（片マヒの人は動くほうのひざだけでOK）
②「お尻を上げて」と指示する

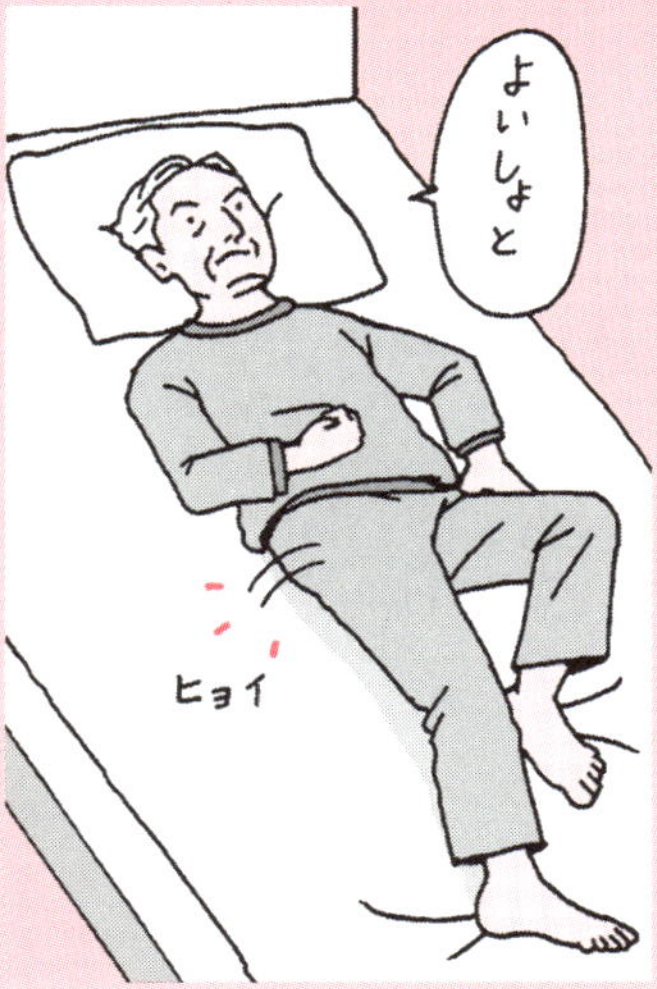

これでお尻が上がる人は立ち上がれます。
次の頁を参考に、起き上がる練習から始めましょう

これでほとんどお尻が上がらない人は介助が必要です。
第１章のＱ３を参考にして介助しましょう

などの補助道具を上手に使うことが大切です。そうした補助道具は必要になりますが、片マヒで**あっても立てれば車イスに乗ってトイレに行くことができます。**

しかし、廊下が広いお宅であれば問題ありませんが、施設と違って家庭は車イスで頻繁に移動するのが難しいものです。

そこでいきなりトイレに行こうと思わず、まずはベッド周りでの排泄の自立を目指して、環境を整えましょう。左のイラストは、マヒのないお年寄りがベッドから起き上がる方法です。マヒがあるお年寄りは、動くほうの手でにぎって起きる介助バーを設置しましょう。

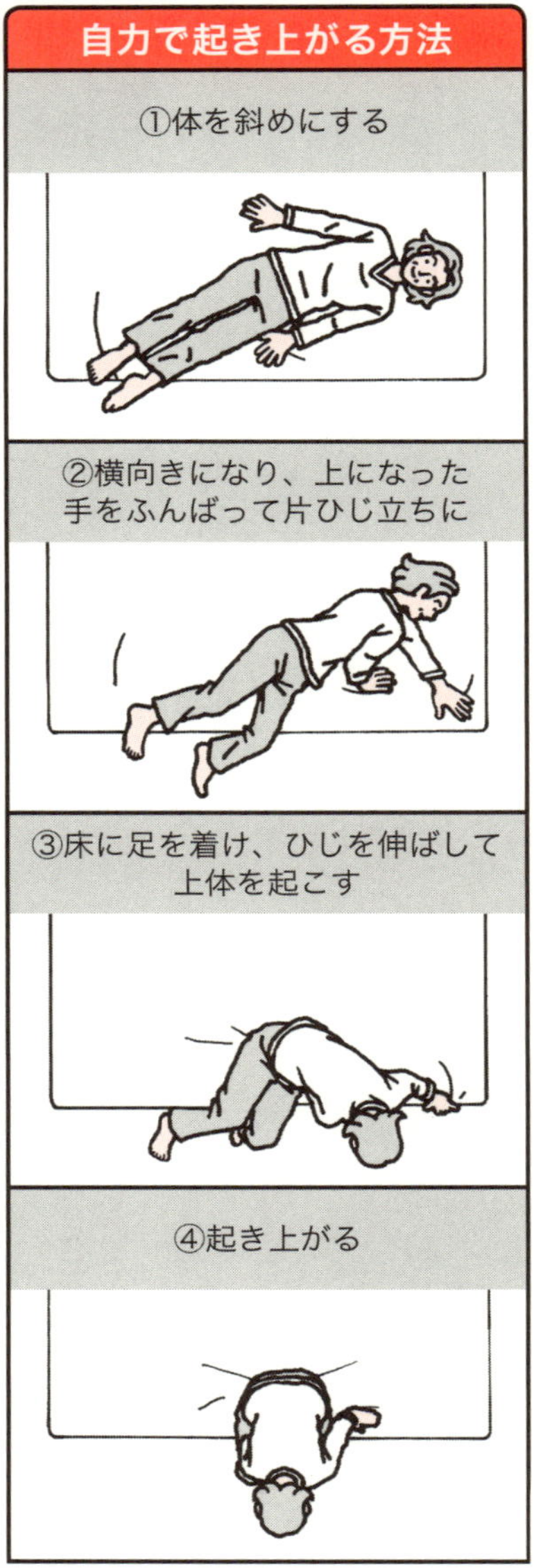
自力で起き上がる方法
①体を斜めにする
②横向きになり、上になった手をふんばって片ひじ立ちに
③床に足を着け、ひじを伸ばして上体を起こす
④起き上がる

■オムツを外す環境づくり

下の図は「オムツを外す3点セット」と呼ばれています。施設で取り入れられると、みるみる利用者のオムツが外れていったという優れものです。

(ポイント1:介助バーを設置する)

手すりを壁に取り付けるのは工事などが発生して大変です。しかし、介助バーならベッドに固定するだけなので、簡単に取り付けられます。**この介助バーがあれば、わざわざ介護者を呼びつけなくても自力でポータブルトイレに移乗することができるのです。**

(ポイント2:ほどよい高さに調節されたベッド)

ベッドは高すぎると、体が思うように動かない人にとっては怖くて足が降ろせません。逆に低すぎると足に

オムツを外す3点セット

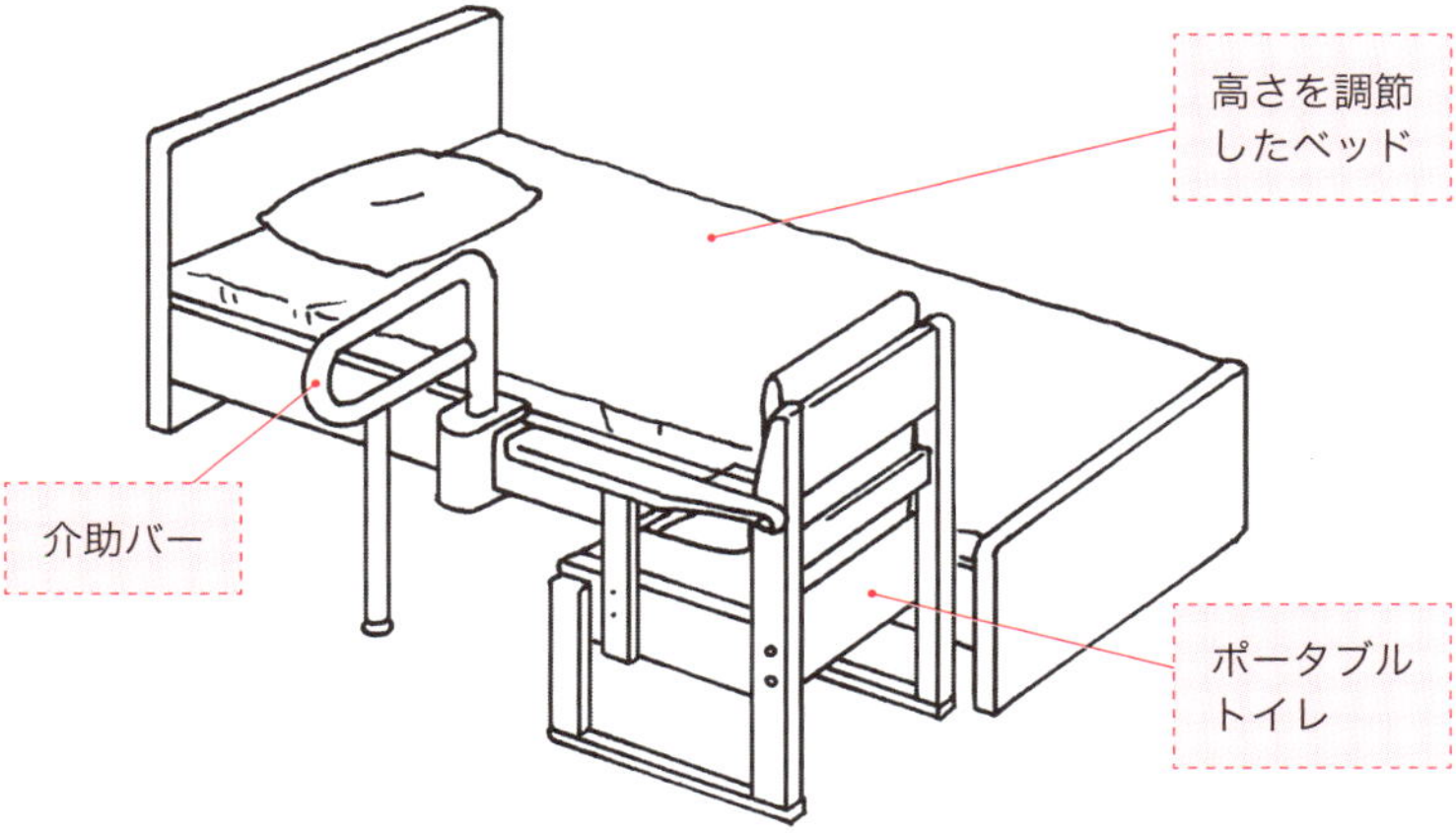

力が入りにくく立ち上がりにくいので、その人の身長や脚の長さ、筋力などを考慮して、**立ち上がりやすい高さに調節しておくことが大切です。**

（ポイント3：ポータブルトイレ）

ポータブルトイレはベッドにくっつけるように設置しましょう。このときにベッド側のひじかけを外しておくと、移乗しやすくなって便利です。移乗を楽にするためにも、なるべく**ベッドの高さと同じくらいの高さのものを選ぶようにしましょう。**

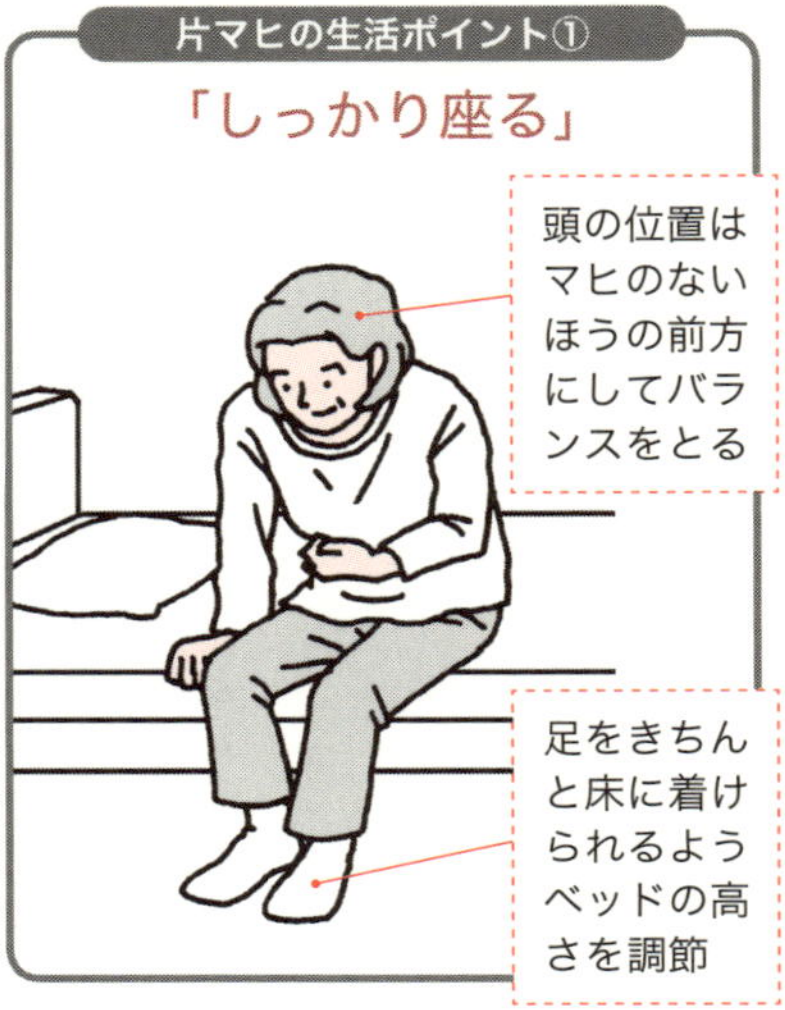
片マヒの生活ポイント①
「しっかり座る」
頭の位置はマヒのないほうの前方にしてバランスをとる
足をきちんと床に着けられるようベッドの高さを調節

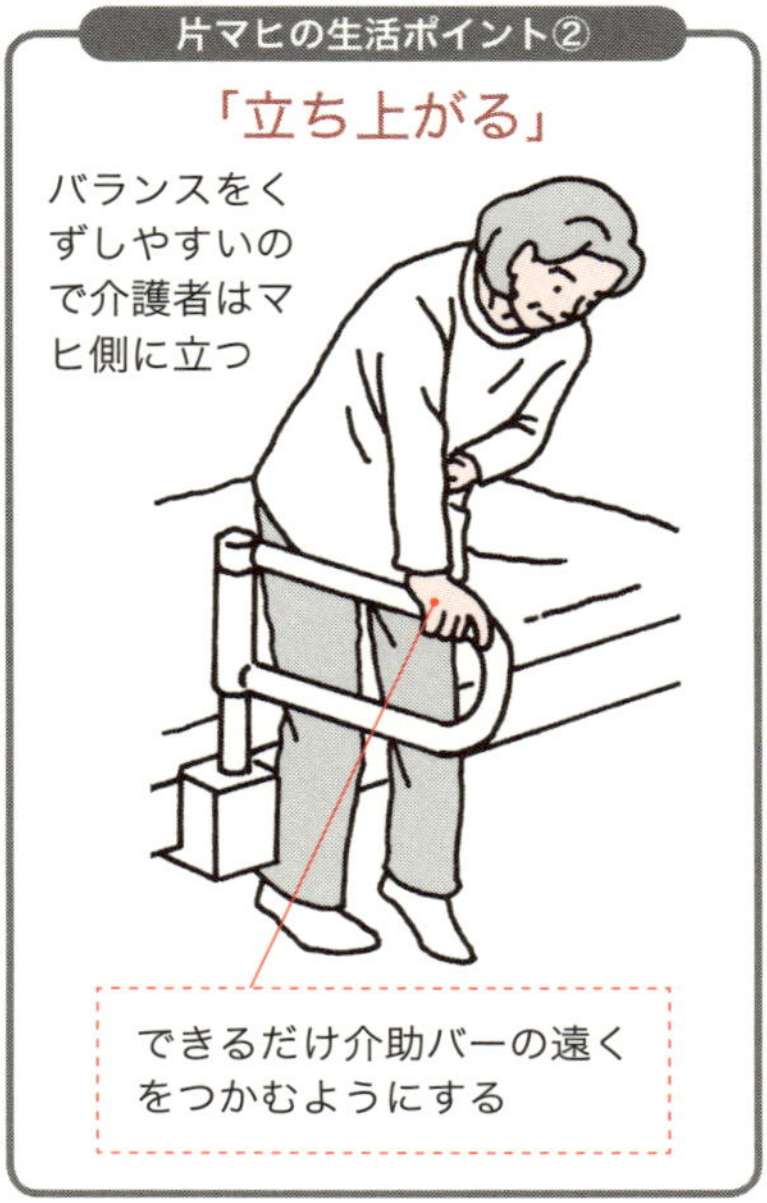
片マヒの生活ポイント②
「立ち上がる」
バランスをくずしやすいので介護者はマヒ側に立つ
できるだけ介助バーの遠くをつかむようにする

■ポータブルトイレへの移乗

では、「オムツを外す3点セット」を使って、実際にポータブルトイレに移乗する方法を見てみましょう。**これができるようになれば、いよいよ排泄の自立です！**

この方法は車イスからトイレへの移乗にも応用できますので、ぜひ参考にしてください。

ポータブルトイレへの移乗

①起き上がる

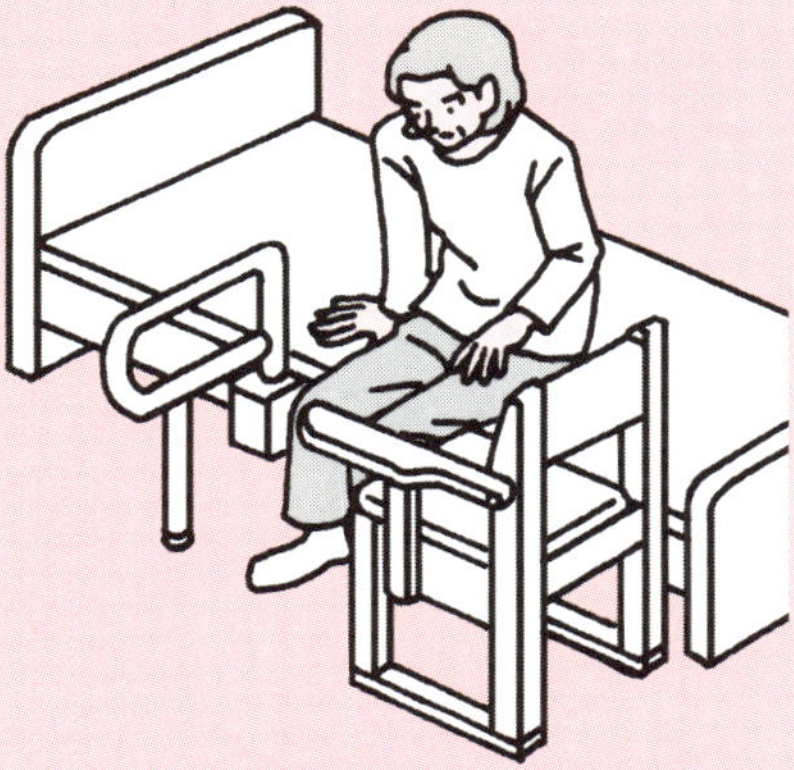

ベッドの上で起き上がり、床に足を着けて座ります。座ったままズボンと下着をずらし、お尻を半分出しておくとあとが楽です

②介助バーをつかむ

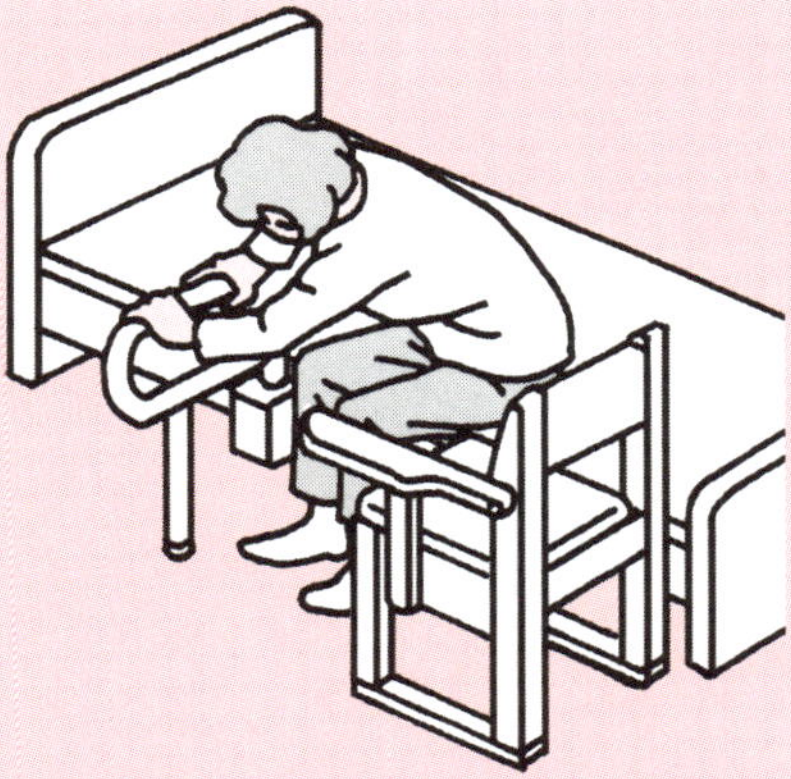

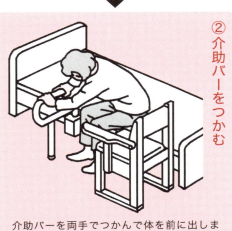

介助バーを両手でつかんで体を前に出します。介助バーが手に入らない場合は、ほどよい高さの台や椅子で代用してもいいでしょう

次頁へ続く

前頁からの続き

③台座を上げる

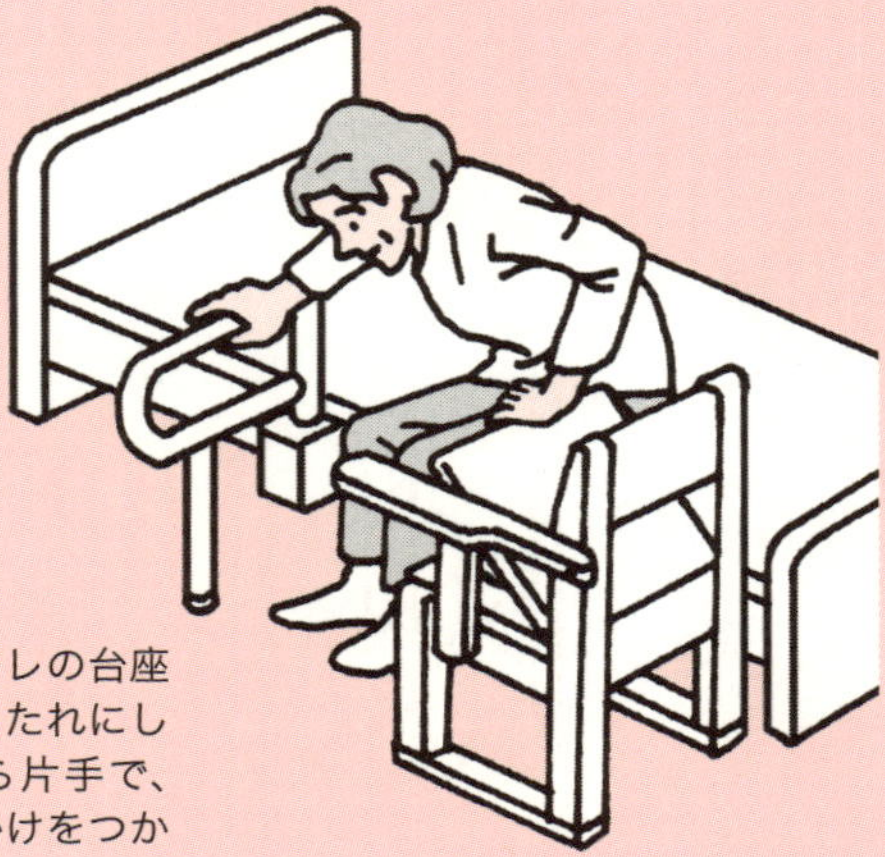

ポータブルトイレの台座を上げて、背もたれにします。それから片手で、遠い側のひじかけをつかみます

④両手で体を支える

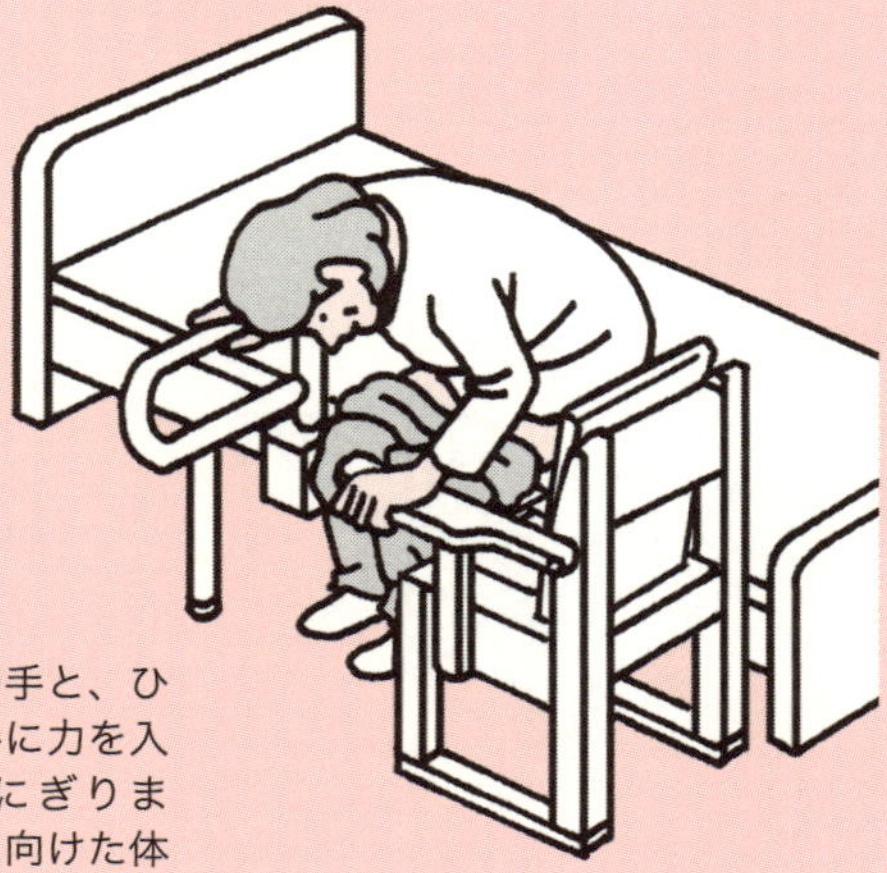

介助バーを持つ手と、ひじかけを持つ手に力を入れてしっかりにぎります。次の移動に向けた体勢づくりです

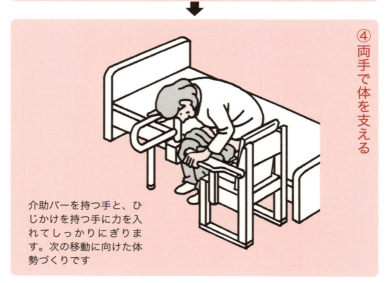

⑤お尻を移す

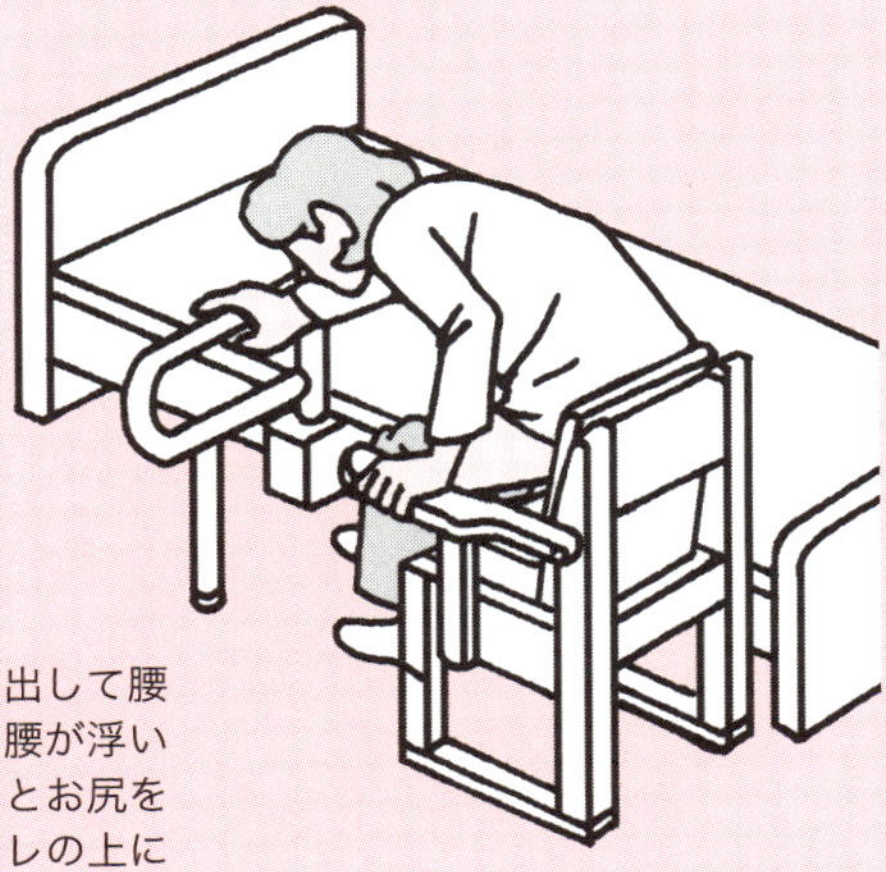

頭を脚より前に出して腰を浮かせます。腰が浮いたら、ゆっくりとお尻をポータブルトイレの上に移動させます

⑥腰かける

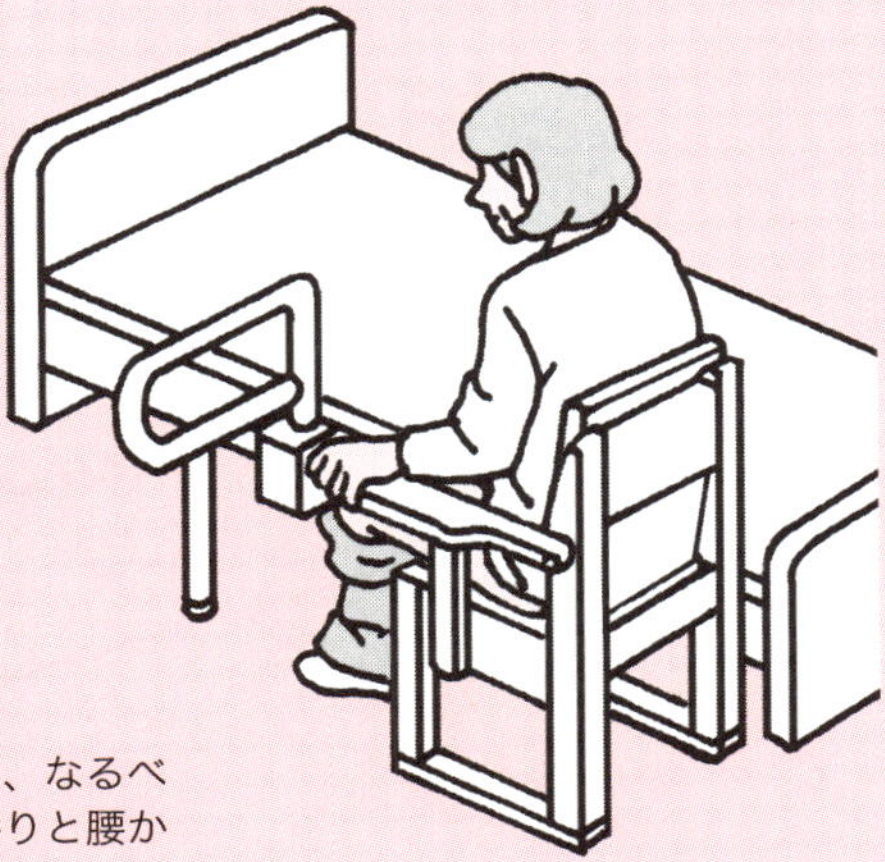

座り直しながら、なるべく深く、しっかりと腰かけます

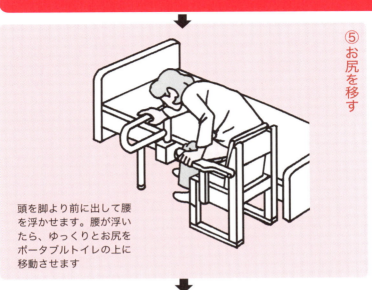

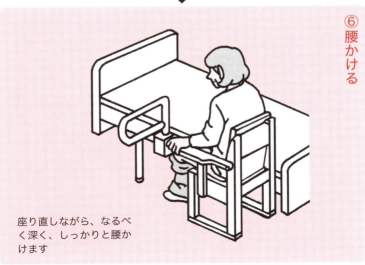

理想的なポータブルトイレと正しい座り方

オムツに頼らずに自力排泄を心がける介護において、ポータブルトイレは非常に重宝します。しかし、体に合わないポータブルトイレを選んでしまったことで、使いづらくて自力排泄を諦めてしまうことがないように、**使いやすいポータブルトイレを選ぶことが大切です。**

また、一日でも長く自力排泄を継続できるように、日頃から「正しい座り方」を心がけて生活しましょう。寄りかかって座ることに慣れてしまうと、筋力は衰える一方です。

理想的なポータブルトイレ

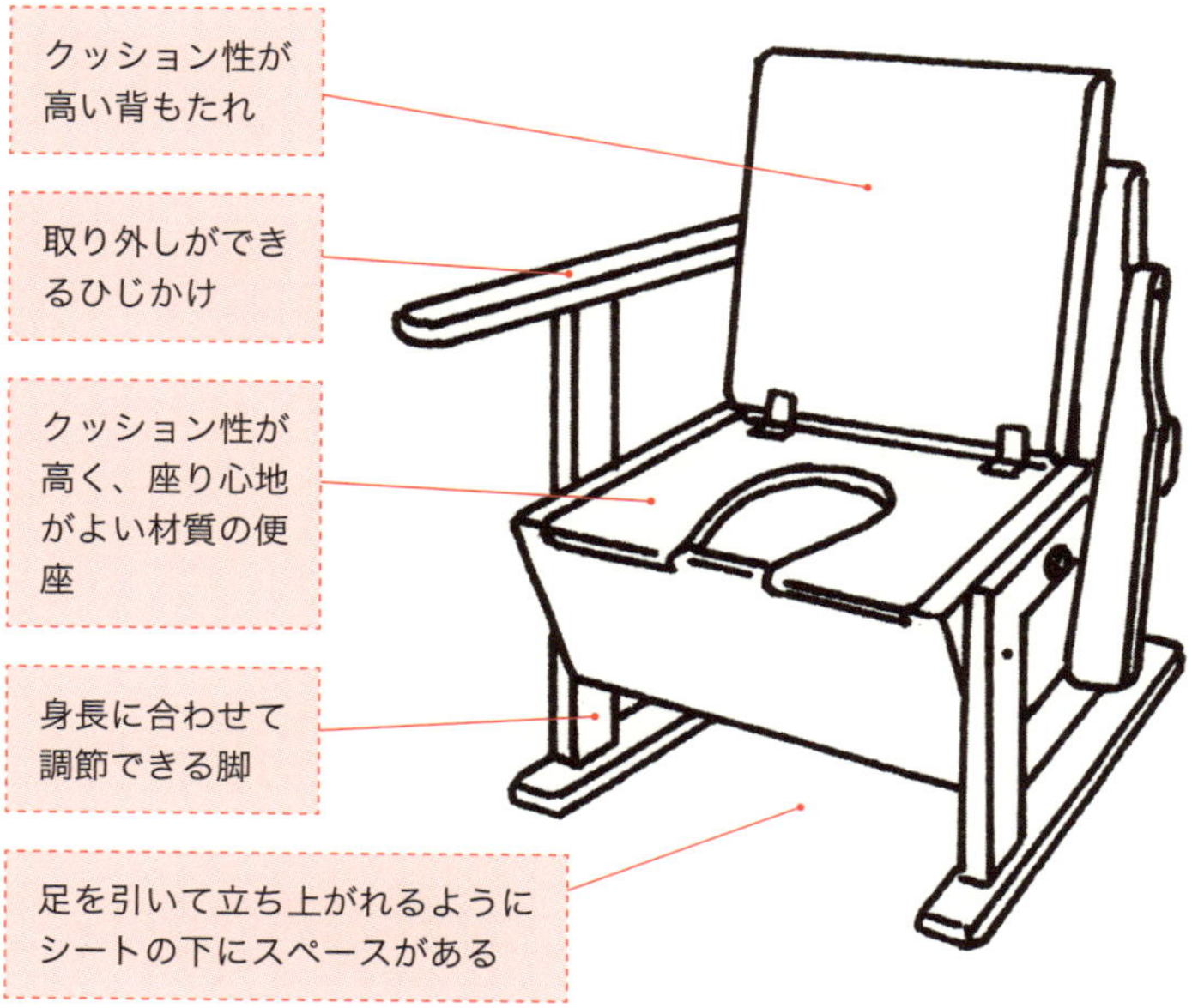

クッション性が高い背もたれ
取り外しができるひじかけ
クッション性が高く、座り心地がよい材質の便座
身長に合わせて調節できる脚
足を引いて立ち上がれるようにシートの下にスペースがある

正しい座り方　～この座り方を目指そう～

これだけで立派な
リハビリになります

背もたれに寄りかからない状態で座る

もたれかかっていると筋力はどんどん衰えます。
背中に何もない状態で座ることがもっとも大切で、最後まで守るべき目標です

坐骨の上に座る

姿勢が悪くなると骨盤が後ろに倒れこみ、腰の上に座る形になってしまいます。
しっかり骨盤を立てて、坐骨の上に座るのが正しい座り方です

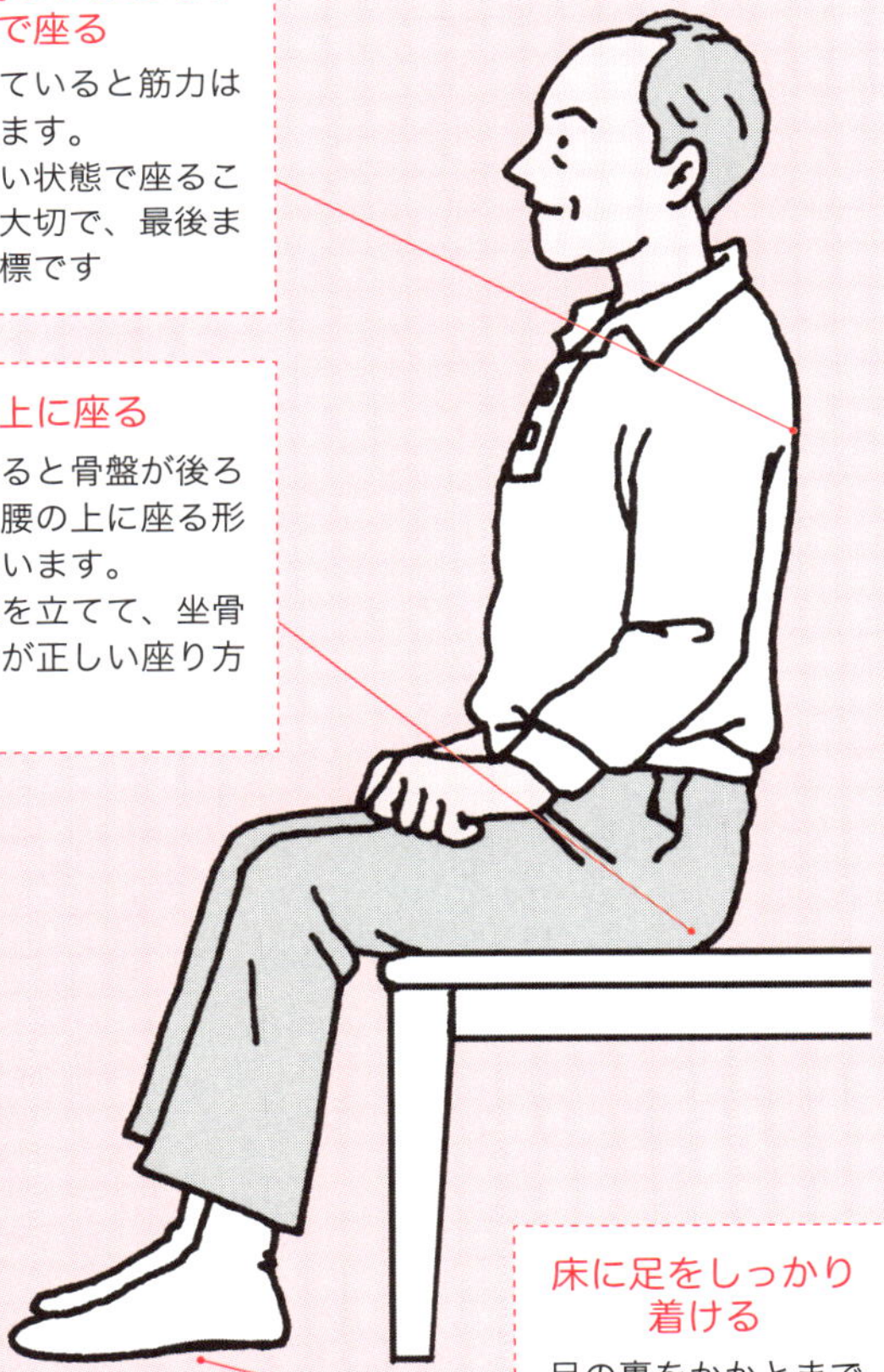

床に足をしっかり着ける

足の裏をかかとまで全部床に着けて座りましょう

コラム③ 「オムツ外し」を始めたきっかけ

私は「オムツ外し学会」の呼びかけ人です。学会といっても堅苦しいものではなく、誰でも参加できる介護の研修会です。

かつて私が勤めていた特別養護老人ホームには、病院から、これ以上よくなりませんと言われた人たちが入所してきました。そのほぼ全員がオムツを使用していました。

医者や看護師といった専門家がそろっている病院からオムツでやってきた人を、私たちシロウトの介護職が外せるなんて思ってもみませんでした。なにしろ入所してきた人たちは、尿意や便意はもちろん、オムツがぬれていることさえわからないようでした。

あるとき、日常生活が自立していたトクノさん(76歳)が検査のために入院しました。私の車の助手席に乗って、歩いて病室に入りました。

1週間後に迎えに行くとオムツを当てられ、車イスを使わねばならなくなっていました。「オムツぬれてる?」と尋ねても、「わからん」。でも、オムツはビショビショでした。

病院では、歩いてトイレに行くのが不安定だからとオムツにされたそうです。トイレかオムツかという二者択一の方法しかないのです。

私は思いました。これまで入所してきた人たちも、尿意や便意がないからやむなくオムツになったのではなくて、オムツを当てられたために尿意や便意、さらに皮膚感覚すらなくなってしまったのだと。それなら、介護を変えれば感覚は戻り、オムツは外れるはずです。そこで介護関係者に呼びかけてつくったのが「オムツ外し学会」です。

今では在宅からも「オムツが外れた」という報告が届くようになりました。

第4章 入浴の介助Q＆A

Q14

退院前にお風呂のリフォームをします。何に気を付ければいいですか。

くも膜下出血で倒れて手術を受けた父に、退院の目途が立ってきました。父が退院できたら、今後は母と、近距離別居の娘である私の2人が中心になって介護をする予定です。

今回母と話し合って、お風呂が大好きな父のために、介護がしやすいようにお風呂のリフォームをすることにしました。

お風呂のリフォームをする際には、どのような点に気を付けたらいいのでしょうか。

A

お父様が自宅に戻ってこられるということで、おめでとうございます。お風呂好きのお父様ということなので、元気だった頃と同じような、気持ちのいい入浴を是非とも保障してあげたいものですね。

そのためにリフォームを考えているとのことですが、最近は介護用のお風呂もさまざまな商品が出ています。そんな中で、本当にお父様の身体機能を維持しながら、安全に入れるお風呂とはいったいどのようなお風呂なのでしょうか。

「介護に適したお風呂」などとうたっていても、実際はお年寄りにとって危険なお風呂もたくさんあります。「むしろ今まで使っていた家庭浴槽のほうがお年寄りの体に合っていた」などということになっては本末転倒です。実際の介護を念頭に置きながらお風呂の選び方について見ていきましょう。

健康なときと、片マヒの入浴イメージの比較

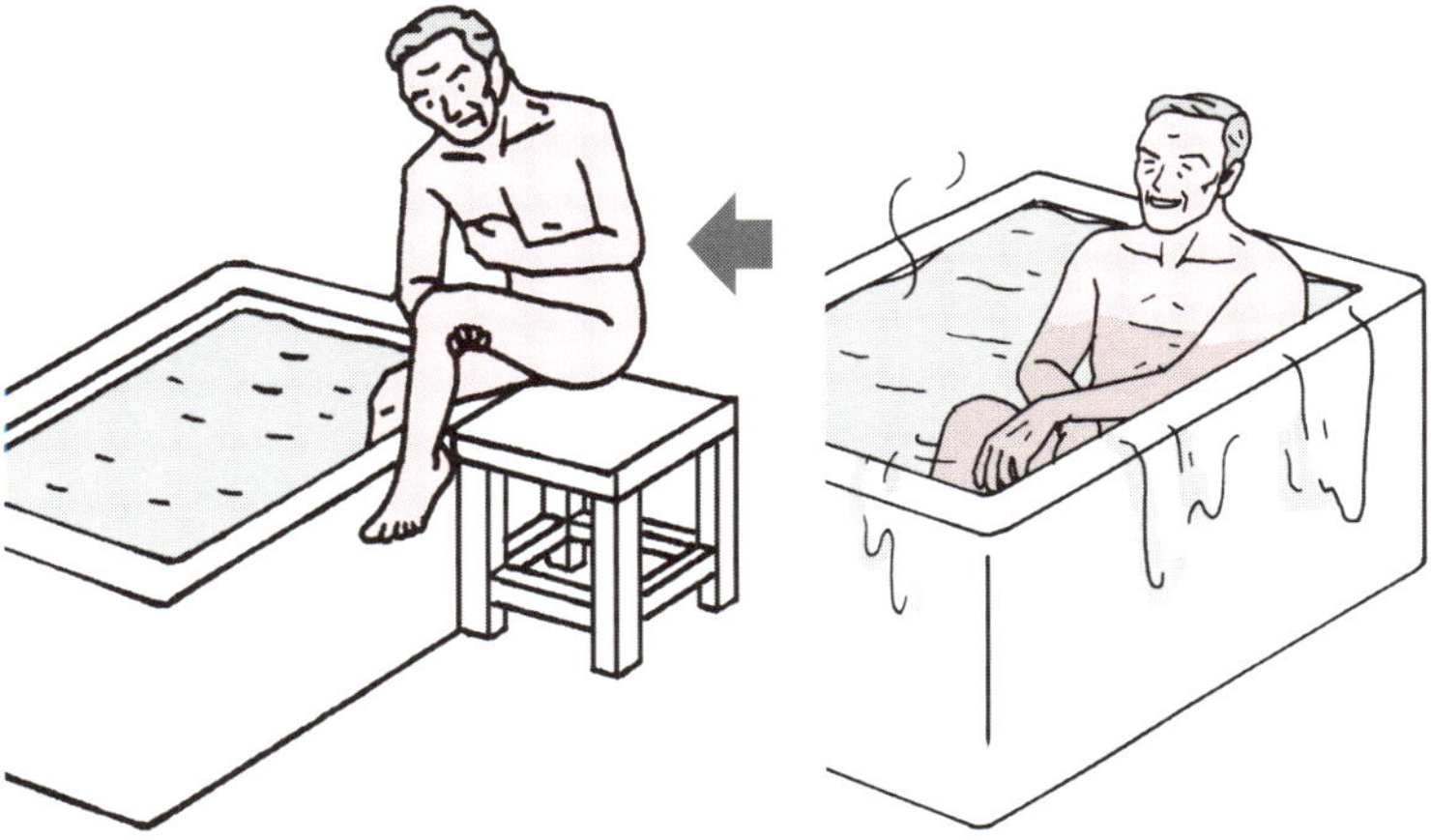

浴槽のタイプと設置方法

浴槽のタイプには大きく分けて3種類あります。日本の昔ながらの浴槽である和式は壁面が直角で、深くて狭いことが特徴です。それに対して洋式は浅くて長いデザインになっています。上半身を倒して、ゆったりと座れることが特徴です。その中間をとった和洋折衷式もあります。

浴槽のタイプ

① 和式

体を起こした状態で入り、
足が向かいの壁に着く

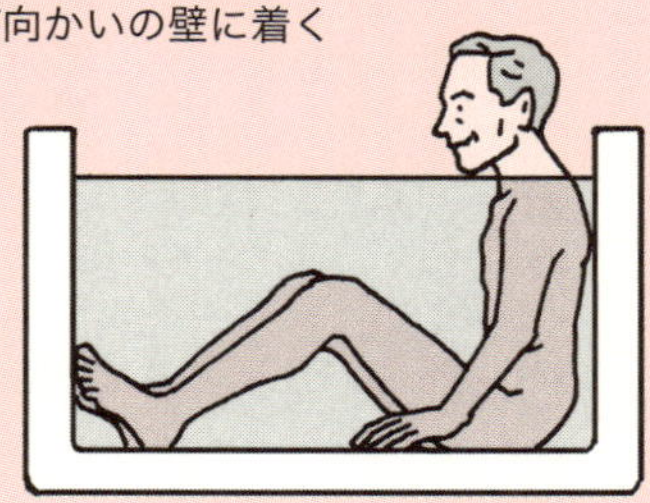

② 洋式

背中の壁が傾斜しており、
脚をゆったり伸ばせる

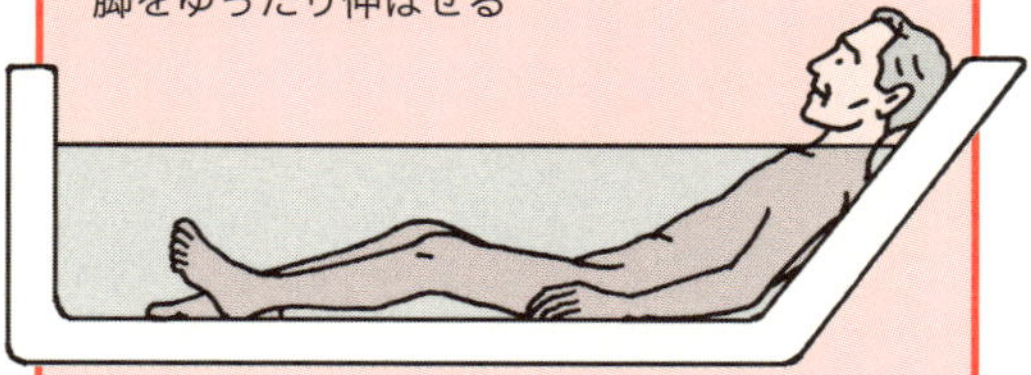

③ 和洋折衷式

洋式よりは体を起こして入り、
足は向こう側に軽く着く

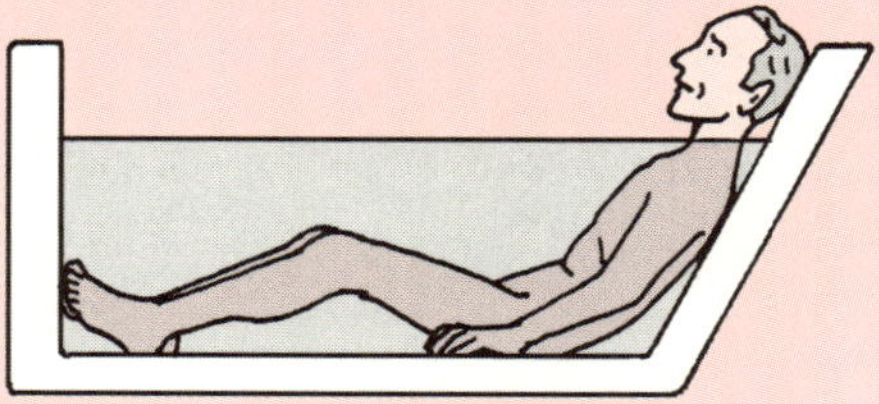

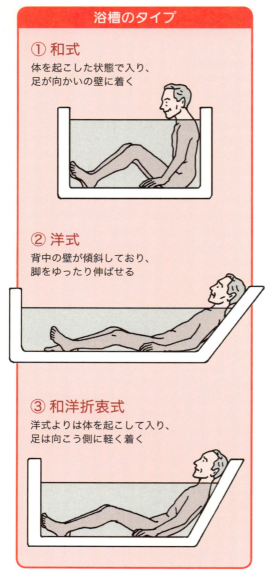

この3タイプの浴槽が「どのように設置されているのか」も、介護をするに当たっては非常に重要です。一般の家庭で、比較的築年数が浅く新しければ、「落としこみ型」が多く見られます。バリアフリーが叫ばれるようになり、なるべく段差を少なくしたパターンです。

一方、築年数が15年以上になると浴槽の高さが上がり、「半埋めこみ型」が増えてきます。また、団地やアパートでは今でも「据え置き型」が多く見られるようです。

浴槽の設置方法

① 落としこみ型

浴室の床から浴槽の高さにあまり差がないタイプ

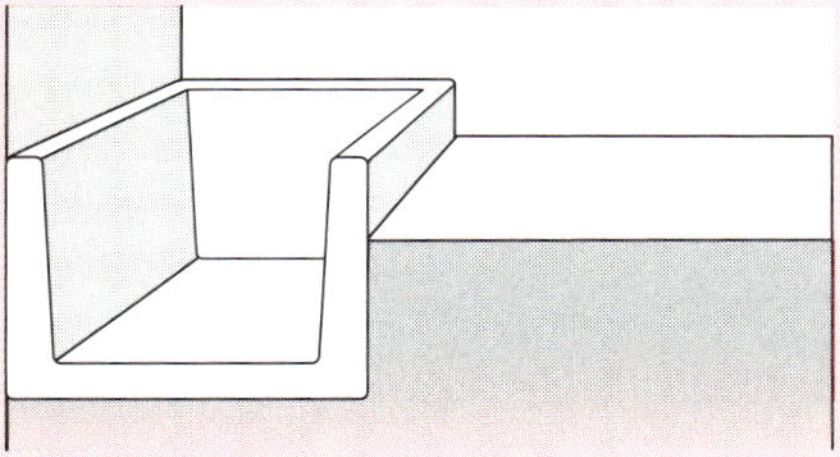

② 半埋めこみ型

浴槽を20㎝程度埋めこみ、浴室の床から40㎝程度出るタイプ

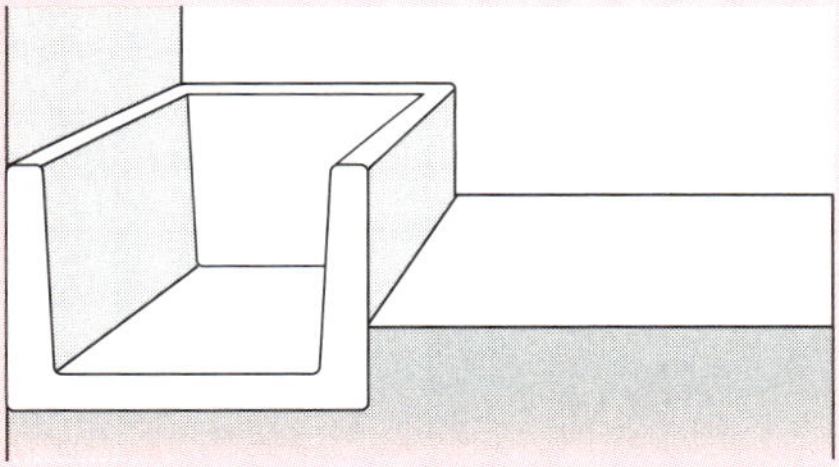

③ 据え置き型

浴槽を浴室の床の上に据え置くタイプ。浴槽の深さと床からの高さが同じ

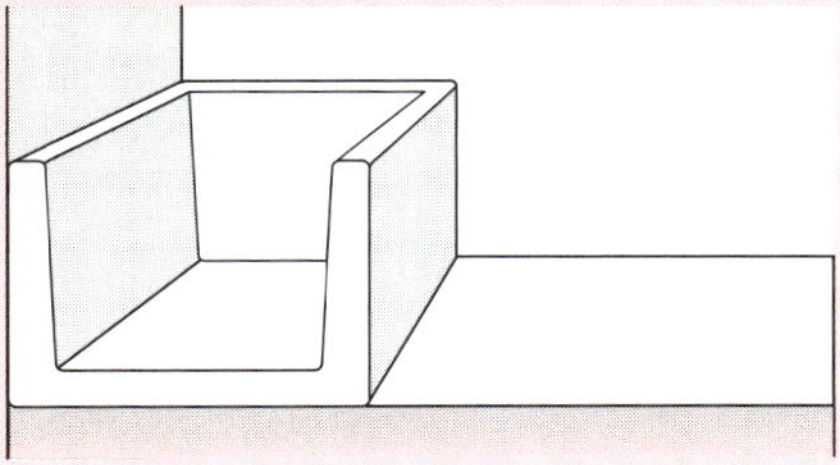

では実際、お年寄りの介護をするに当たってはどの浴槽のタイプが便利で安全なのでしょうか。おそらく皆さんは「最新式の洋式の浴槽がゆったり入れて快適だし、もっともいいだろう」と答える方が多いと思います。

しかし、意外にも**洋式の浴槽はお年寄りにとっては危険とも言える形状なのです。**なぜかと言うと、洋式の浴槽は寄りかかれるように壁が傾斜しているので、筋力の少ないお年寄りはお湯の中に滑り落ちやすくなります。そのうえ、立とうと思っても前傾姿勢がとりにくい形なので非常に立ち上がりにくいのです。

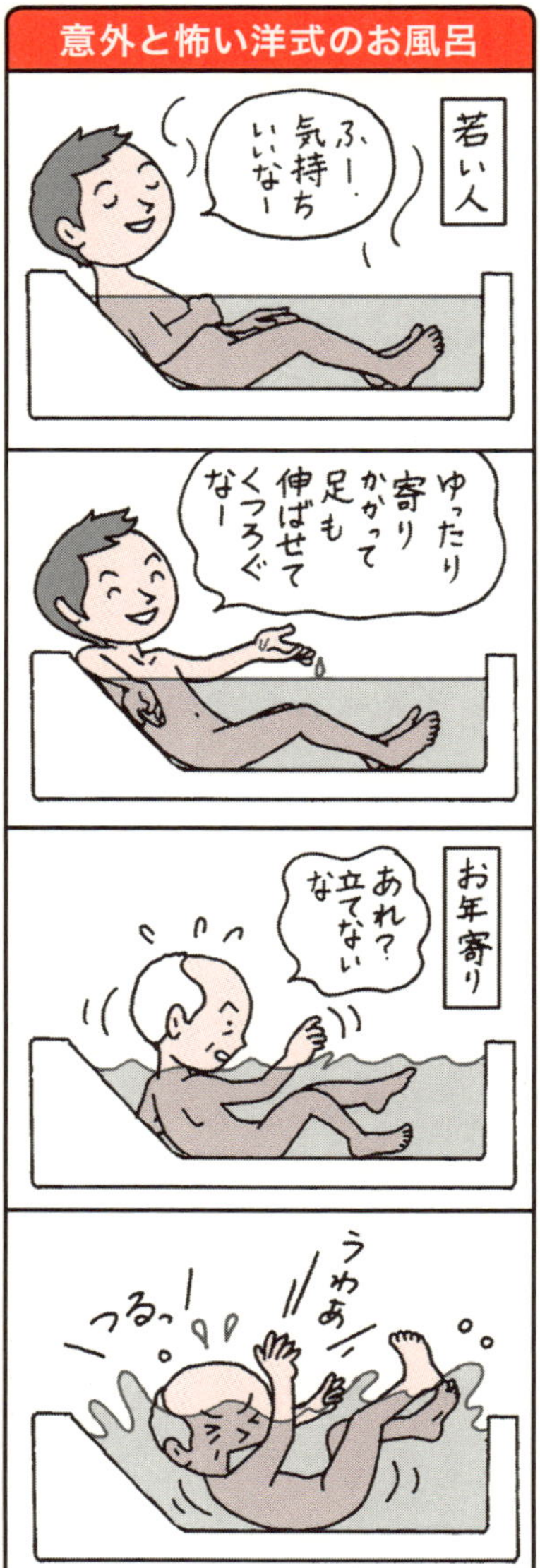

意外と怖い洋式のお風呂
若い人
ふー。気持ちいいなー
ゆったり寄りかかって足も伸ばせてくつろぐなー
お年寄り
あれ？立てないな
つるっ
うわあ

では、設置方法はどれが安全で、どれが危険なのでしょうか。やはり一般的には「バリアフリーが大切なのだから、なるべく段差の少ない落としこみ型がベストだろう」と考える人が多いと思います。

ところがこれもハズレです。浴槽の高さが低いということは、浴槽に入るために手を置こうと思ったら、大きく前にかがまなければなりません。マヒがあったり、筋力が衰えているお年寄りにとっては、この**「大きく前にかがむ」という動作は転倒につながりやすく、非常に危険な動作なのです。**

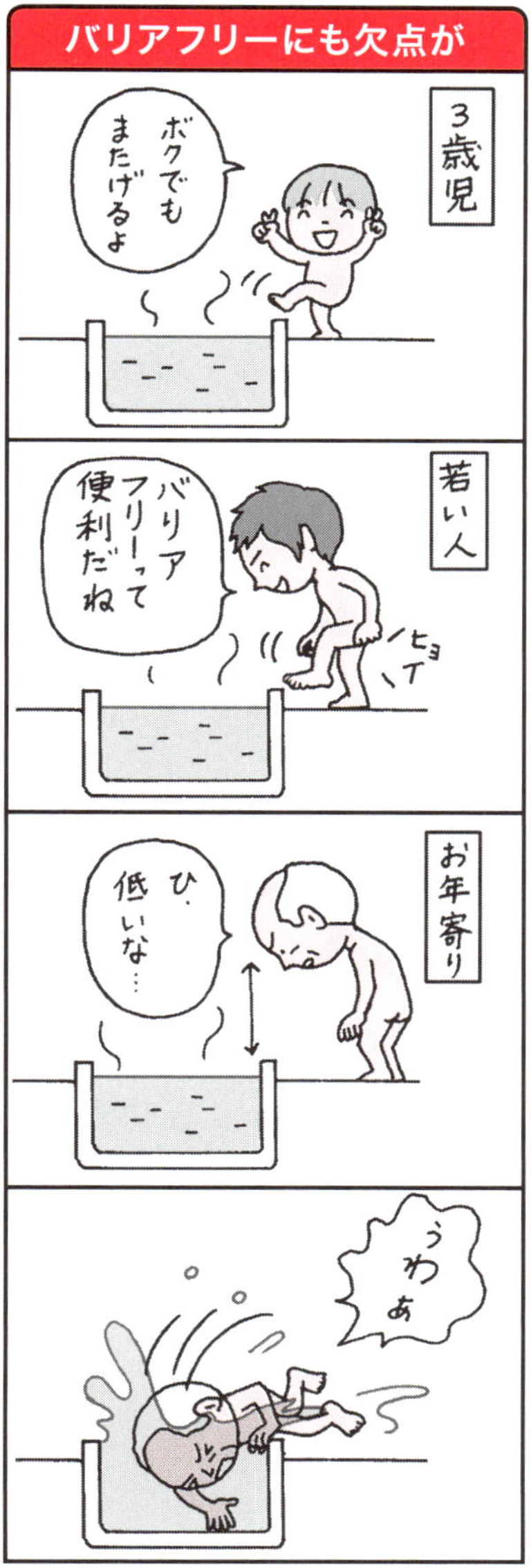
バリアフリーにも欠点が
3歳児
ボクでもまたげるよ
若い人
バリアフリーって便利だね
ヒョイ
お年寄り
ひ、低いな…
うわぁ

介護に理想的な浴槽

それでは「介護に理想的な浴槽」とはどのようなものなのでしょうか。答えは意外にも、**「狭くて深い、昔からよくあるふつうの和式浴槽」がベストと言えます。**

なぜなら、浴槽が狭いと足がしっかり向こう側の壁に着くので滑りにくいうえに、マヒなどで左右のバランスが悪くても横に倒れるスペースがないからです。さらに、深い浴槽にたっぷりお湯を入れてあげると、お湯の浮力を借りることができるので、立ち上がりの介助なども楽になります。

設置方法は、あまり前かがみにならない「半埋めこみ型」が便利です。リフォームするなら、この形をおすすめします。

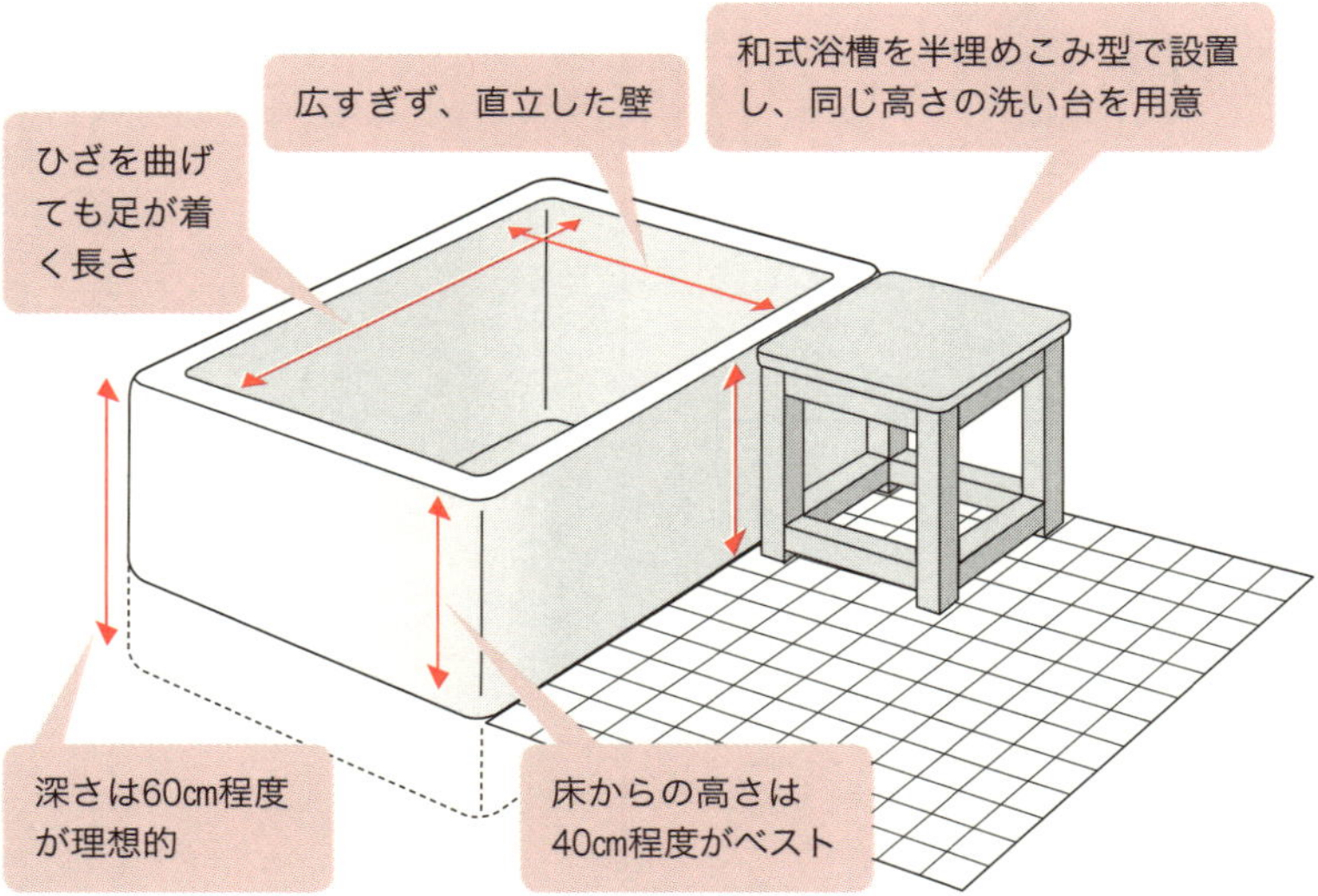

和式浴槽を半埋めこみ型で設置し、同じ高さの洗い台を用意
広すぎず、直立した壁
ひざを曲げても足が着く長さ
深さは60cm程度が理想的
床からの高さは40cm程度がベスト

■今あるお風呂の工夫（据え置き型）

そうは言っても、簡単にリフォームが行える家庭ばかりではありません。今あるお風呂でより安全に、より介護しやすくするにはどうしたらいいのでしょうか。

まずは据え置き型の場合の工夫を見てみましょう。

据え置き型は浴槽が高すぎるために、お年寄りが浴槽に出入りしにくい点が問題です。この問題を解決するには、**床全体にすのこを敷いて底上げしましょう。すのこから浴槽までの高さを40㎝にできると理想的です。**

浴室内で利用するすのこについては、介護保険給付福祉用具の対象品なので、非常に安く購入することができます。

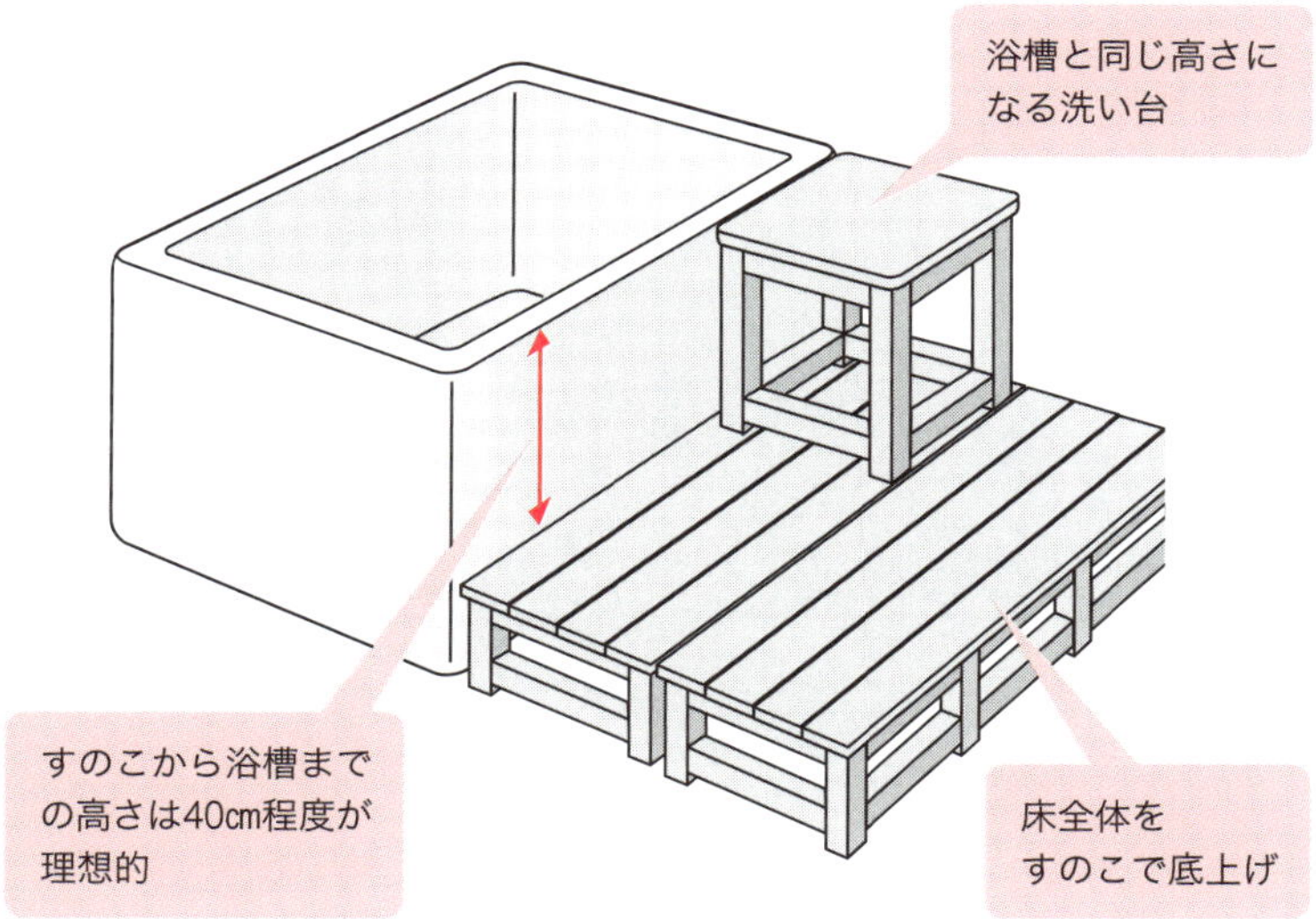
浴槽と同じ高さになる洗い台
すのこから浴槽までの高さは40㎝程度が理想的
床全体をすのこで底上げ

今あるお風呂の工夫（落としこみ型）

落としこみ型の浴槽は身長の低い子どもや、筋力のしっかりしている大人には使いやすい形です。しかし、身体機能が落ちているお年寄りにとっては低すぎて、うっかり落ちて溺《おぼ》れる可能性もあります。

また、介護をする人にとっても、より低い位置から抱え上げたりすることになるので、腰を痛めやすい形状です。

ご自宅の浴槽がこのタイプの場合は、「バスボード」を利用しましょう。これは、浴槽の上に渡して、その上に座りながら浴槽に入ることができる介護用品です。これも介護保険の対象品なので、安く購入することができます。

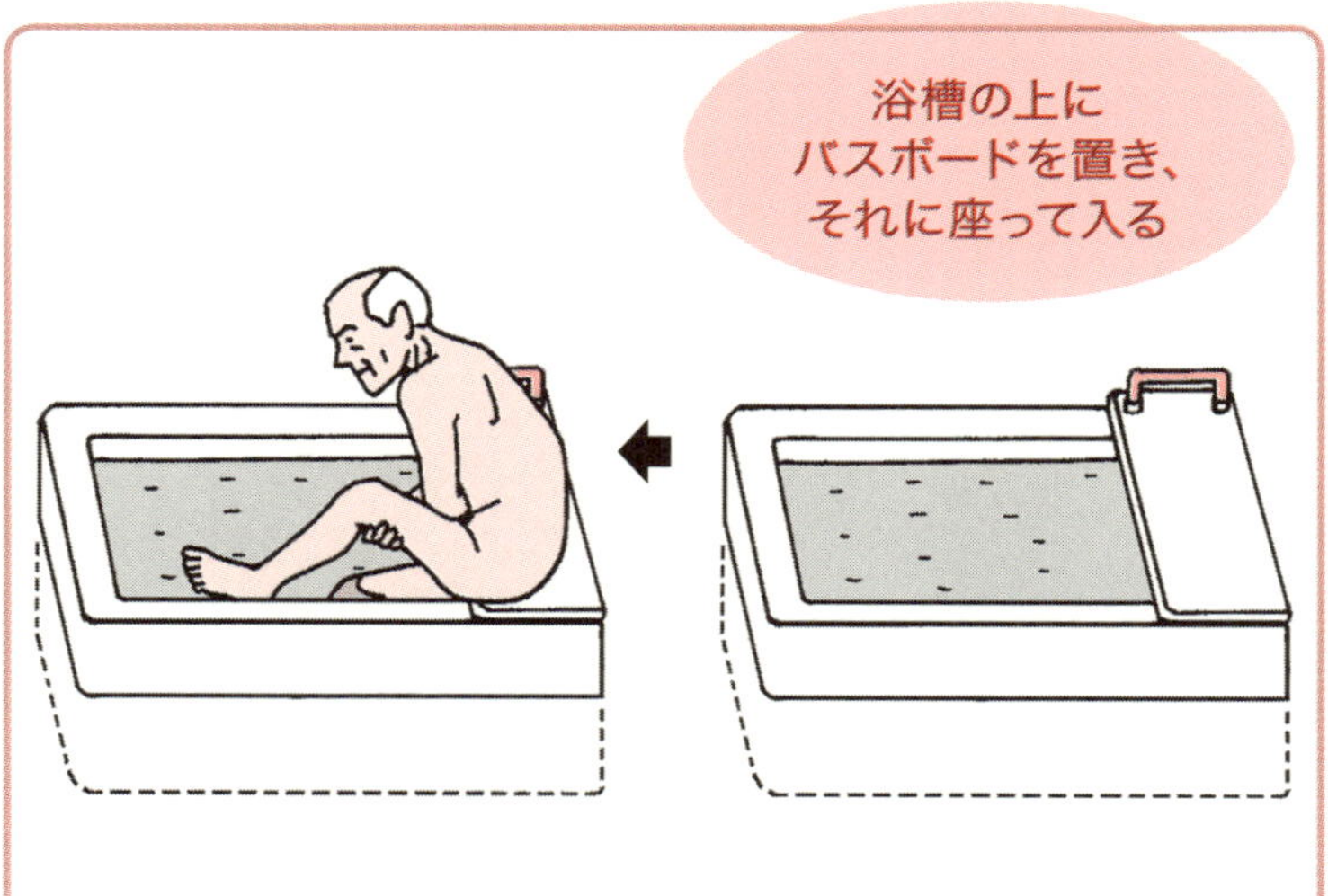
浴槽の上に
バスボードを置き、
それに座って入る

今あるお風呂の工夫（長い浴槽）

長い浴槽で、足がしっかり固定できない場合は、湯船に滑り落ちることがあるので非常に危険です。

ご自宅の浴槽がこのタイプの場合は、**浴槽に足台を横向きに入れて、ひざを曲げた状態で足が着くように奥行きを調節しましょう。**このとき、ふつうの足台をお湯に入れると浮力で安定しないので、吸盤付きの足台を使うといいでしょう。

浴槽内に段差があるタイプの場合は、本人の様子を見ながら、可能なら段差に腰かける形で入浴します（浴槽内に滑り止めを敷いておくと安心です）。肩までつかれないのが難点ですが、出入りはしやすくなります。

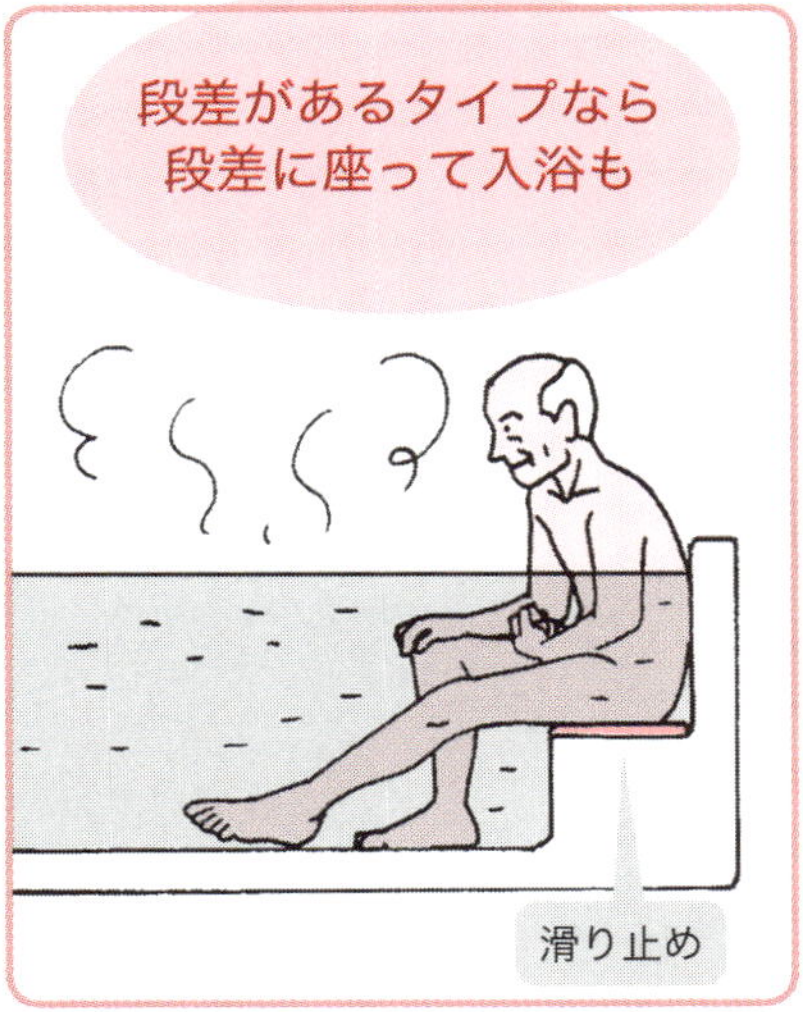

段差があるタイプなら
段差に座って入浴も
滑り止め

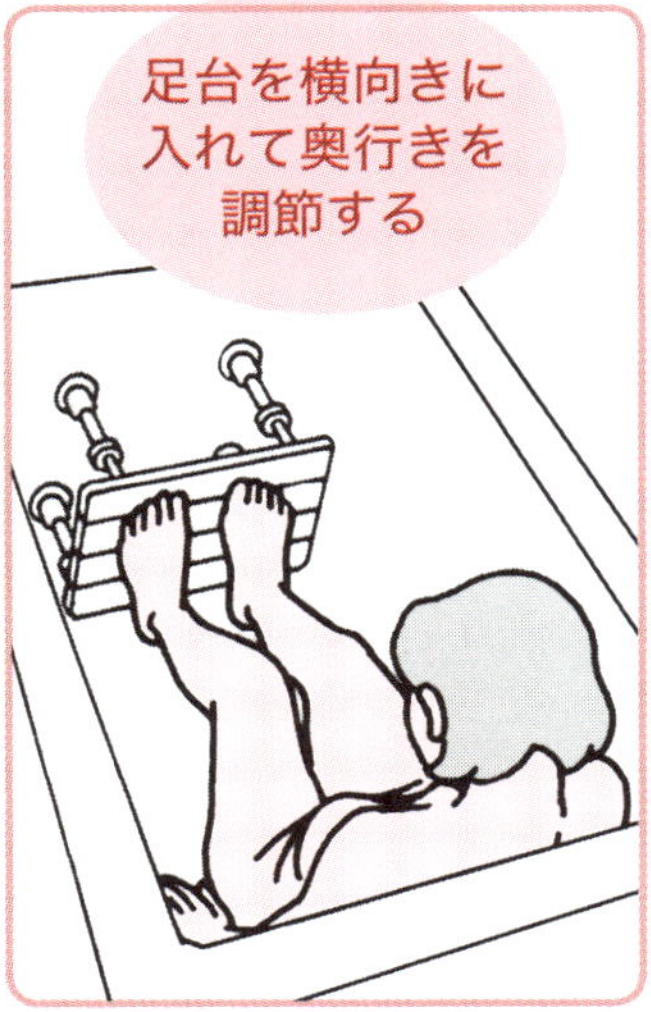

足台を横向きに
入れて奥行きを
調節する

Q15

片マヒになって以来、着替えの介助が大変です。

母は半年ほど前に脳溢血《のういっけつ》が原因で左半身マヒになりました。マヒはあるものの頭は比較的しっかりしているのですが、問題は着替えの介助です。母は昔からおしゃれで潔癖なところがあるので、一日に何度も着替えたがります。お風呂の前後はもちろんのこと、「汗をかいたから」とか「この服は気に入らない」という理由ですぐに着替えたがるので、介助が大変です。

片マヒがあっても、なるべく自分で着替えられるコツはありますか。また、介助のときのコツもあったら教えてください。

A

片マヒになっても、おしゃれを気にするとは、素敵なお母様ですね。病気をしても、障害を持っても、年をとっても、女性としての気持ちを忘れずにいられれば、お母様のように意欲を持って生きられます。その意欲を潰さないためにも、介助は最低限にして、基本的には自分で着替えができるようにしたいものです。

■「着患脱健」の原則

介護の世界では「着患脱健」という言葉があります。これは「服を着るときはマヒがある側から、逆に服を脱ぐときはマヒがなくて動く側から行う」という、着替えのコツを言い表した言葉です。この原則を頭に入れて着替えれば、自分でも着替えやすくなります。

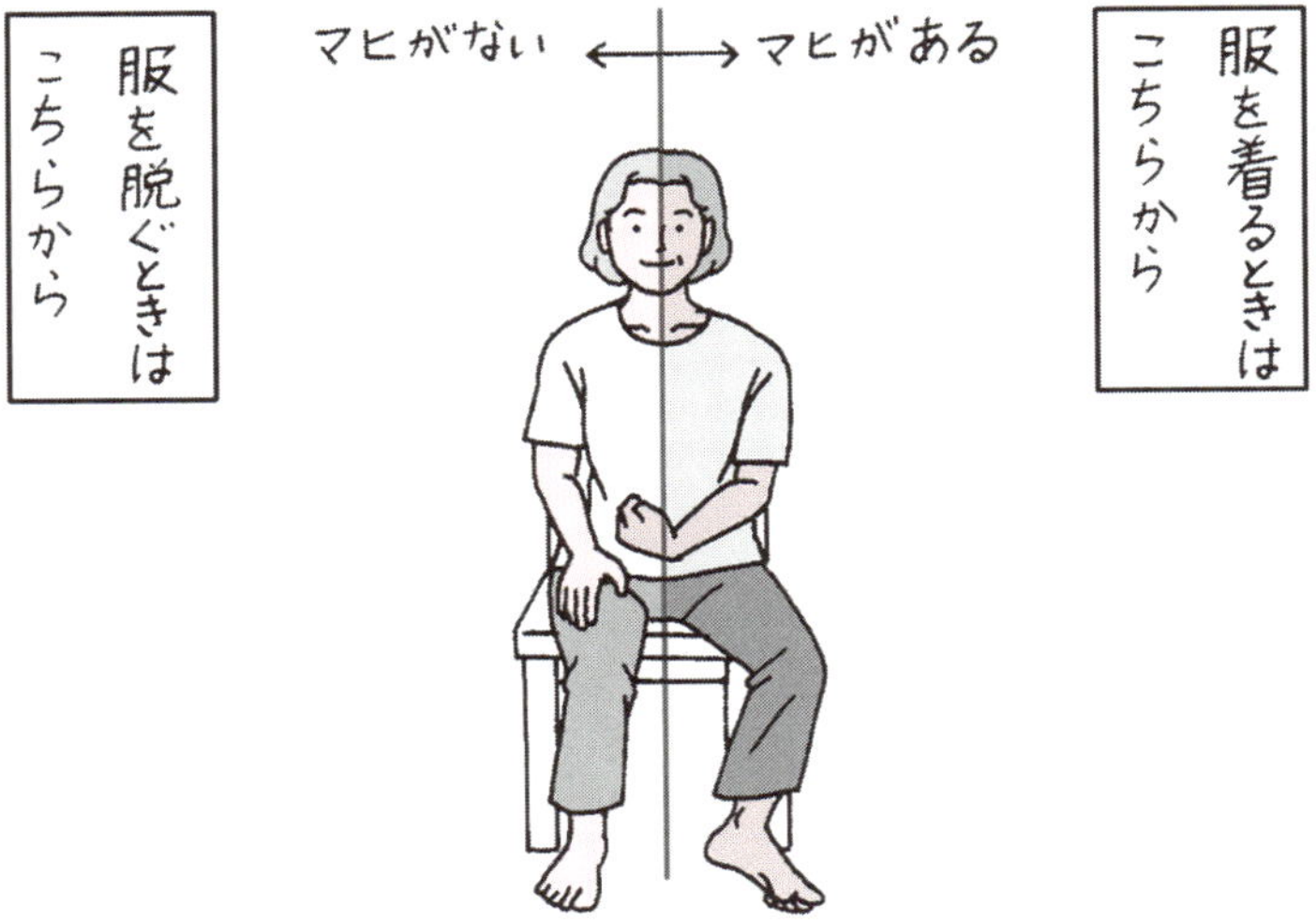

丸首のシャツを脱ぐ方法（左片マヒの場合）

①襟元を持つ

動くほうの手でシャツの襟元を持ち、そのままシャツを首から引き上げます

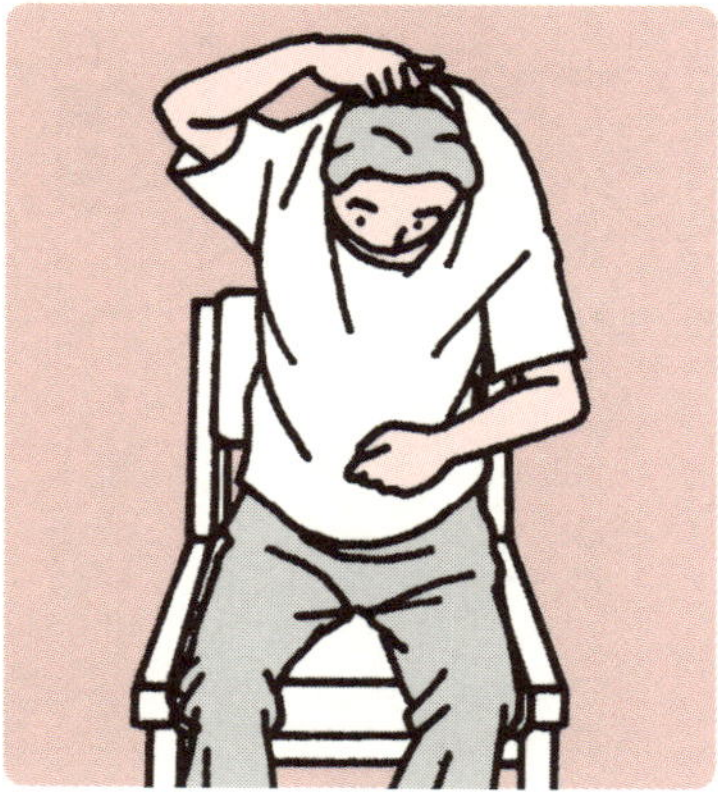

②頭をシャツから出す

そのまま動くほうの手で持ったシャツを、頭から引き抜きます

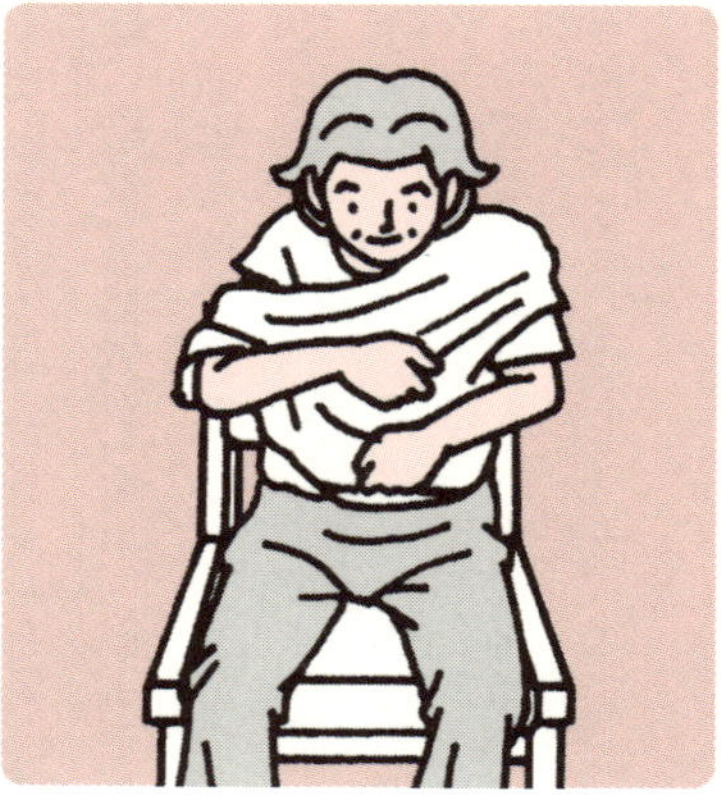

③動くほうの手を抜く

動くほうの手をシャツから引き抜きます

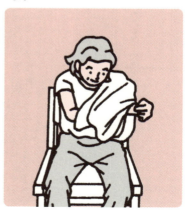

④マヒ側の手を抜く

動くほうの手でマヒ側の手からシャツを引き抜きます

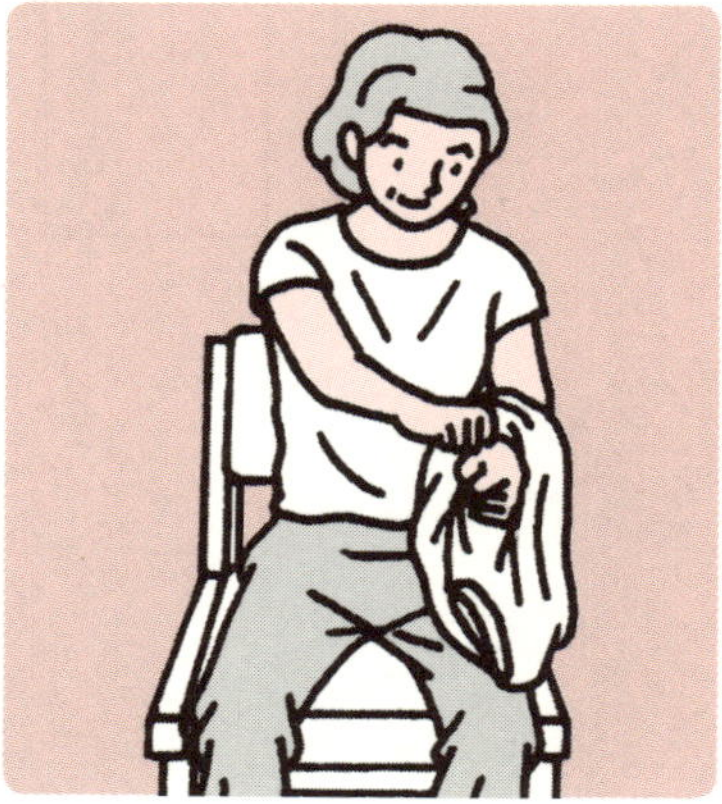

前開きのシャツを脱ぐ方法（左片マヒの場合）

① ボタンを外す

動くほうの手でボタンを外します。難しいようなら介助しましょう

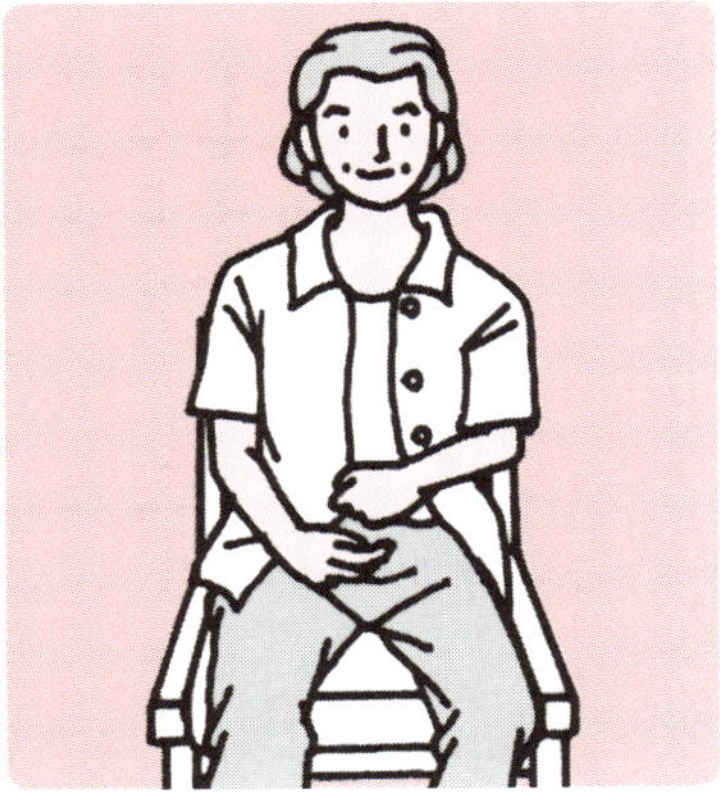

② シャツをずらす

マヒ側に体を傾けながら、動くほうの肩からシャツをずらします

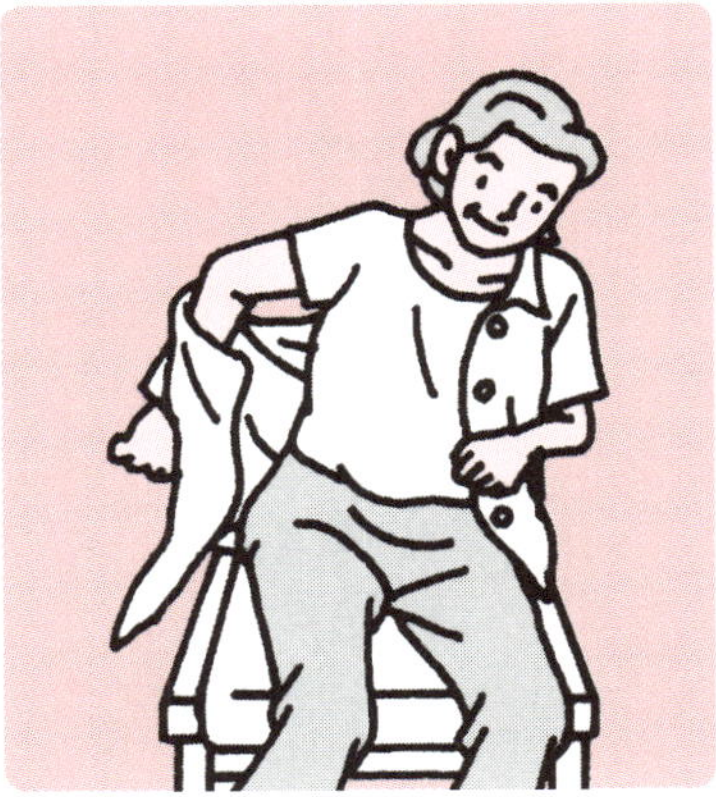

③ 動くほうの手を抜く

そのまま動くほうの手を引き抜き、シャツを背中側に落とします

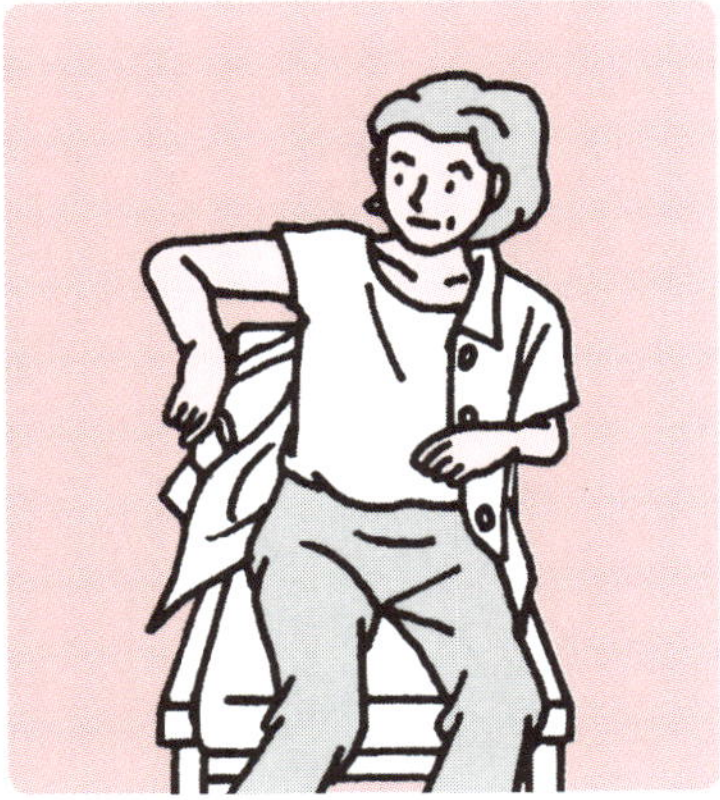

④ マヒ側の手を抜く

動くほうの手でシャツを持ち、マヒ側の手からシャツを引き抜きます

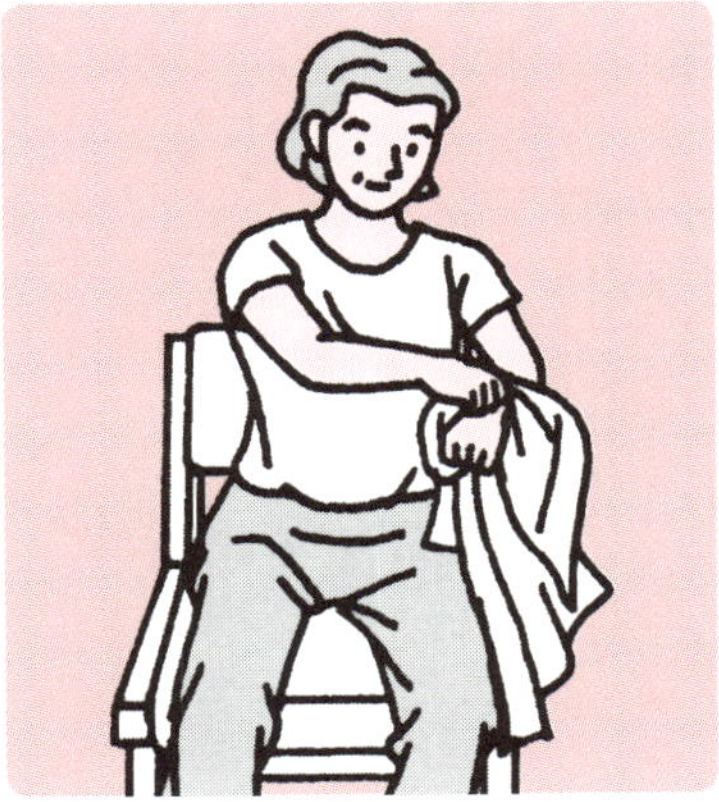

ズボン・パンツを脱ぐ方法（左片マヒの場合）

① ズボンを下げる

ボタンやファスナーを外し、なるべくズボンをずり下げます

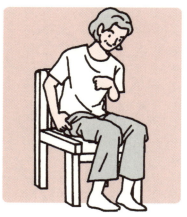

② ズボンを落とす

前に台を置くか、手すりをつかむなどして立って、ズボンを足元に落とします

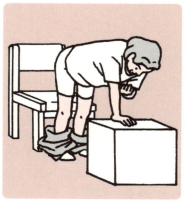

③ 動くほうの脚を抜く

椅子に座って、動くほうの脚を先にズボンから引き抜きます

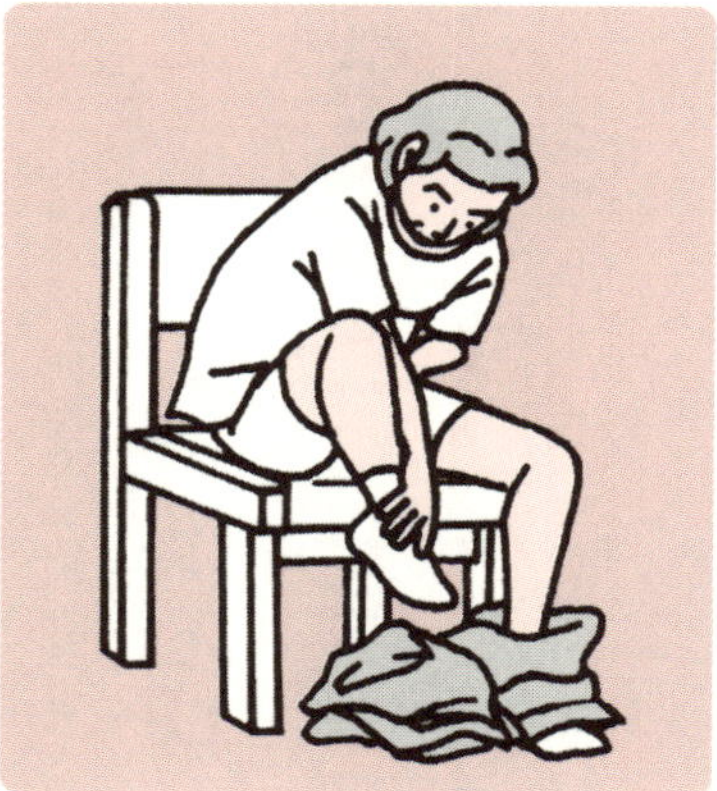

④ マヒ側の脚を抜く

動くほうの手でマヒ側の脚を引き寄せ、ズボンを足から引き抜きます

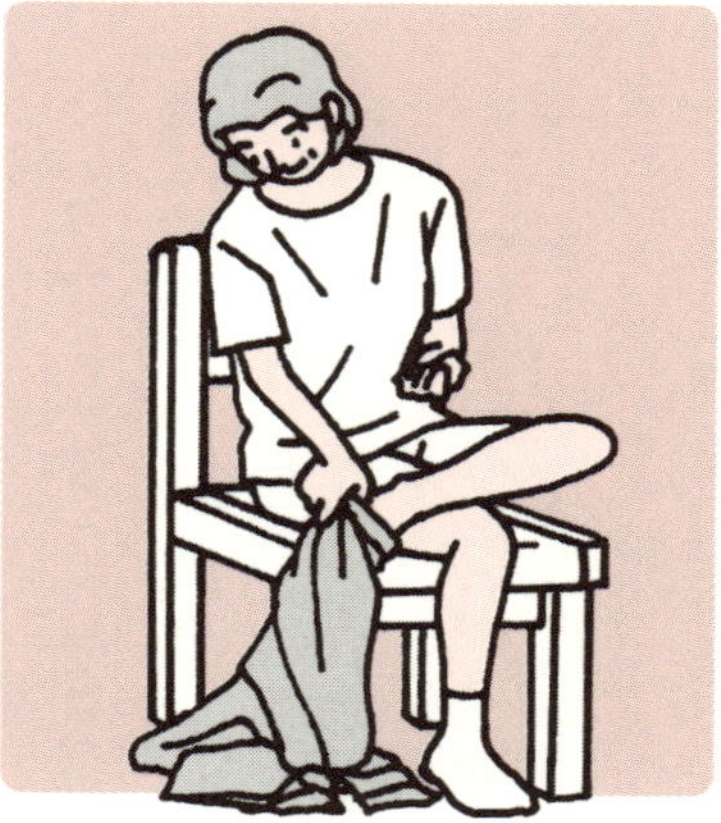

いかがでしょうか。「着患脱健」の法則を守って着替えれば、上半身はほぼ自分で脱ぐことができます。下半身の場合は人によって介助が必要になりますが、それも最低限ですめば介護者の負担を軽減することができるはずです。

また、片マヒのある人が着替えるときに大切なことが、もう一つあります。それは**「足がきちんと床に着き、安定している椅子を用意すること」**です。体に合っている椅子を使うだけで、着替えのときに起こりうる事故を大幅に減らすことができます。

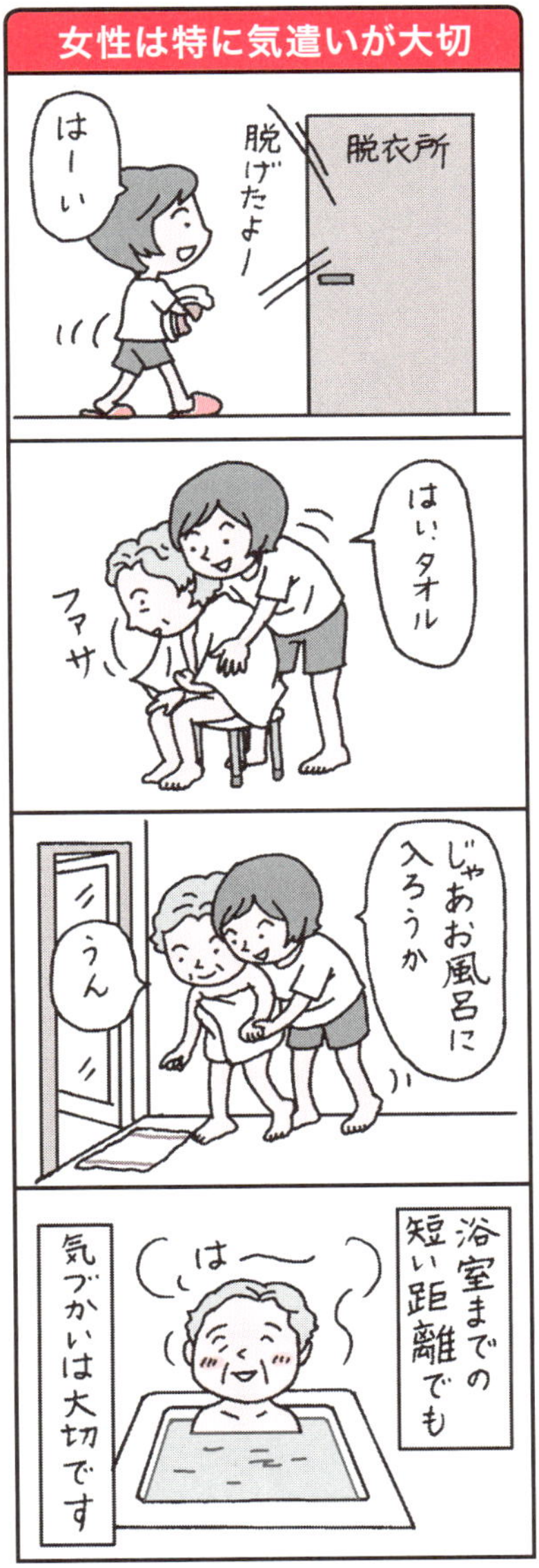
女性は特に気遣いが大切
脱衣所
脱げたよー
はーい
はい、タオル
ファサ
じゃあお風呂に入ろうか
うん
浴室までの短い距離でも
気づかいは大切です
はー

丸首のシャツを着る方法（左片マヒの場合）

①マヒ側の手を通す

動くほうの手でシャツを持ち、マヒ側の手にシャツのそでを通します

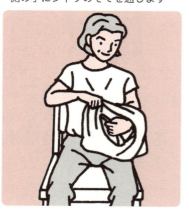

②シャツをかぶる

そのまま動くほうの手でシャツを引き上げ、頭からシャツをかぶります

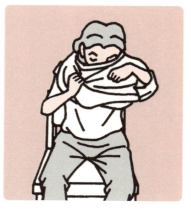

③動くほうの手を通す

頭をシャツから出したら、動くほうの手をシャツに入れ、そでを通します

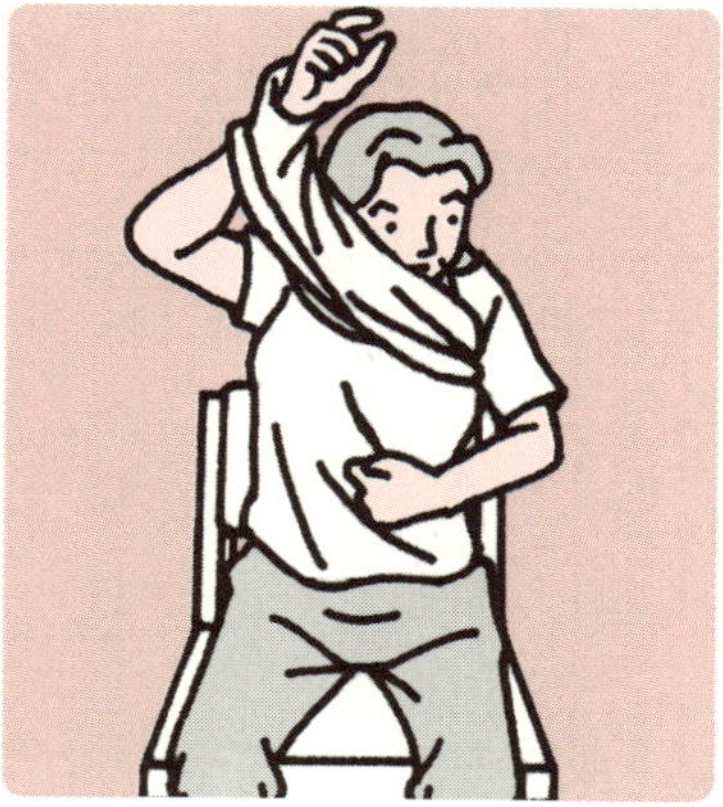

④シャツを下ろす

動くほうの手でシャツを持ち、シャツを下ろして整えます

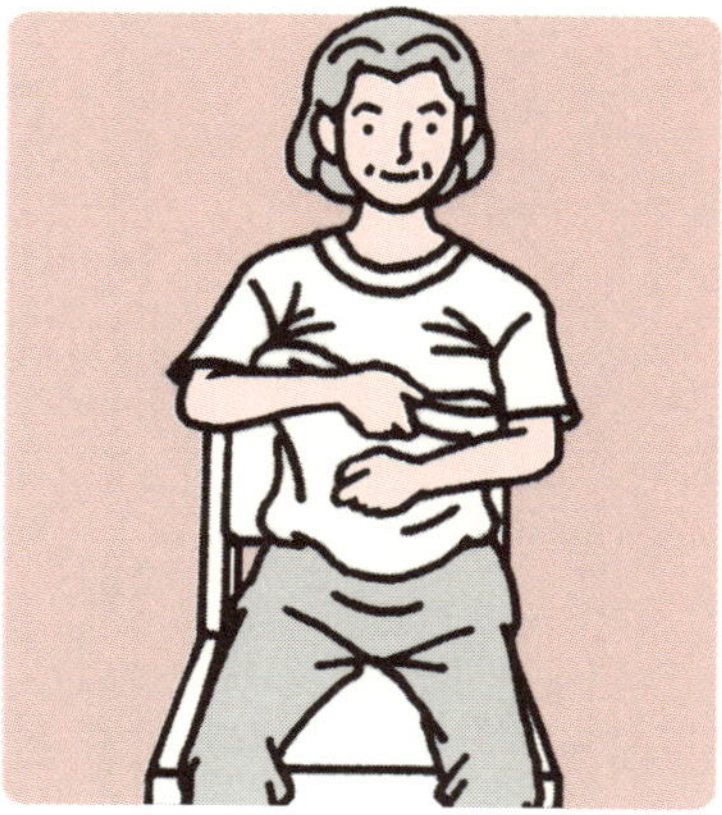

前開きのシャツを着る方法（左片マヒの場合）

① マヒ側の手を通す

動くほうの手でシャツを持ち、マヒ側の手にシャツのそでを通します

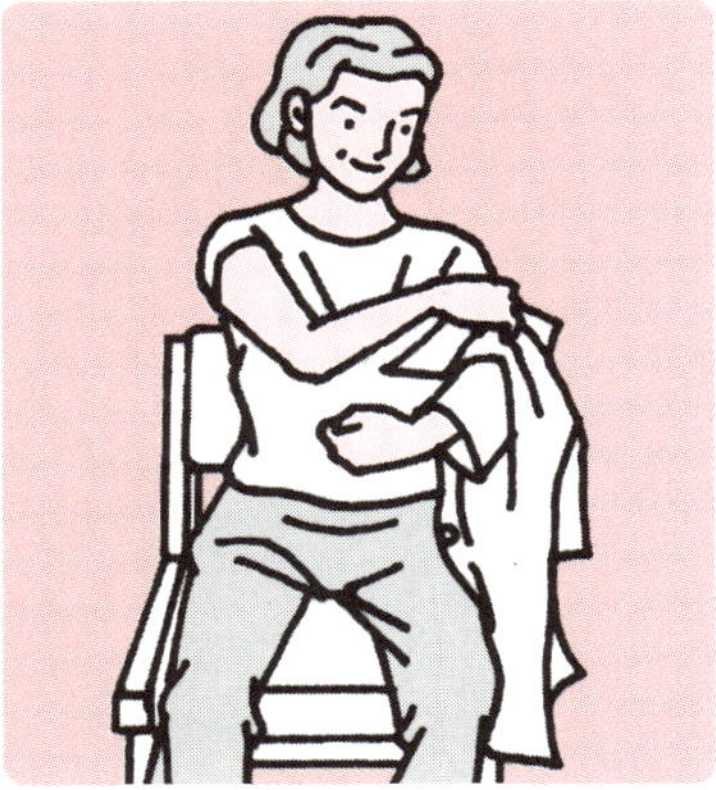

② シャツをはおる

動くほうの手でシャツを持ち、背中側からシャツをはおります

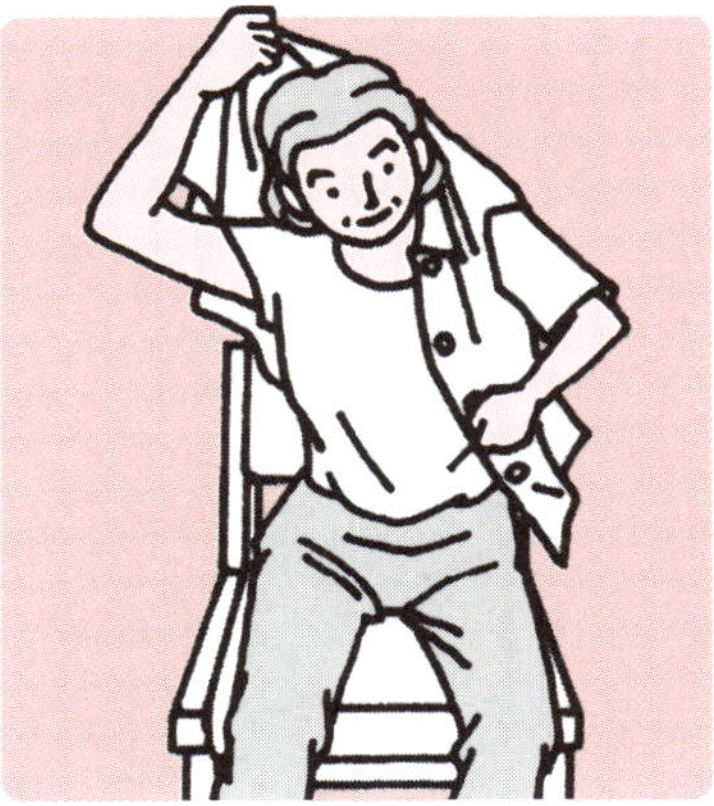

③ 動くほうの手を通す

はおったシャツに動くほうの手を入れ、そでを通します

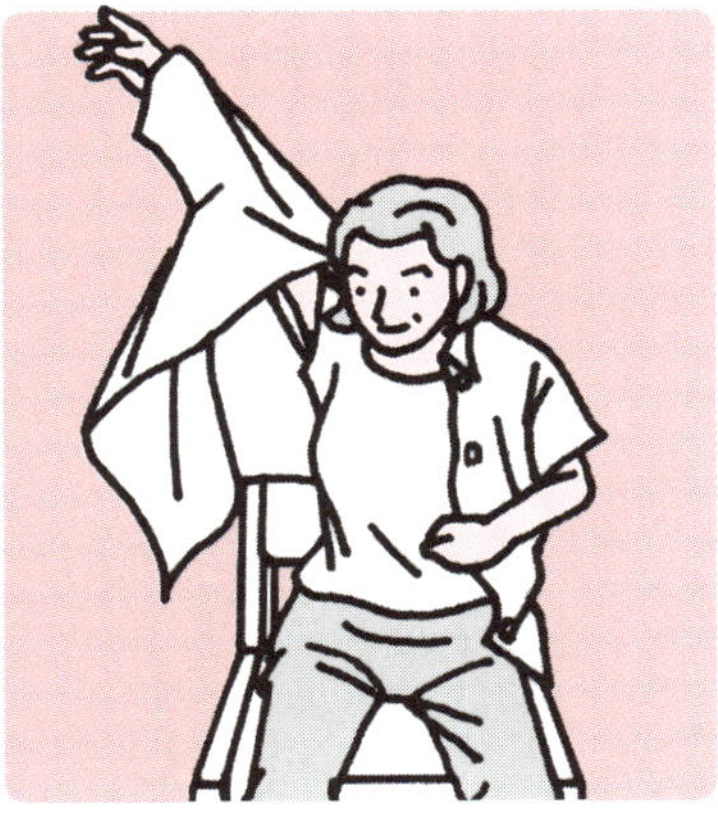

④ ボタンをはめる

動くほうの手でボタンをはめます。難しいようなら介助します

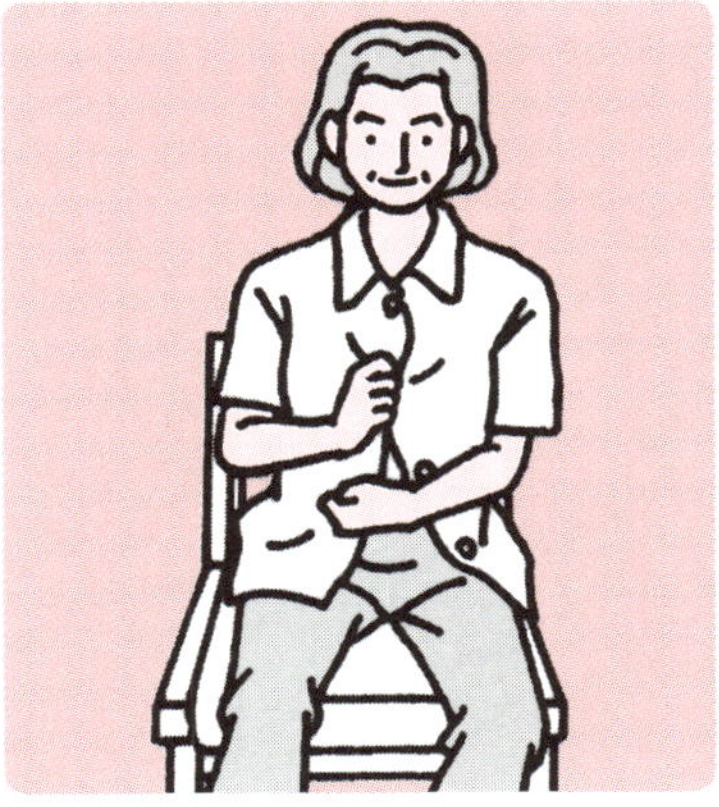

ズボン・パンツをはく方法（左片マヒの場合）

① マヒ側の脚を通す

動くほうの手でマヒ側の脚を引き寄せ、ズボンを少しずつ脚に通します

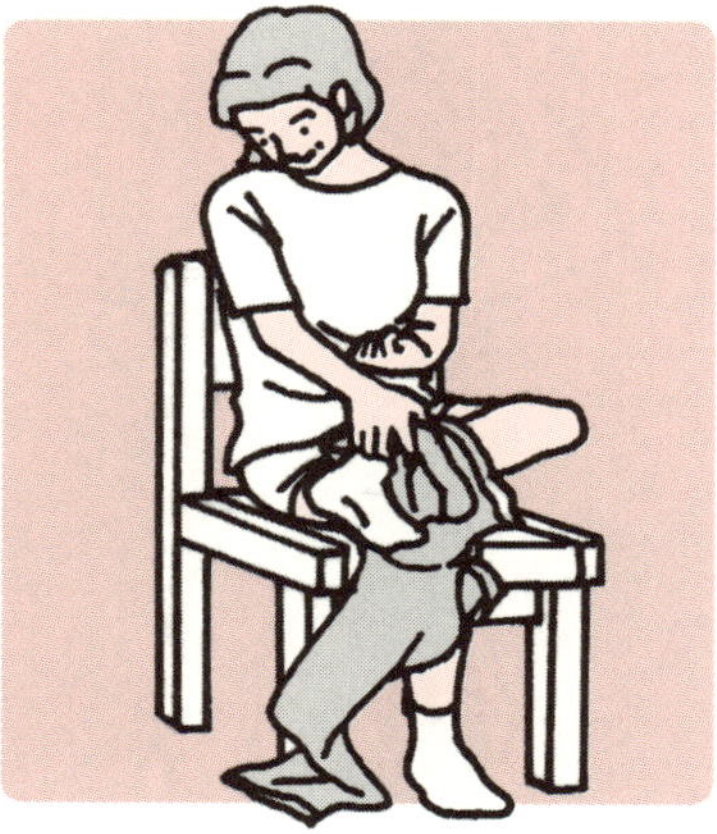

② 動くほうの脚を通す

動くほうの脚をズボンに入れ、少しずつ脚を通していきます

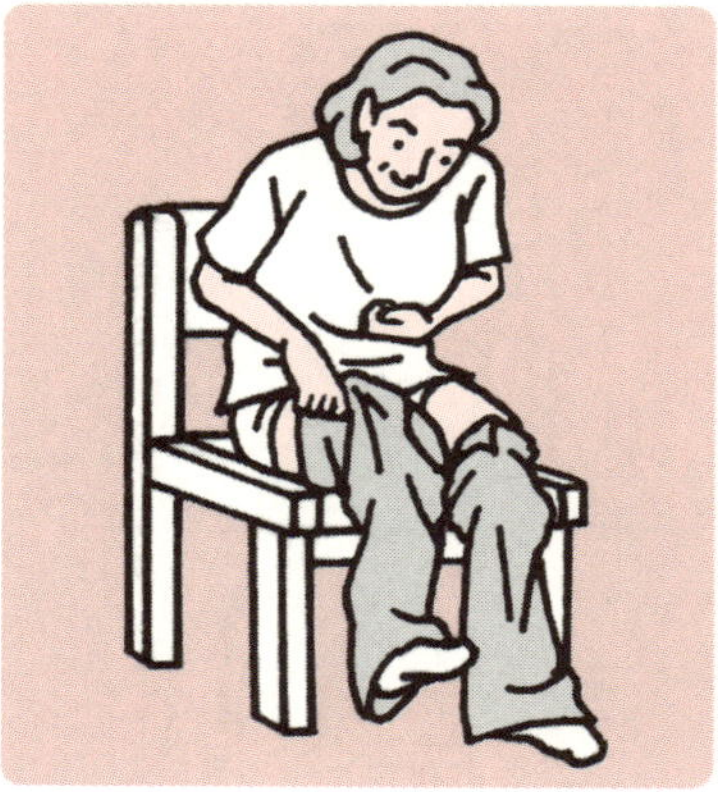

③ ズボンを上げる

台や手すりにつかまって立ち、介護者がズボンを上げます

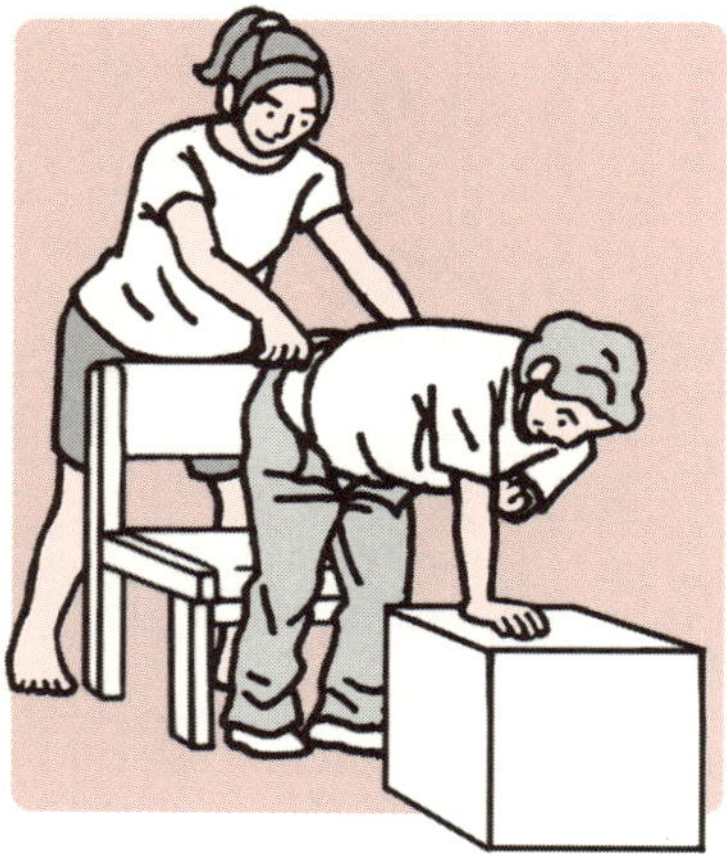

④ ズボンをはく

腰までズボンが上がったら、ファスナーやボタンをしめます

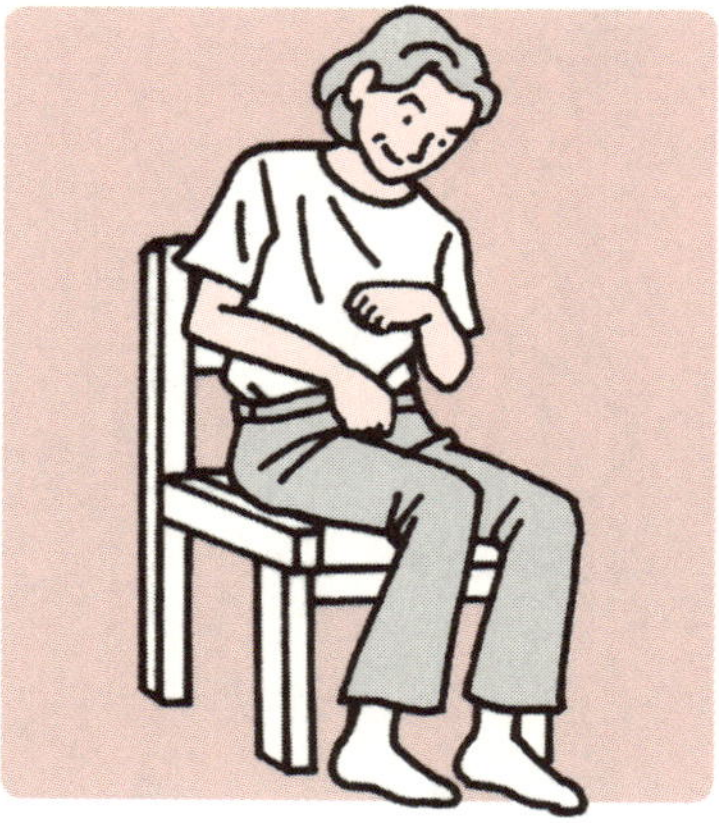

服を着るときも、脱ぐときと同様に安定した椅子に座って行うようにしましょう。

特に**お風呂上がりに服を着るときは、椅子の上にバスタオルを1枚かけておくといいでしょう。**このちょっとした気遣いをするだけで、体がぬれているお年寄りが滑って転んだり、椅子が湿って不快な思いをするのを防ぐことができます。

また、お風呂から上がるときには、**浴室内でしっかり体をふいてから出ることも非常に大切です。**転倒の危険という問題だけでなく、冬場は水をしっかりふき取らないと服を着る前にあっという間に冷えてしまいます。是非気を付けてあげましょう。

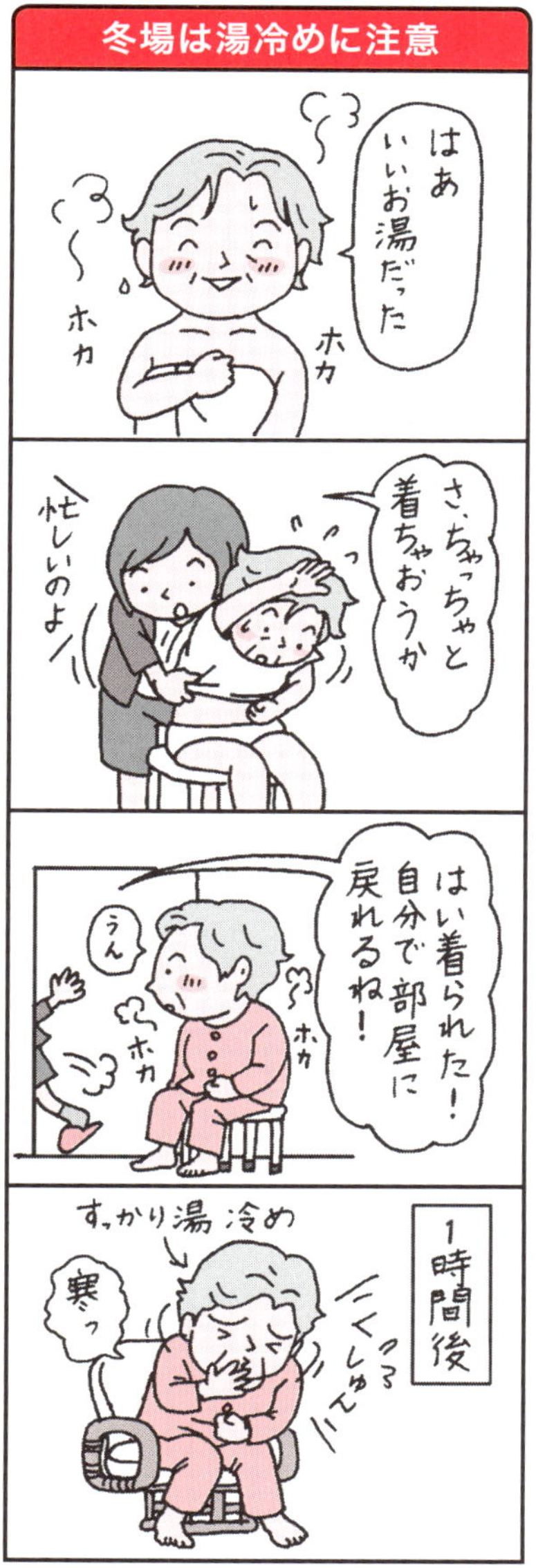

冬場は湯冷めに注意
はあ いいお湯だった
ホカ
ホカ
さ、ちゃっちゃと着ちゃおうか
忙しいのよ
はい着られた！自分で部屋に戻れるね！
うん
ホカ
ホカ
1時間後
すっかり湯冷め
寒っ
くしゅん

Q16

片マヒの人を、配偶者以外が入浴介助をするときはどうしたらいいですか。

脳の病気で左半身マヒになった母を介護している娘です。

母は綺麗好きなので、冬でも毎日お風呂に入りたがるのですが、入浴の介助は重労働なので私は腰が痛くなってきました。

デイサービスの入浴を利用してほしいとお願いしましたが、「家族以外の前で裸になるのは恥ずかしい」というタイプなので、それも難しそうです。

自宅のふつうのお風呂で、なるべく介護者の負担にならない形で入浴介助をする方法を教えてください。

A

自宅でご家族が入浴介助をする際に大切なことは、「できるだけ自分で入ってもらう」ことです。一般的に入浴介助は、食事やトイレの介助以上の力仕事だ、というイメージがあることと思います。しかし、いくつかのポイントを押さえれば、意外と簡単に入浴介助はできるのです。

では、入浴介助の基本的な流れを見てみましょう。まず第一に**「浴槽と同じ高さの洗い台を用意して、その洗い台の上に座って体を洗う」ということが重要なポイントです。**

それ以降は全て、洗い台からの移動を軸にして入浴介助を行います。

入浴介助時の本人の動き

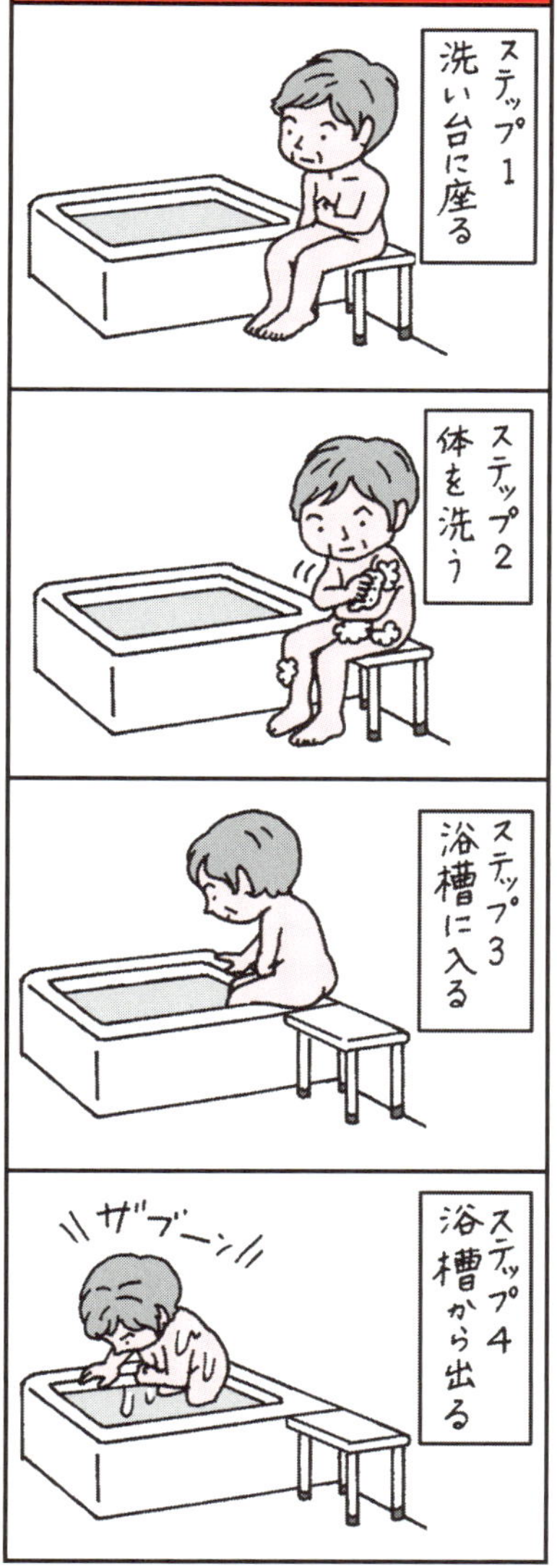
ステップ1
洗い台に座る
ステップ2
体を洗う
ステップ3
浴槽に入る
ステップ4
浴槽から出る
ザブーン

ステップ1・洗い台に座る方法

脱衣所で衣服を脱いだら、まずは浴槽の隣に置かれている洗い台に座ります。洗い台への移乗はしっかり立てなくても、ほんの少し足で体を支えられれば可能です。

洗い台は、浴槽に向かってマヒがない側の隅に設置しましょう。動くほうの手や足を軸にして動くので、左マヒの人は浴槽の右側に置き、右マヒの人は浴槽の左側に置くといいでしょう。

車イスから洗い台に移乗する場合は、ひじかけやフットレストが簡単に外せるタイプの車イスだと、移乗がよりスムーズになります。

洗い台に座る方法（左片マヒの場合）

①手を浴槽のへりに置く

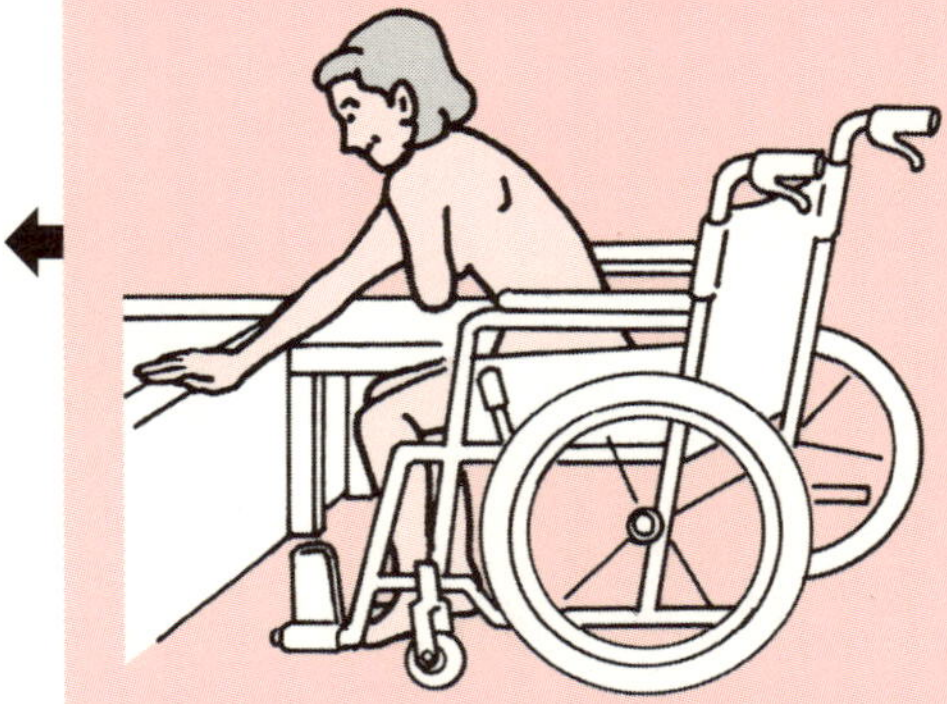

床に足を降ろし、動くほうの手を浴槽のへりに置く

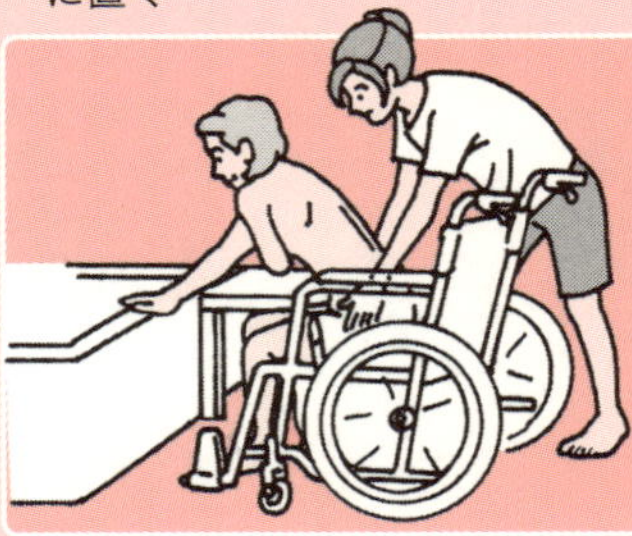

介助する場合は、お尻を両手ではさむようにして持つ

②腰を上げる

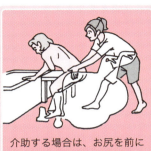

介助する場合は、お尻を前に押し出すように腰を上げる

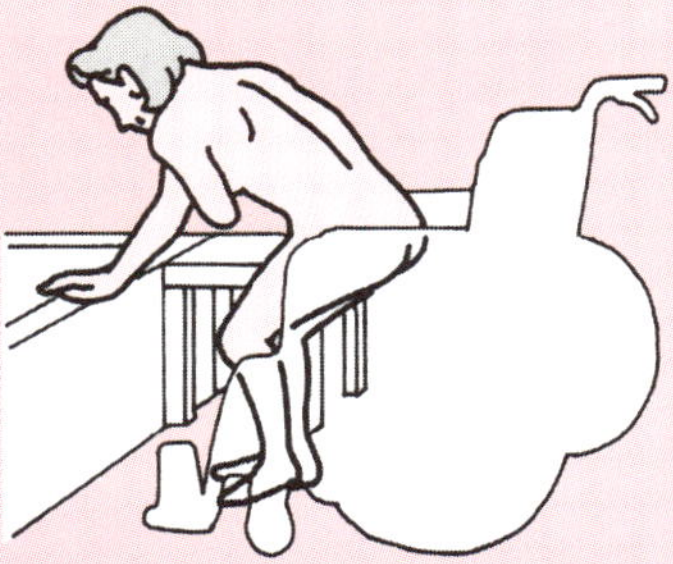

前かがみになりながら腰を上げる

③体を回転させる

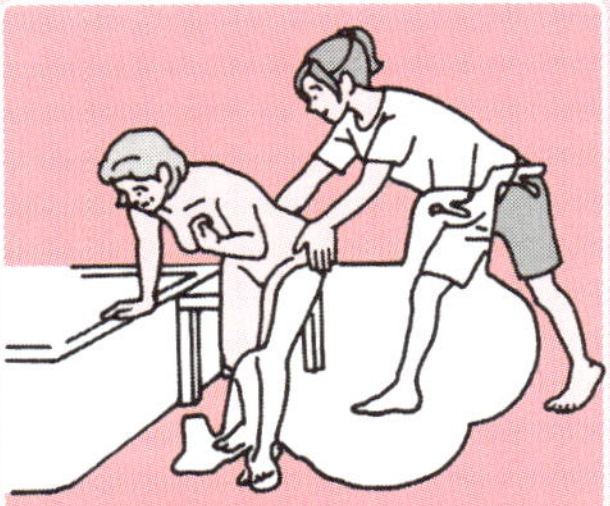

介助する場合は、はさんだお尻を回すようにして誘導する

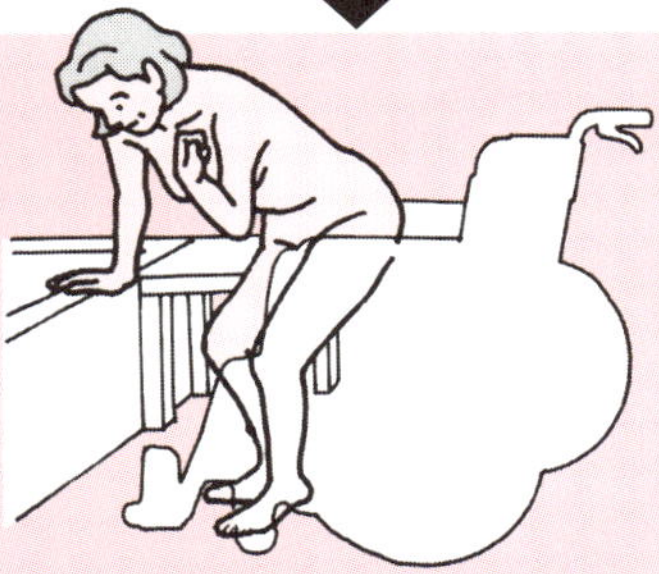

手で支えながら、動くほうの足を軸にして回転する

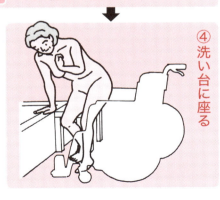

④洗い台に座る

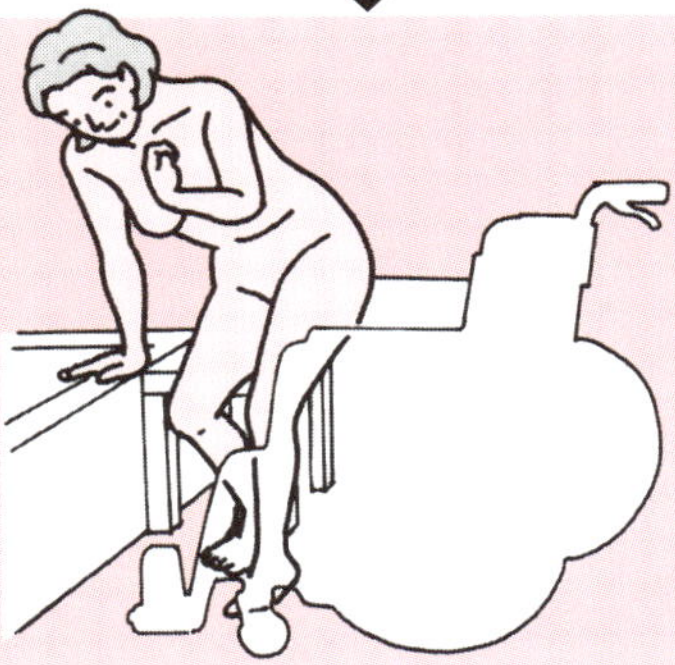

ステップ２・体を洗う方法

洗い台に座れたら、そこで体を洗いましょう。

順番としては、しっかり座れたら洗面器でかけ湯をします。それから石鹸《せっけん》を付けたタオルを渡して、可能な限り自分で洗ってもらうようにすることが大切です。**つい介護者が全身を洗ってあげたくなってしまいますが、生活リハビリも兼ねていると思って、なるべく本人に任せましょう。**

ただし、汚れが溜まって肌トラブルを起こしやすい陰部周辺は、介護者の介助が必要です。

まずは本人にタオルで陰部を洗ってもらいます。それから立ち上がってもらい、お尻

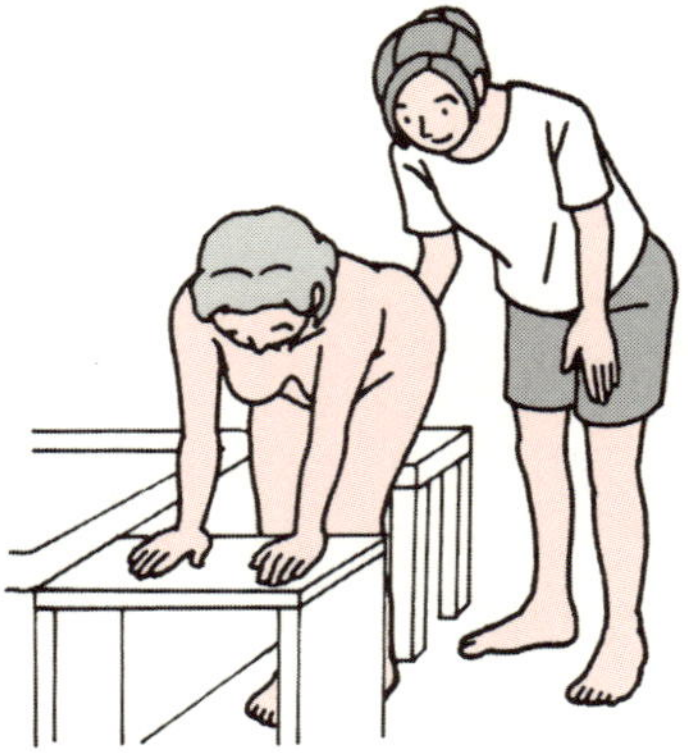

お尻を洗う
（台を利用する場合）

浴槽と同じ高さの台をもう１台置いて、そこに両手を着ける。腰が浮いたら介護者がお尻を洗う

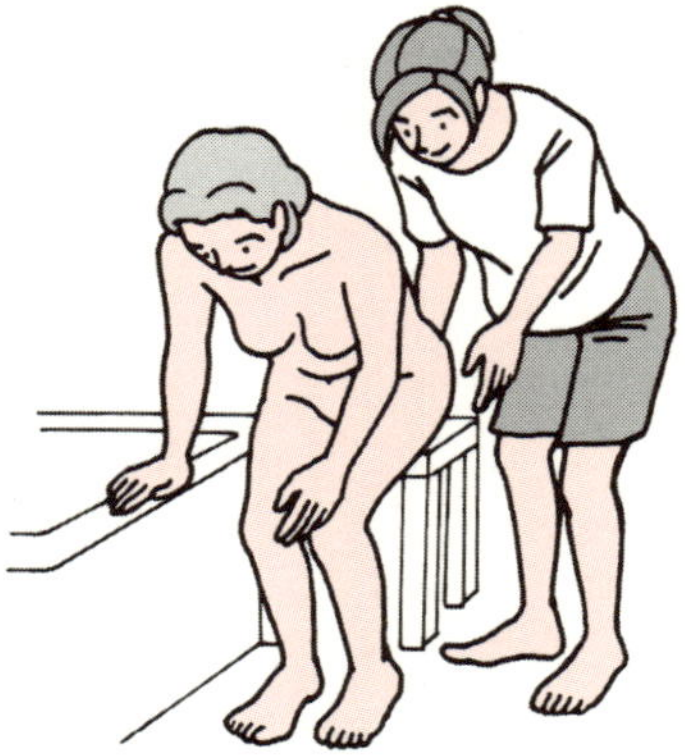

お尻を洗う
（自力で立てる場合）

動くほうの手を浴槽の前のほうに置き、前かがみになって腰を浮かせ、介護者がお尻を洗う

と、洗い残している陰部周辺、太ももの後ろなどは介護者がしっかり洗うといいでしょう。

最後にかけ湯で体に付いた石鹸を洗い流します。このときに「かけ湯が浴槽に入って不潔ではないか」と考える人もいるようです。たしかに気を付けていても多少汚れたお湯が浴槽に入ることは避けられません。しかし浴槽には浮力を最大限に利用するために、お湯がたっぷりと入っている状態です。**浴槽に入るとお湯が溢れて、上のほうに浮いてきた石鹸や汚れはすべて流れ出てしまう**ので、そう神経質になる必要はありません。

慣れ親しんだやり方がいちばん

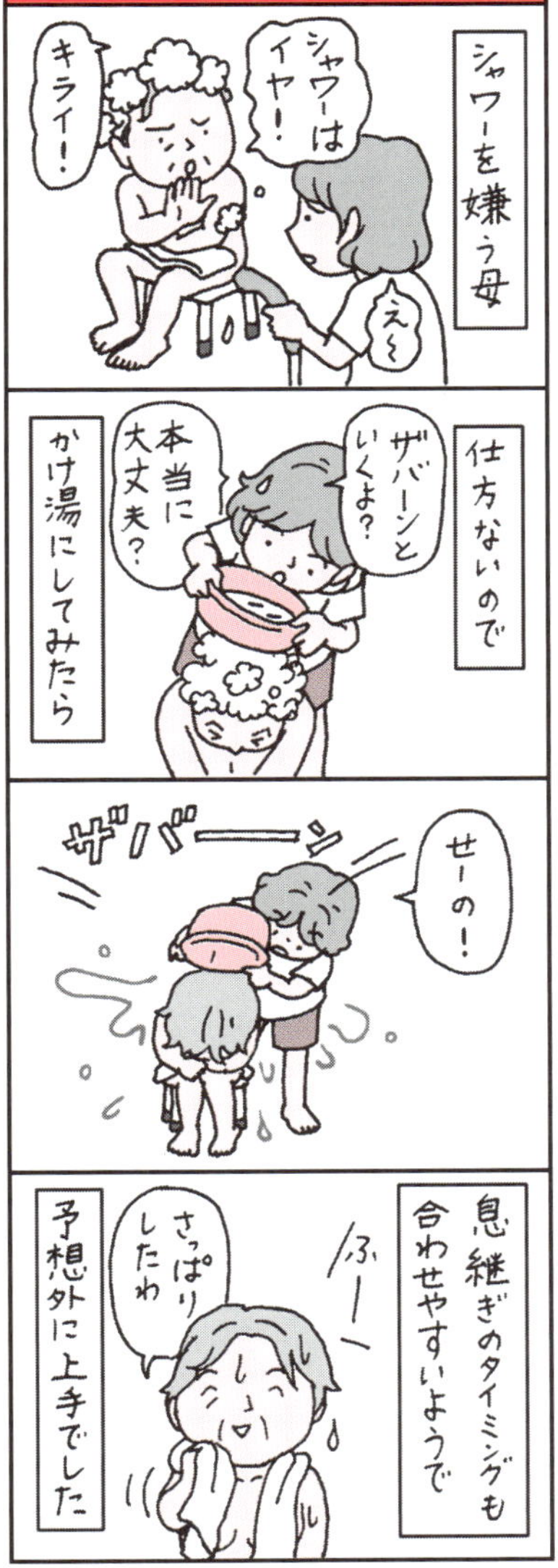
シャワーを嫌う母
シャワーはイヤー！
キライ！
え〜
仕方ないので
ザバーンといくよ？
本当に大丈夫？
かけ湯にしてみたら
ザバーーン
せーの！
息継ぎのタイミングも合わせやすいようで
ふーー
さっぱりしたわ
予想外に上手でした

浴槽に入る方法（左片マヒの場合）

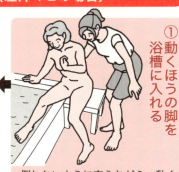

①動くほうの脚を浴槽に入れる

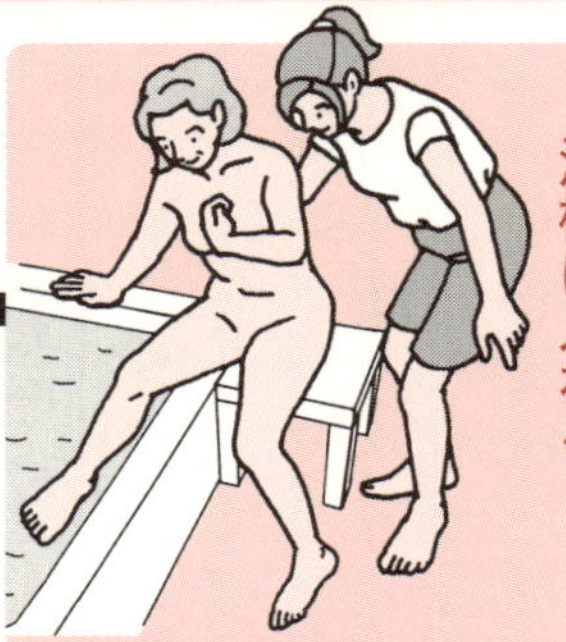

倒れないように支えながら、動く脚を自分で浴槽に入れてもらう

ポイント

浮力を十分に利用するために、お湯はたっぷりと入れておきましょう

②マヒした脚を浴槽に入れる

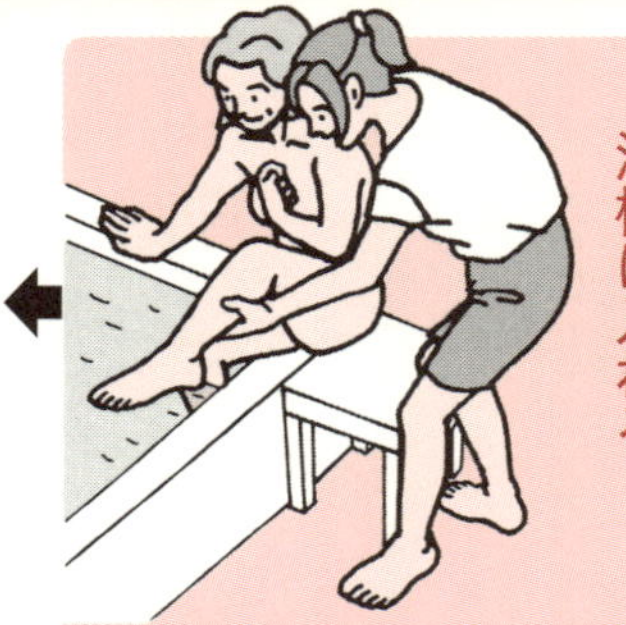

背中は支えたまま、マヒした脚を介助しながら入れる

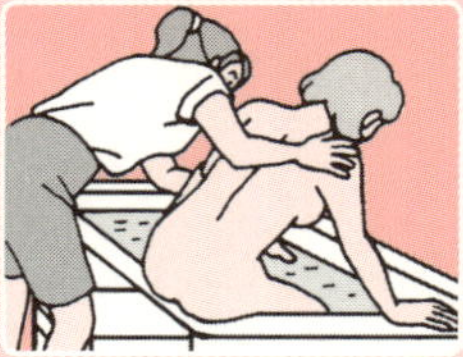

■ステップ3・浴槽に入る方法

若い人とは違い、お年寄りや片マヒがある人は立った状態から浴槽に入ると、バランスをくずす恐れがあるので危険です。**かならず洗い台に座った状態から入るようにしましょう。**

浴槽に入るときは「落ちないか」と心配して力いっぱい介助する介護者も多いようです。しかし**浴槽にお湯をたっぷり入れてあれば浮力が働くので、案外体をフワリと受け止めてくれます。**本人に残っている力と浮力に任せて、介護者は必要以上に力を入れずに、手は添える程度をイメージしましょう。

③お尻をはさむように持つ

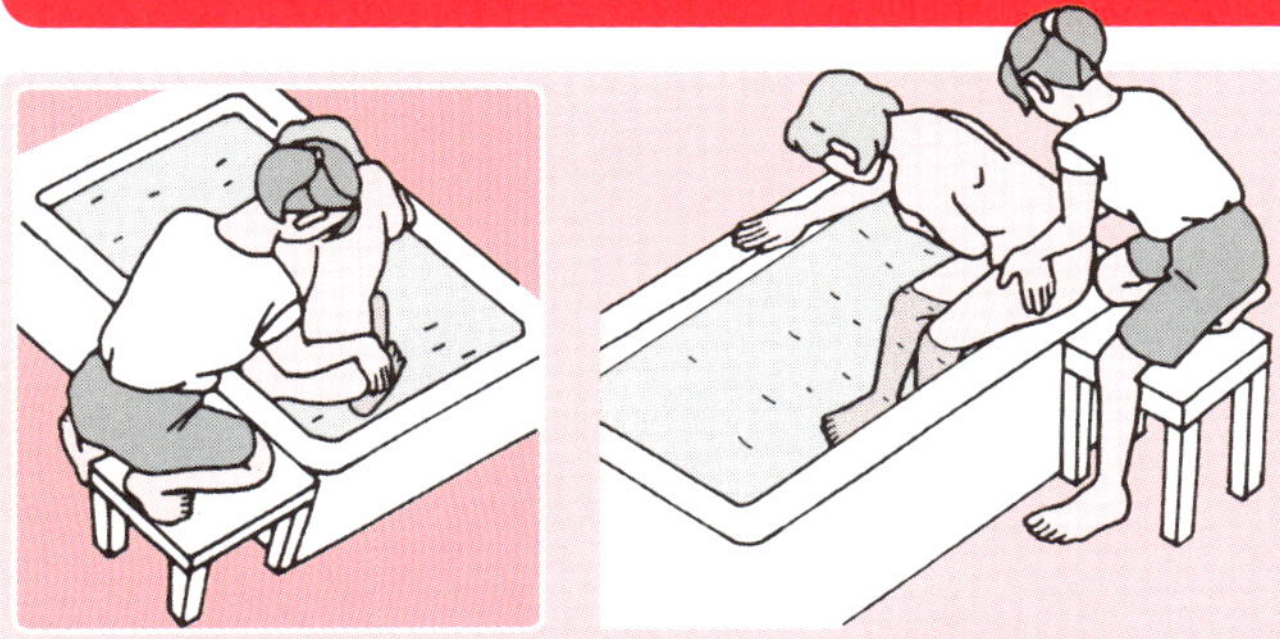

両足が浴槽の床に着いたら、介護者は洗い台に片ひざを着けて、お尻を持つ

④体全体を浴槽に入れる

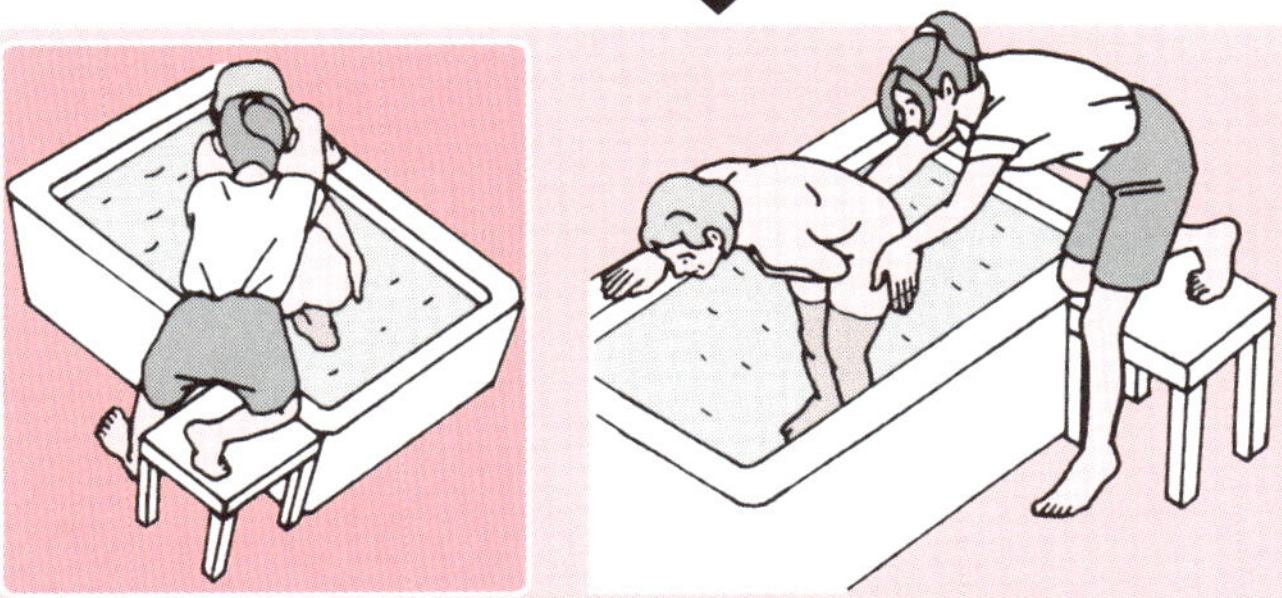

前かがみになってもらい、お尻を前に押し出すようにする

⑤浴槽にお尻を入れる

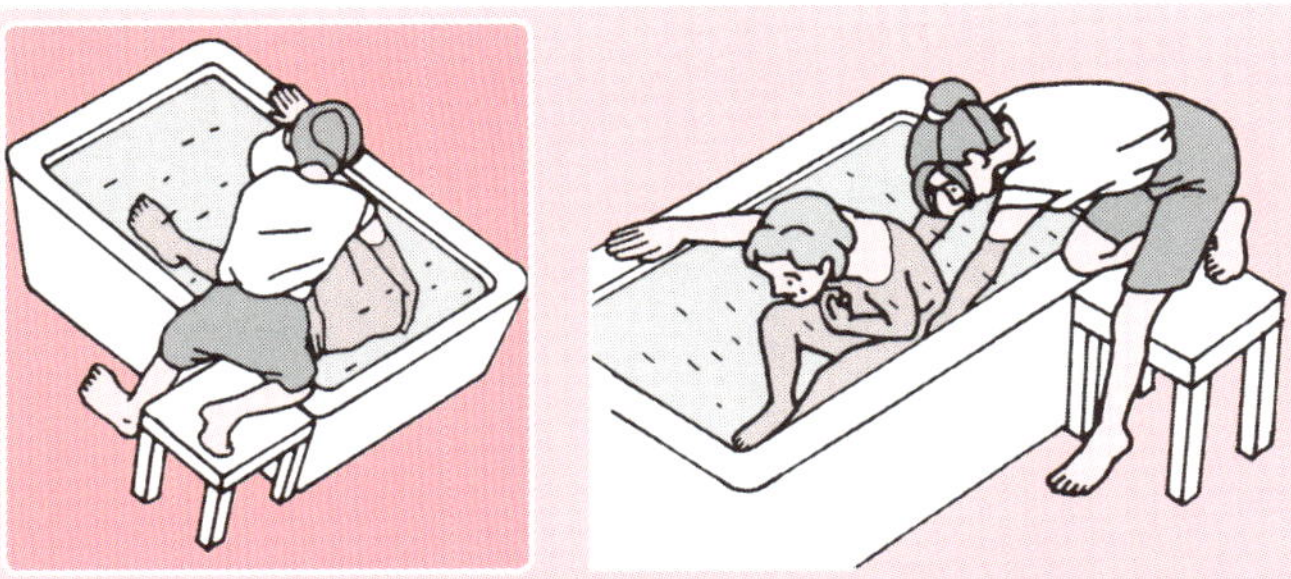

前かがみのまま、お湯の浮力を利用してゆっくり体を沈める

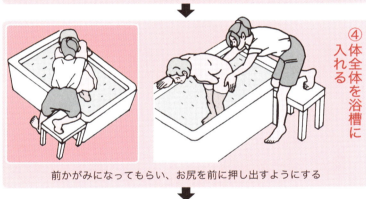

浴槽から出る方法（左片マヒの場合）

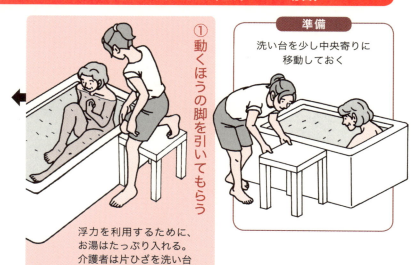

準備

洗い台を少し中央寄りに
移動しておく

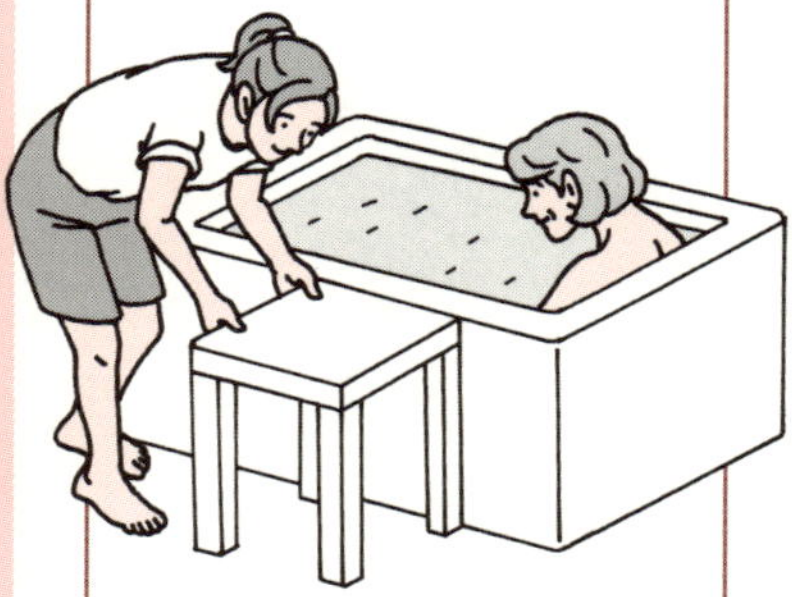

①動くほうの脚を引いてもらう

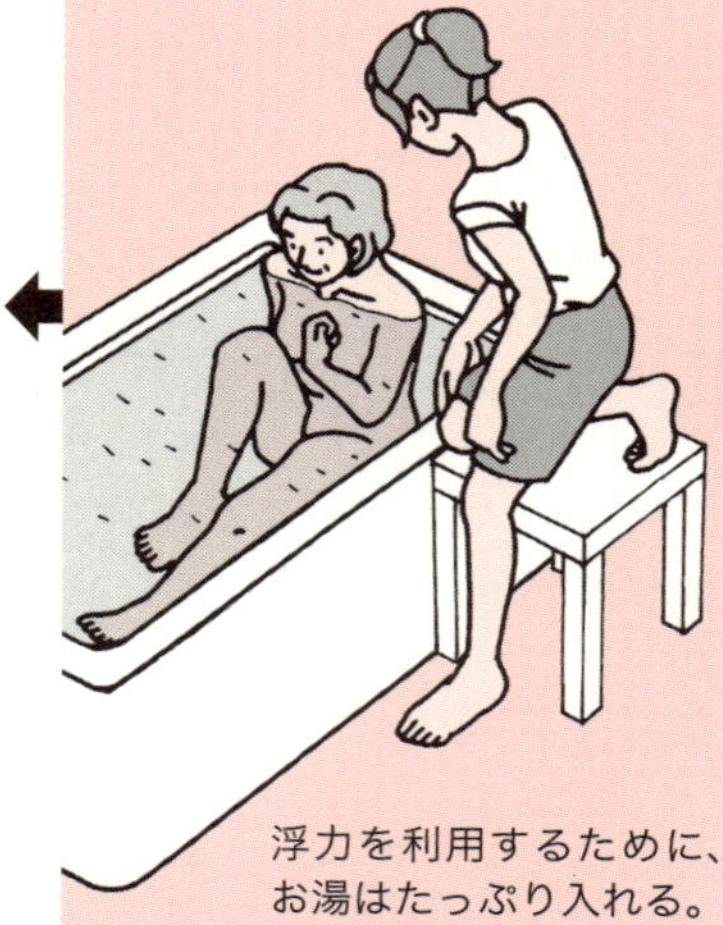

浮力を利用するために、
お湯はたっぷり入れる。
介護者は片ひざを洗い台
に乗せると腰が楽になる

ステップ4・浴槽から出る方法

自力で出ることができないお年寄りの体を浴槽から出すのに苦労している介護者も多いでしょう。力任せに持ち上げようとして、腰を痛めやすいポイントでもあります。

浴槽から出るときの介助のコツは、人間の生物学的な動きと浮力を利用することです。

つまり、**「脚を引いて、前かがみになって、浮力でお尻を浮かせる」という3点を知っていれば、余分な力を使わずに浴槽から出てもらうことができます。**

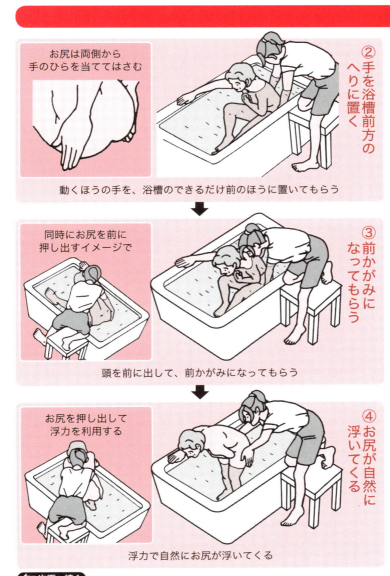

②手を浴槽前方のへりに置く

お尻は両側から
手のひらを当ててはさむ

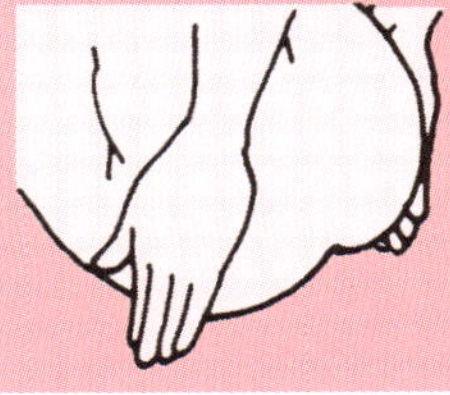

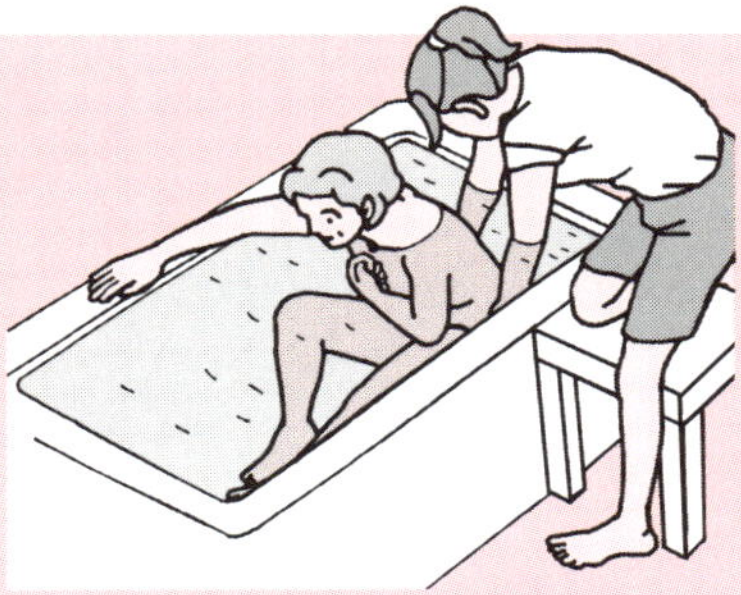

動くほうの手を、浴槽のできるだけ前のほうに置いてもらう

↓

③前かがみになってもらう

同時にお尻を前に
押し出すイメージで

頭を前に出して、前かがみになってもらう

↓

④お尻が自然に浮いてくる

お尻を押し出して
浮力を利用する

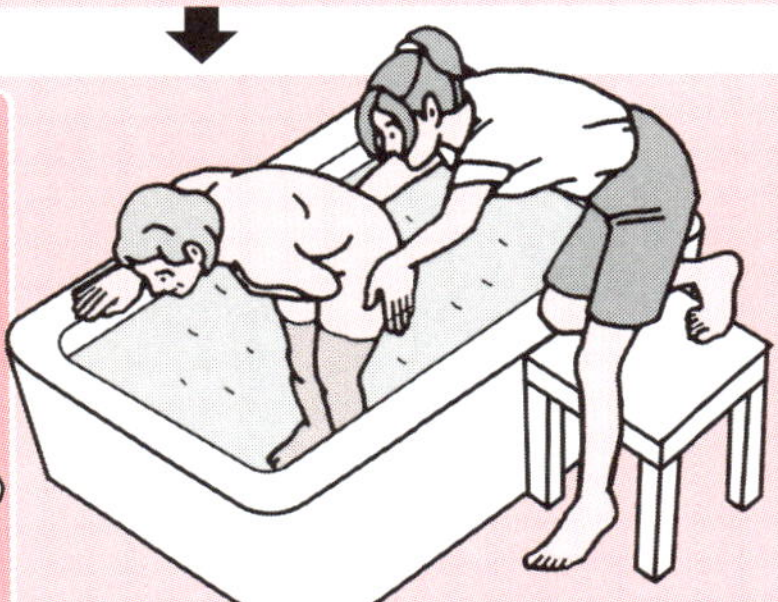

浮力で自然にお尻が浮いてくる

次頁へ続く

浴槽から出る方法（左片マヒの場合）

前頁からの続き

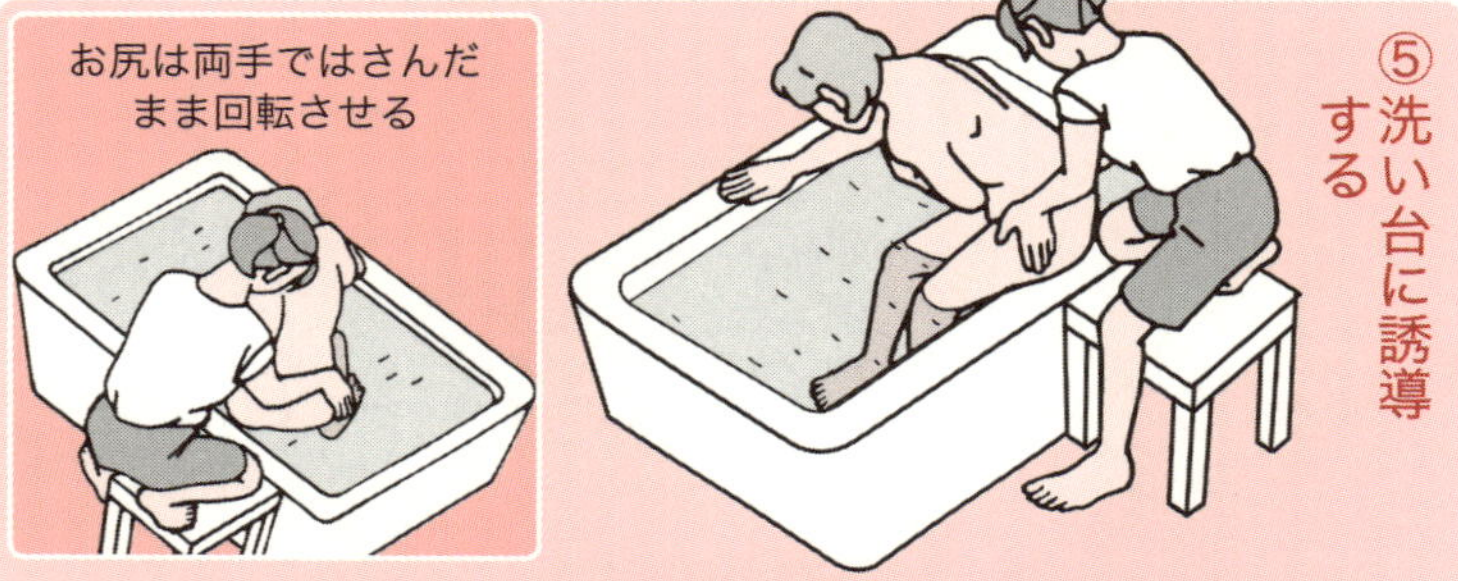
⑤洗い台に誘導する
お尻は両手ではさんだまま回転させる

洗い台に座るまで、本人の手は浴槽のへりに置いてもらう

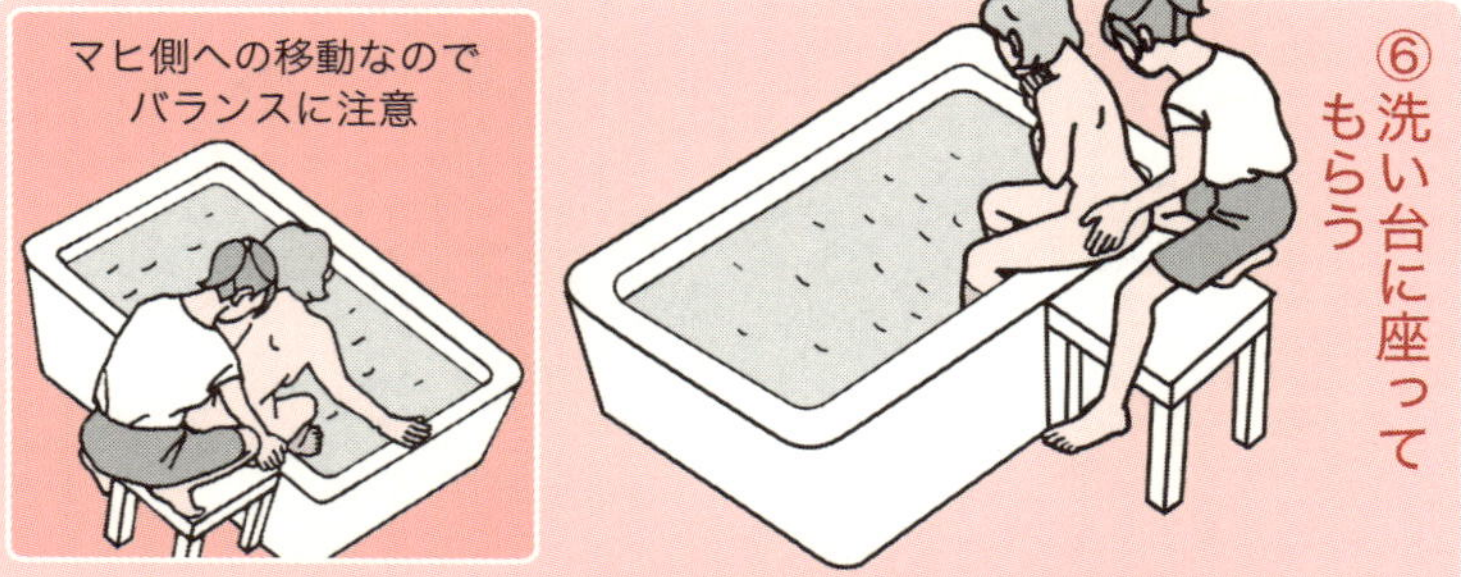
⑥洗い台に座ってもらう
マヒ側への移動なのでバランスに注意

足が浴槽の底に着いていることを確認して、本人の手を体の近くに戻す

浴槽から出るときに介護者が腰を痛めやすいのが、洗い台に誘導するまでの流れです。介護者はここでつい、お尻を持ち上げようとしてしまいます。しかしお尻を真上に持ち上げようとする動きは人間の生理学的な動きから外れるので、本人の残った力の妨げになってしまい、非効率的です。

介助をするときはお尻を持ち上げるのではなく、お尻を両手ではさむようにして持ち、前に押し出すようイメージしましょう。これ

⑦マヒした脚を出す

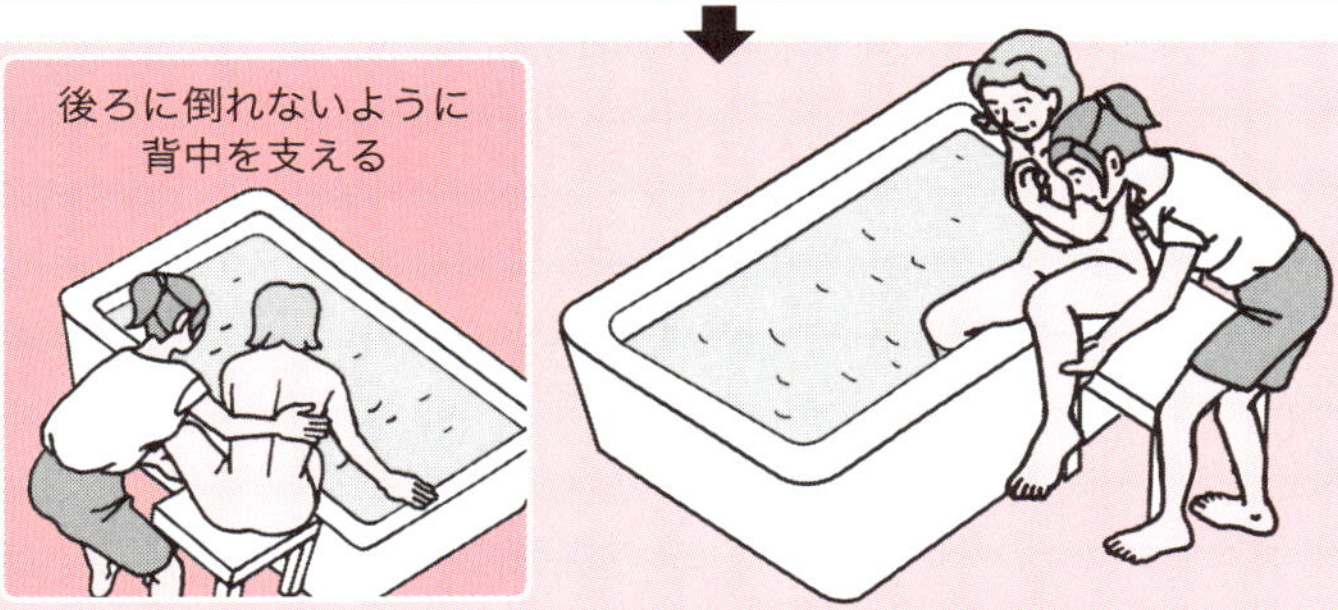
後ろに倒れないように
背中を支える

手は浴槽のへりをつかんでもらい、マヒした脚を介助しながら出す

⑧動くほうの脚を出す

動くほうの脚を自分で出してもらう。しっかり出るまで、浴槽に置いた手と、背中を支える手は動かさない

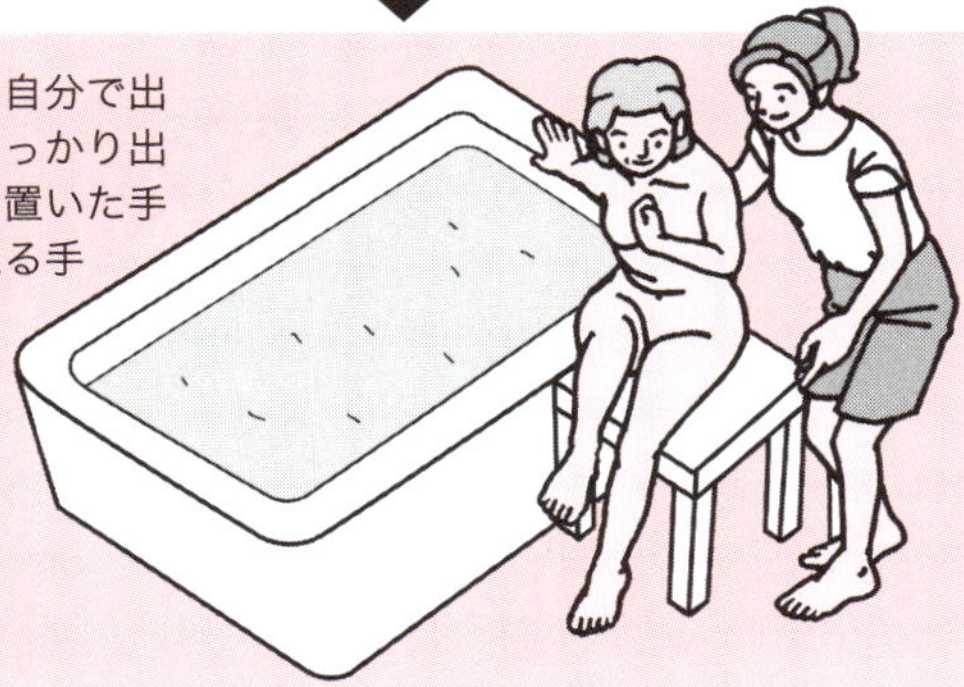

を意識するだけで、入浴介助は劇的に楽になります。

　また、なかには本人の手足の筋力が非常に弱っている場合や、お年寄りと介護者の体格差などがあって、入浴介助がどうしてもうまくいかないこともあるでしょう。その場合は、介護者が片脚だけ浴槽に入った状態で入浴介助をする方法もあります。次の頁で紹介しますので、通常のやり方が合わない場合は参考にしてください。

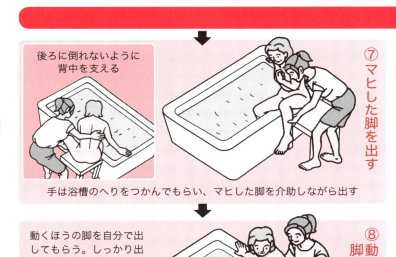

浴槽から出る方法（介護者も浴槽に入る場合）

①脚を引いてもらう

動かせるほうの手はなるべく前方の浴槽のへりに置いてもらう。
動くほうの脚を体に引き寄せてもらったら、介護者は片脚を浴槽の中に入れる

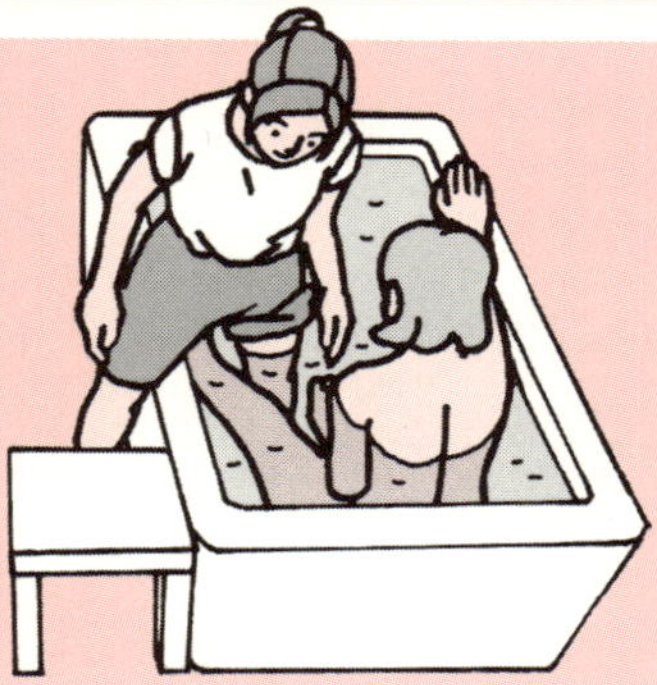

②前かがみになってもらう

本人には前かがみになってもらう。
介護者は背中側に身を乗り出して、両手でお尻をはさむ

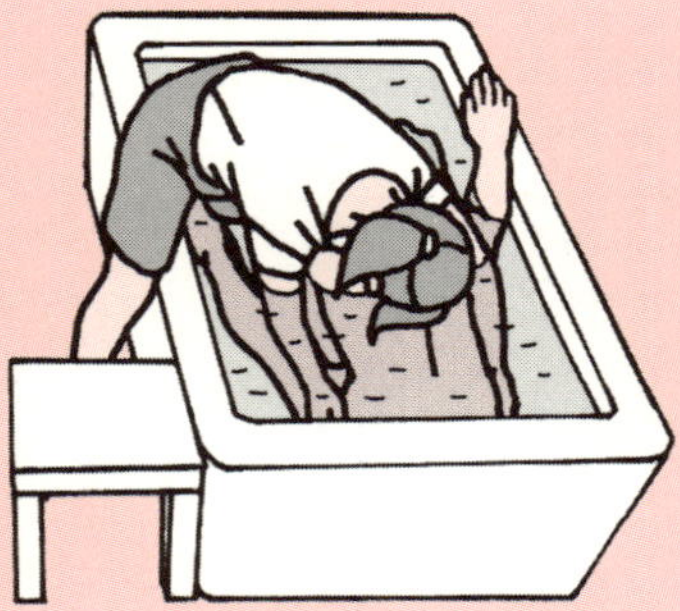

③お尻を引きこむ

お尻を手前に引きこむようにすると、浮力の影響で自然とお尻が浮いてくる

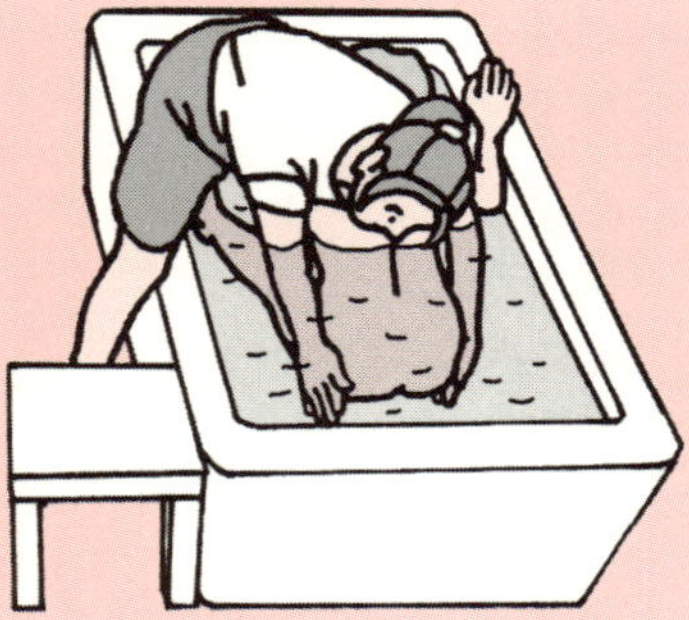

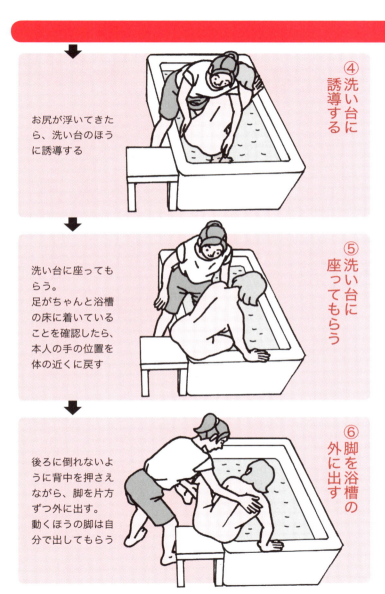

④洗い台に誘導する

お尻が浮いてきたら、洗い台のほうに誘導する

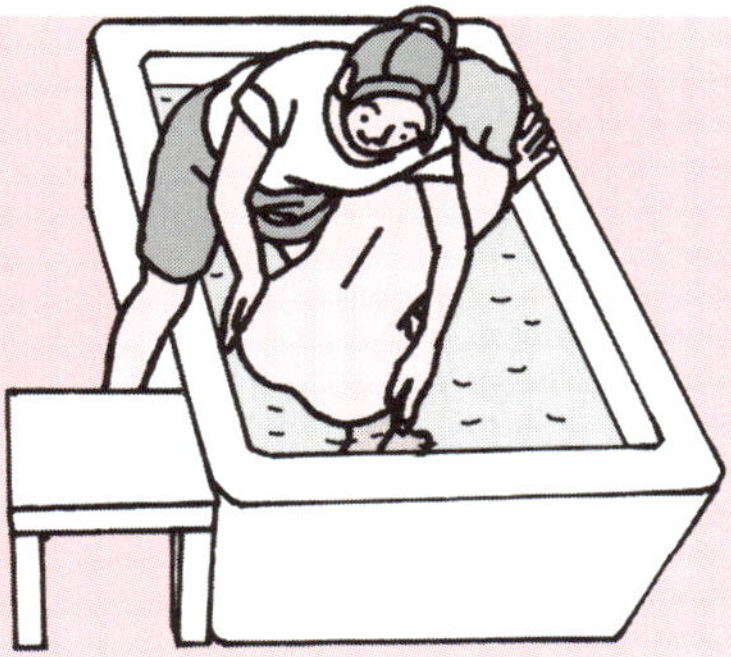

⑤洗い台に座ってもらう

洗い台に座ってもらう。

足がちゃんと浴槽の床に着いていることを確認したら、本人の手の位置を体の近くに戻す

⑥脚を浴槽の外に出す

後ろに倒れないように背中を押さえながら、脚を片方ずつ外に出す。
動くほうの脚は自分で出してもらう

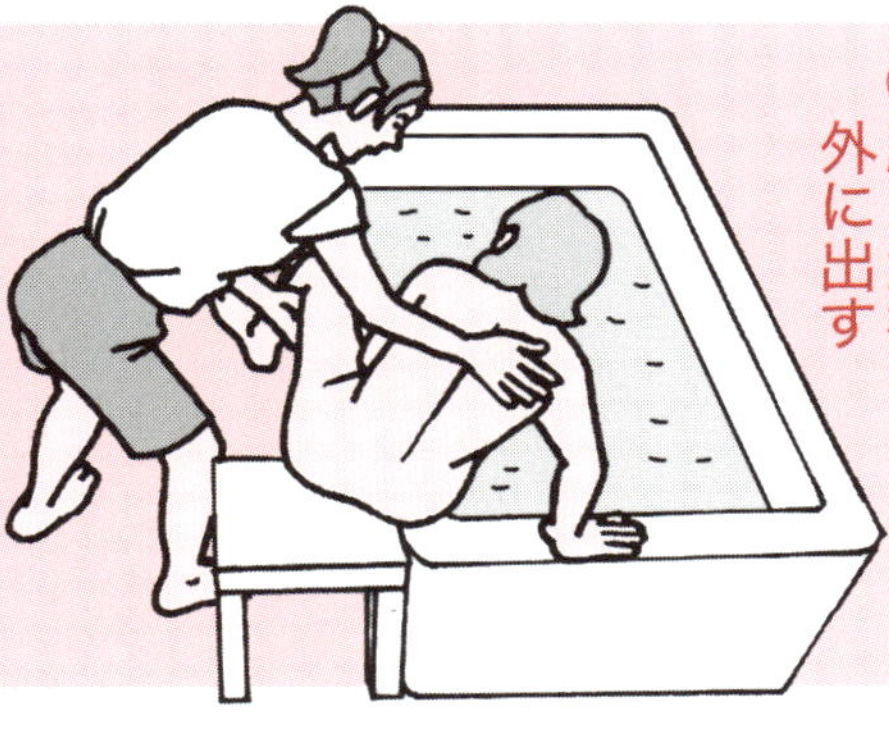

Q17

片マヒの妻をお風呂に入れるときのコツはありますか。

妻は脳腫瘍手術の後遺症によって、四肢マヒになりました。座ることはできるものの、立つことも歩くこともできない状態です。介護は夫である私が一人でしています。大変なことはいろいろありますが、毎日の入浴介助に非常に時間がかかり、私はなかなか自分の時間が持てない状態です。

今のままでは時間的にも体力的にも大変なので、何かいい方法はありませんか。

A

家庭での入浴介助というと、一般的にはまず本人を入浴させ、着替えなどの細々とした介助を全て終わらせてから、ようやく介護者が入浴できる、というケースが多いと思います。仕方のないこととはいえ、一日に何度もお風呂で時間がとられるのは、忙しい家族介護者にとっては非常にもったいないものです。

この場合、ご夫婦であればその関係性を生かして**「一緒に入る」という入浴介助の方法があります。**もちろんご夫婦だけでなく、母と娘や父と息子など、要は「裸の付き合いができる間柄」であれば可能です。

一緒に入る入浴介助法は時間の節約になるうえに、介護者の腰への負担も少ないので、非常に効率的な入浴方法だと言えます。

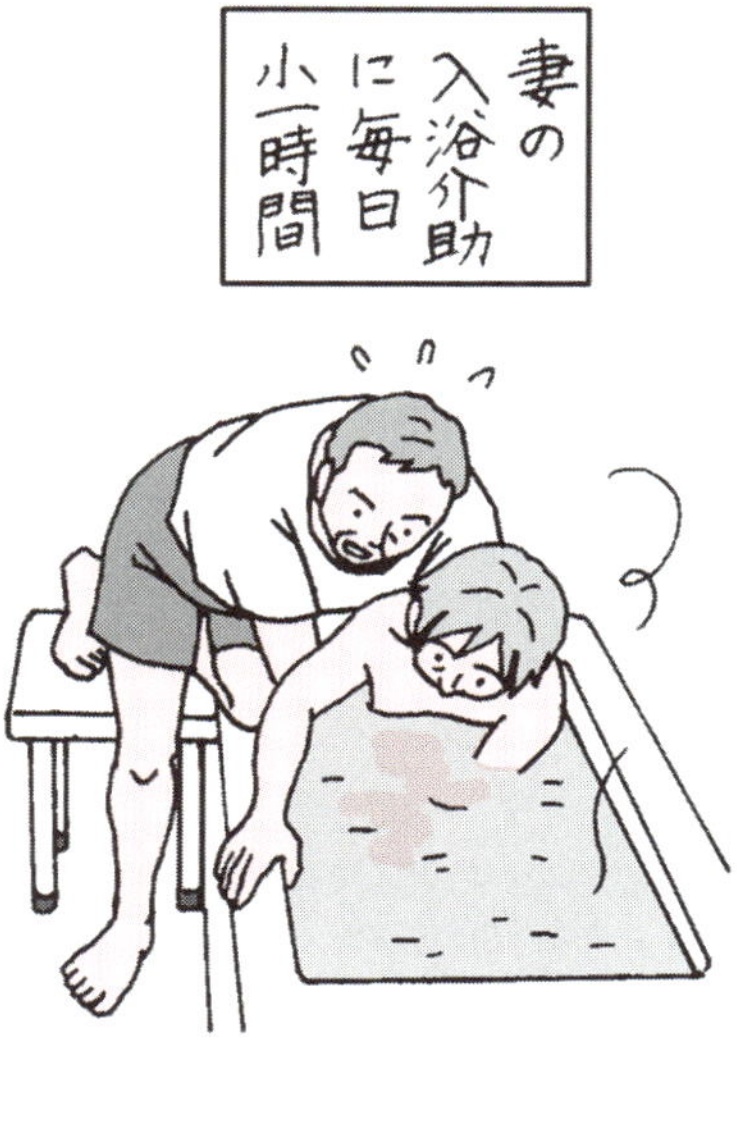
妻の入浴介助に毎日小一時間

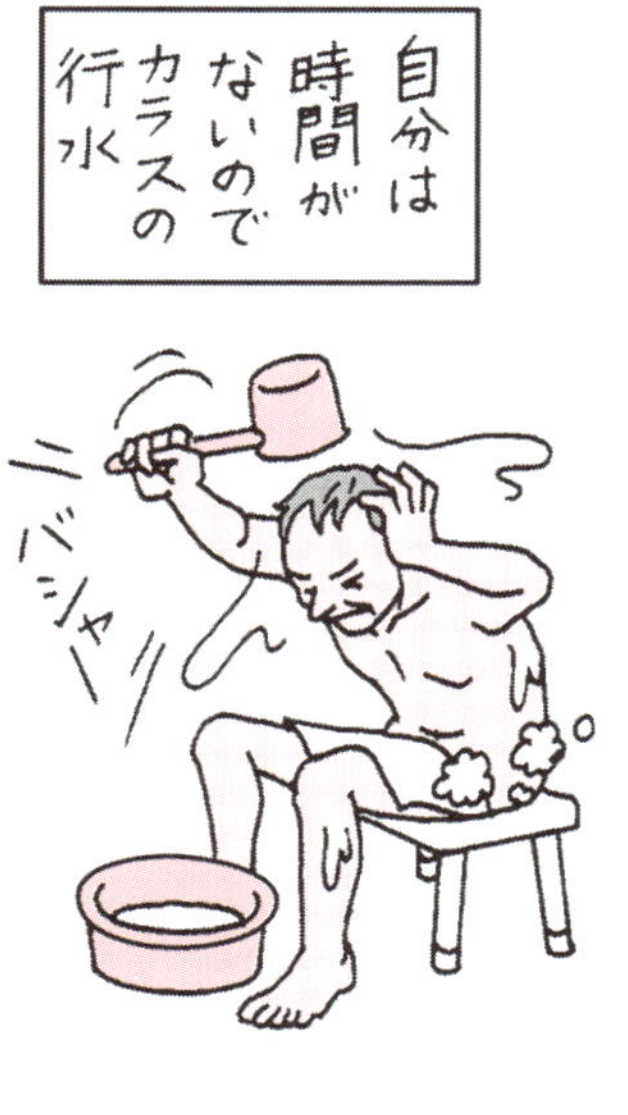
自分は時間がないのでカラスの行水
バシャ

介護者が一緒に浴槽に入る方法

介護者が洋服を脱いで一緒にお風呂に入ることができる場合は、通常の入浴介助とはまったく違う方法が使えます。それは**「介護者のひざの上に本人を乗せて、一緒に浴槽に沈む」というやり方です。このやり方を使えば浴槽の出入りにほとんど力を使いません。**

一緒に入る方法

①脚を入れる

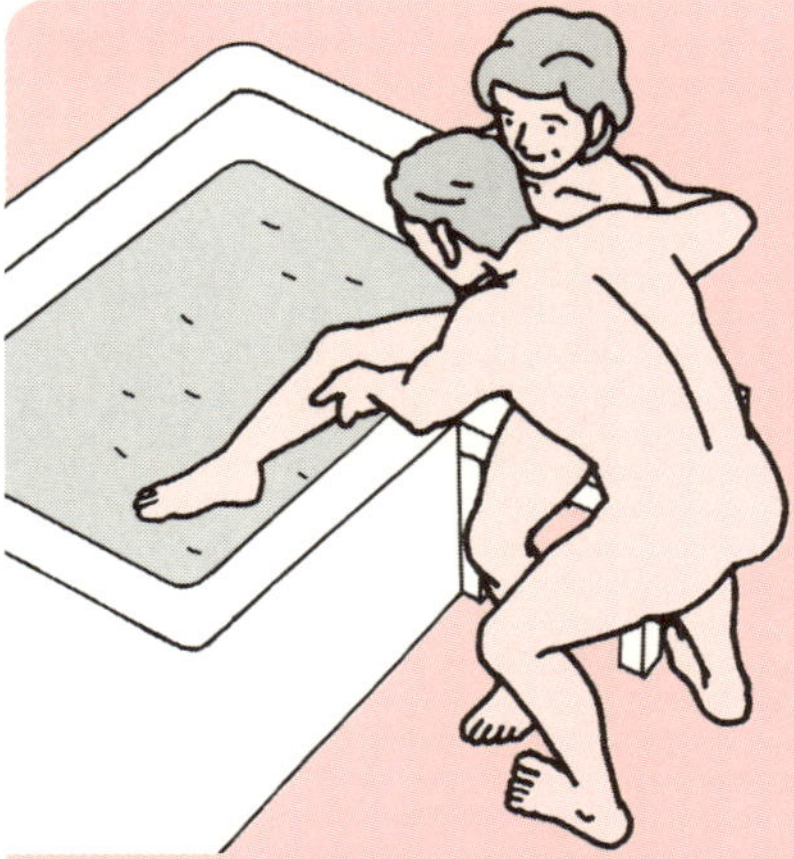

倒れないように背中を支えながら、片脚ずつ順番に浴槽に入れていきます

②介護者が浴槽に入る

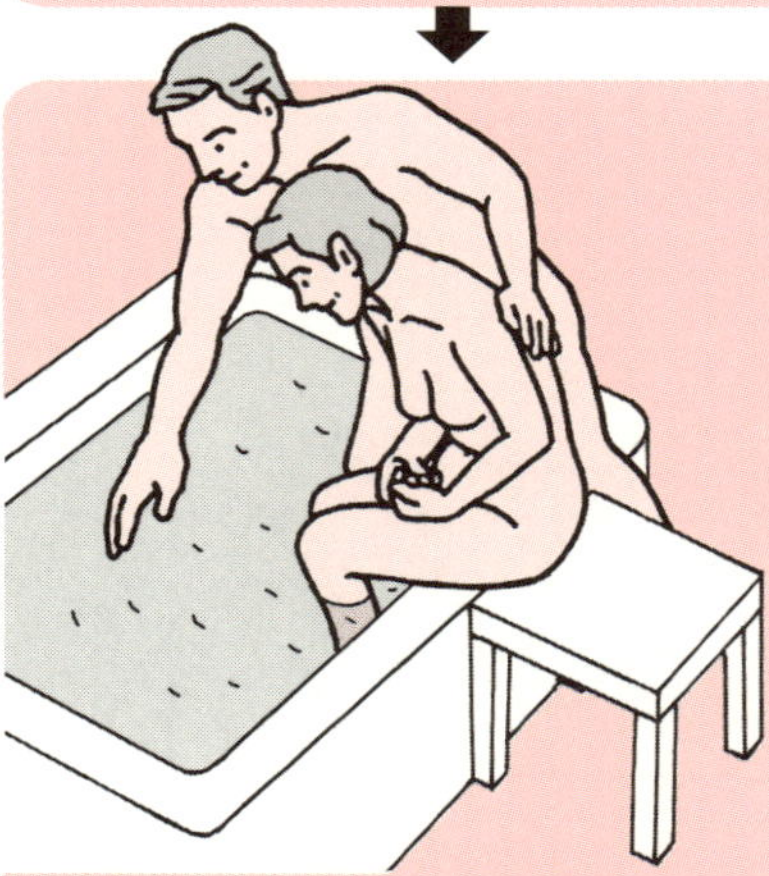

妻の両足が浴槽の底に着いたら、夫も浴槽に入ります。妻が倒れないように背中の手は離さないようにしましょう

③浴槽に誘導する

妻が安定するように前かがみの姿勢をとらせます。
お尻をはさむように持ち、洗い台から浴槽に誘導します

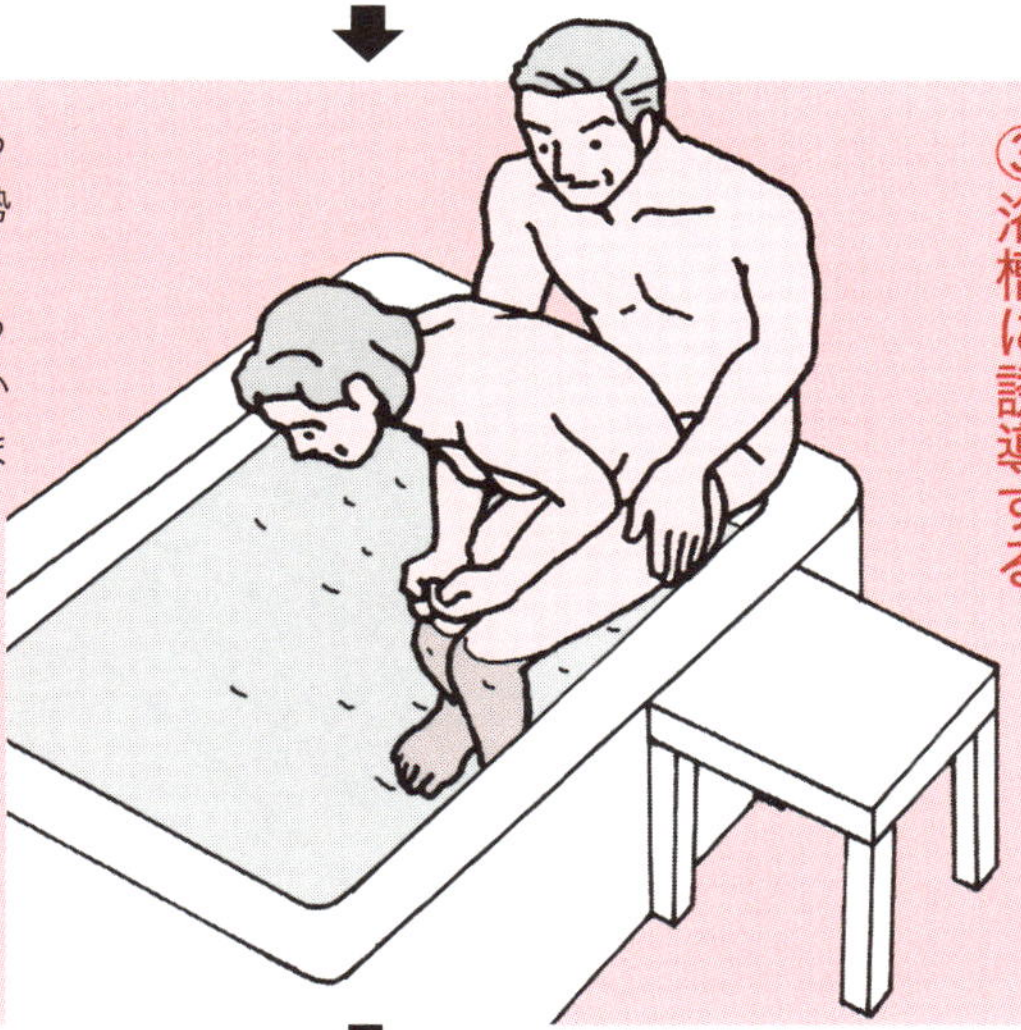

④お尻をひざの上に乗せる

前かがみの姿勢のまま、妻のお尻を夫のひざの上に乗せます。
夫は中腰の状態です

夫の体勢

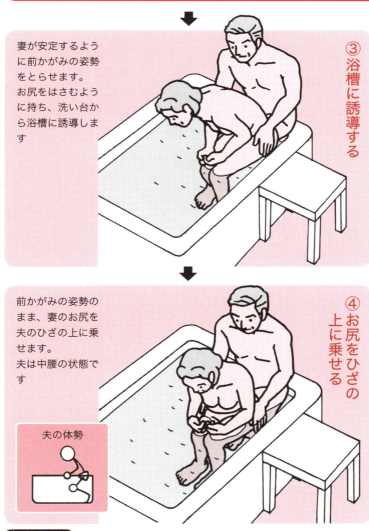

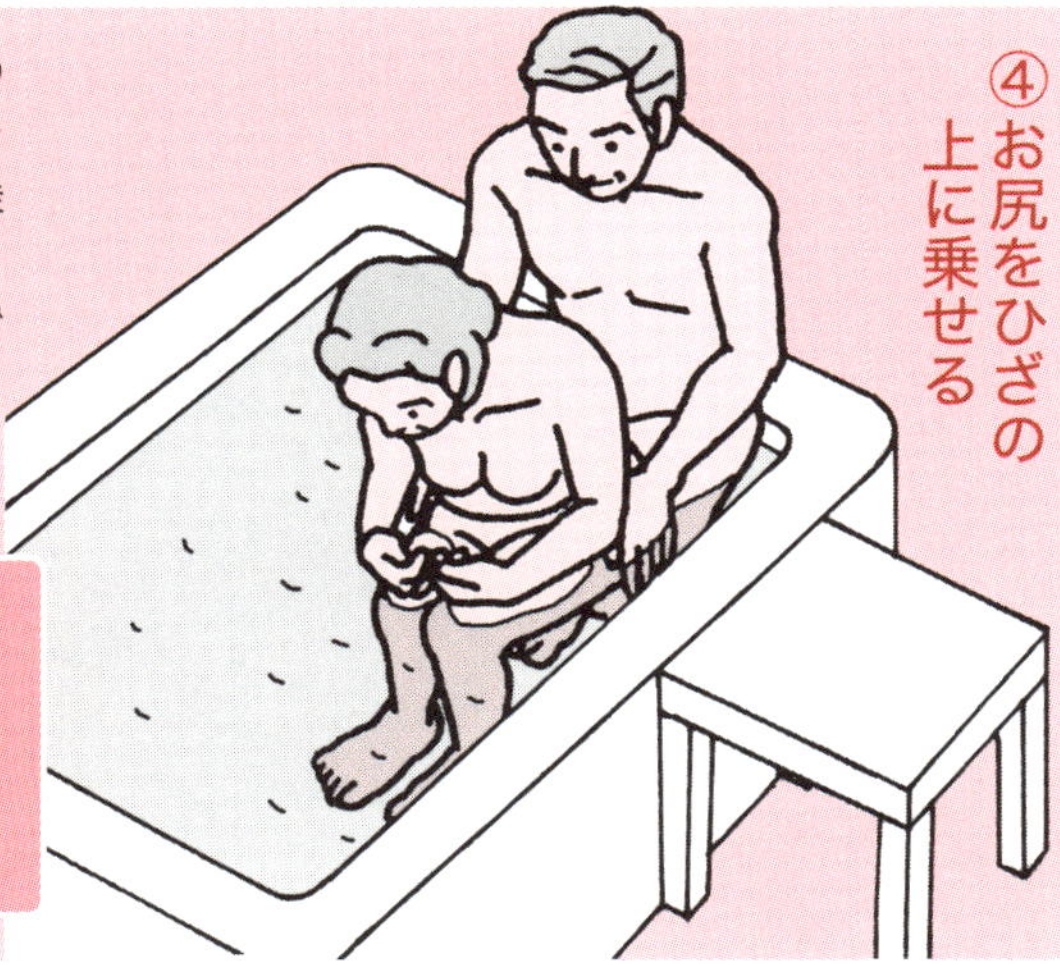

次頁へ続く

一緒に入る方法

前頁からの続き

⑤ひざごと沈む

妻をひざに乗せたまま、お湯の浮力を利用してゆっくりとひざごと沈みます

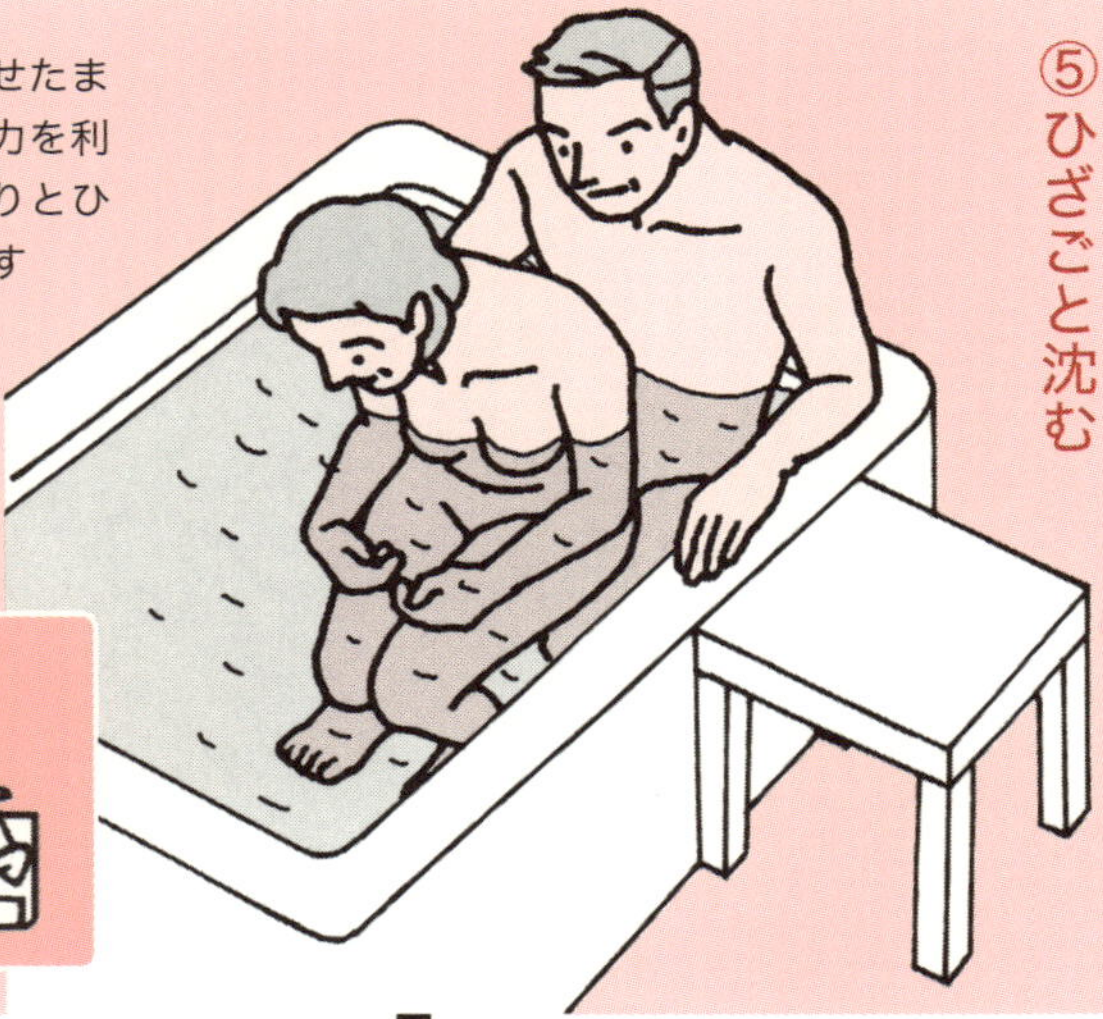

夫の体勢

⑥一緒に入浴する

浴槽の広さや、そのときの感覚によって沈む途中でひざを外すか、ひざに乗せたまま正座して入浴します

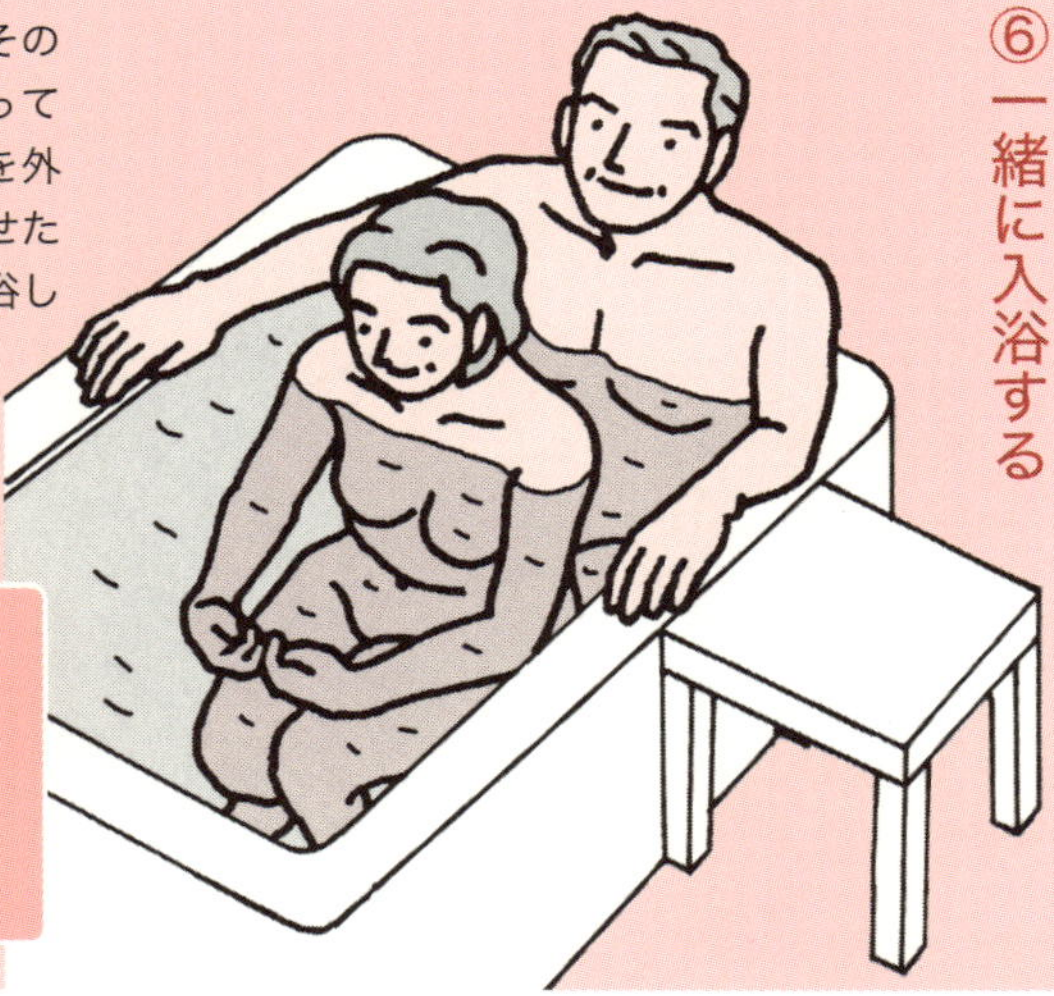

夫の体勢

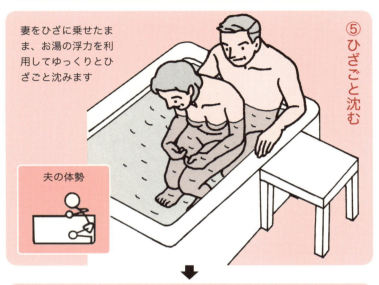

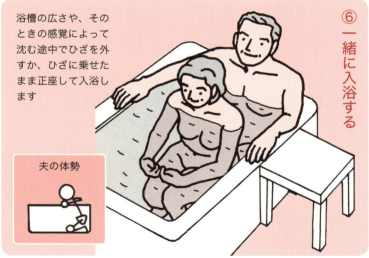

ご夫婦で一緒に入浴するようになってから、関係性がよくなったという話を耳にします。家族が中心になって介護をしていると、長年一緒に暮らしてきた間柄であることから、「わざわざ言わなくてもいいか」と考えてしまい、会話が不足しがちです。

それが一緒に裸になって入浴すると、ゆったりとコミュニケーションをとるまたとない機会になります。**温かいお湯につかりながら話しかけたり、スキンシップをはかったりすれば、とても穏やかでリラックスした時間となることでしょう。二人浴によって生まれるこの穏やかな時間は、家族介護者だからこそつくり出せる素敵な時間と言えます。**

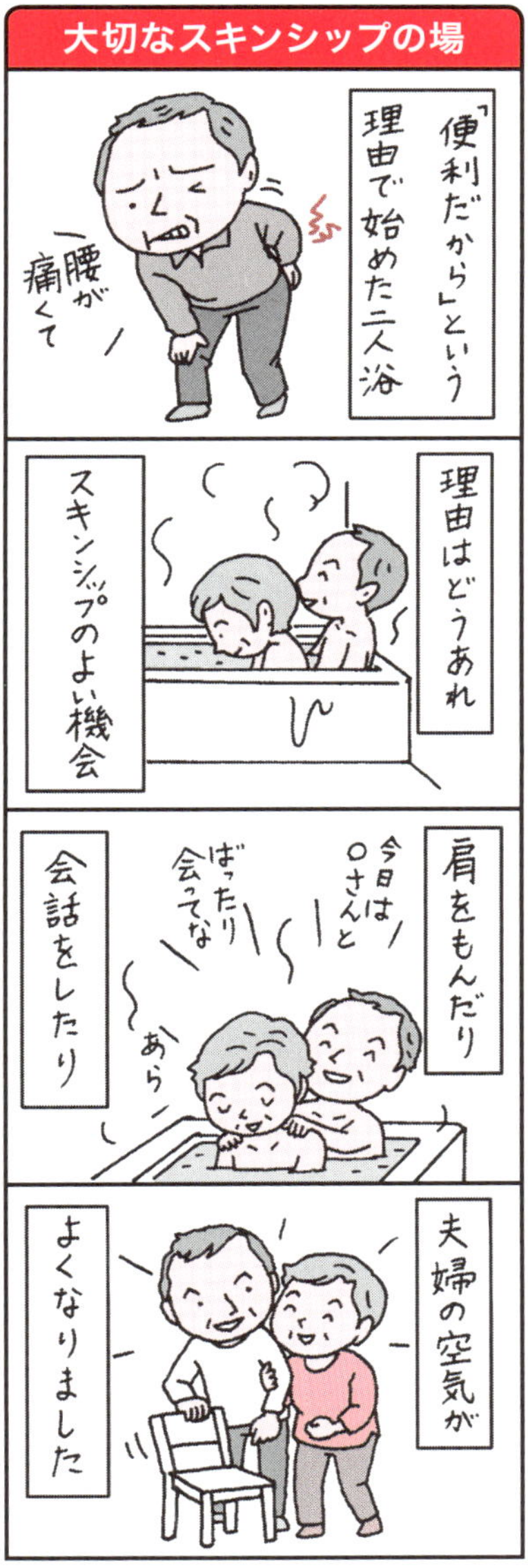
大切なスキンシップの場
「便利だから」という理由で始めた二人浴
腰が痛くて
理由はどうあれ
スキンシップのよい機会
肩をもんだり
今日はOさんと
ばったり会ってな
あら
会話をしたり
夫婦の空気が
よくなりました

介護者が一緒に浴槽から出る方法

介護者が一緒に浴槽に入った場合は、浴槽から出るときも簡単です。入ったときと逆に、浮力を利用しながらひざごと一緒に立てばいいので、**夫婦が逆で、妻が夫を介護する場合も比較的簡単に浴槽から出ることができます。**

一緒に出る方法

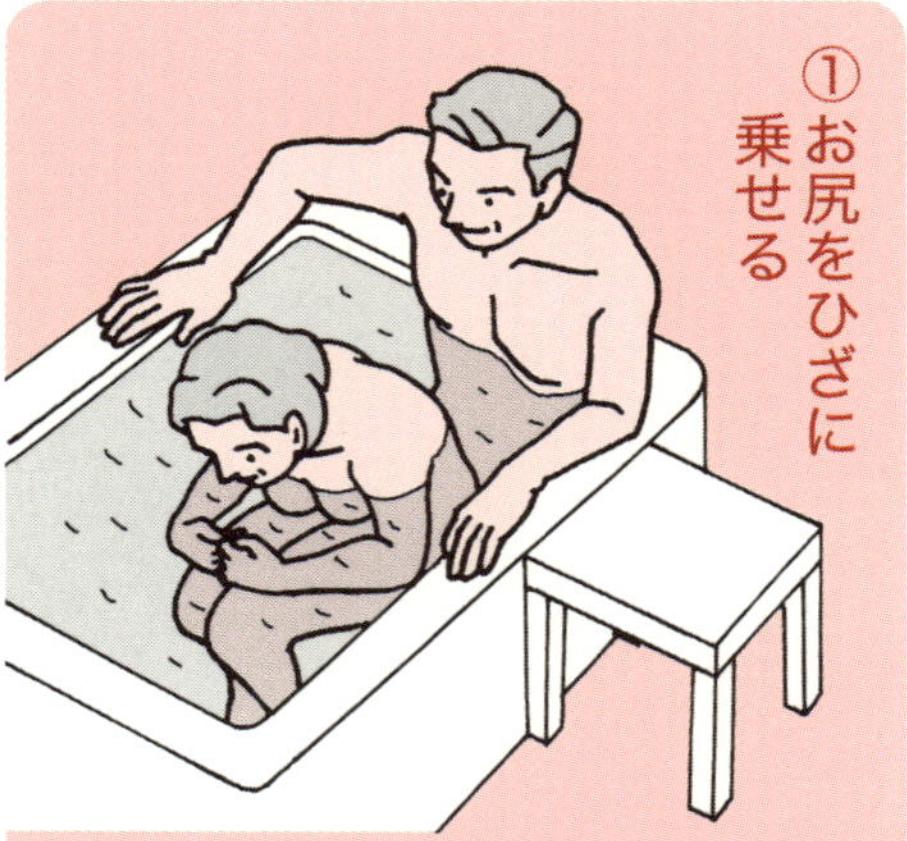

①お尻をひざに乗せる

立ち上がる準備として、妻のお尻が夫のひざの上に乗っていることを確認します

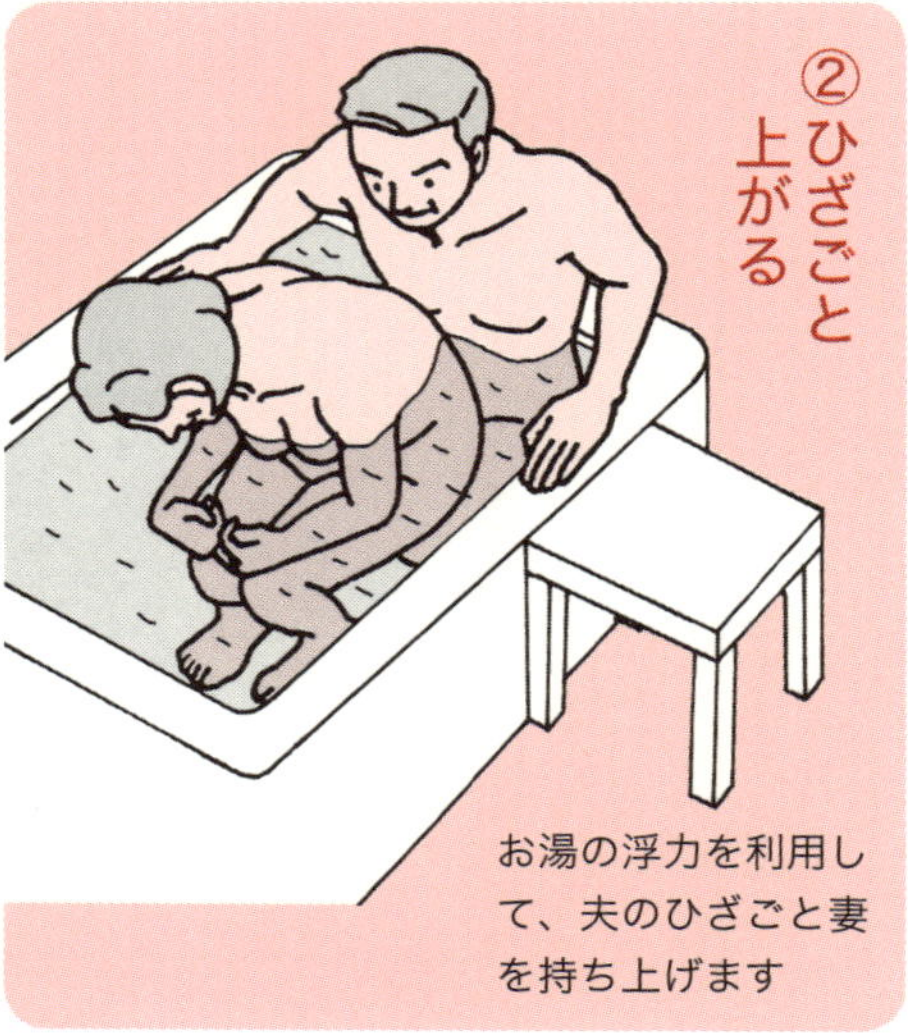

②ひざごと上がる

お湯の浮力を利用して、夫のひざごと妻を持ち上げます

③洗い台に誘導する

妻のお尻をはさむようにして持ち、浴槽から洗い台に誘導します

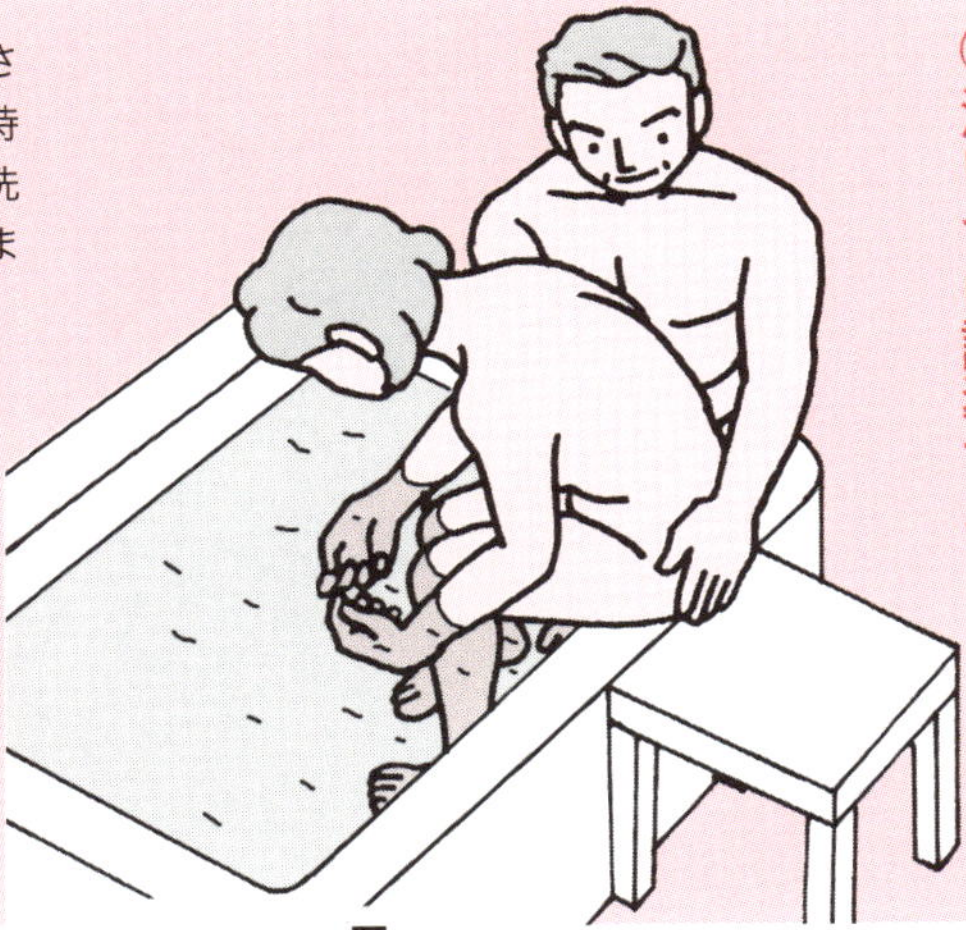

④脚を出す

倒れないように妻の背中を支えながら、片方の脚を浴槽から出します

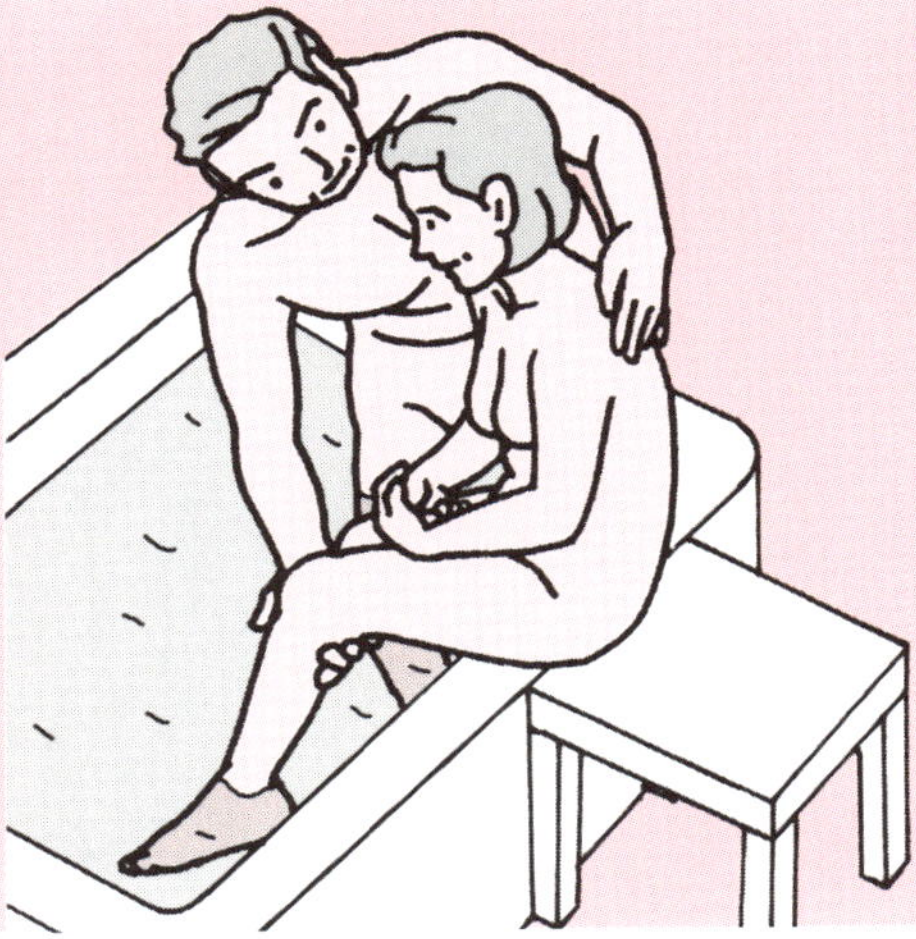

次頁へ続く

一緒に出る方法

前頁からの続き

⑤もう一方の脚を出す

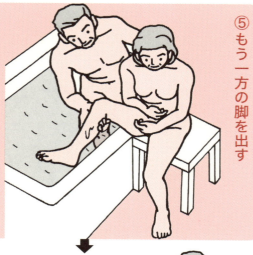

背中を支えたままで、もう一方の脚も浴槽から出します

⑥夫も浴槽から出る

妻の両足が洗い場の床に着いていることを確認したら、夫も浴槽から出ましょう

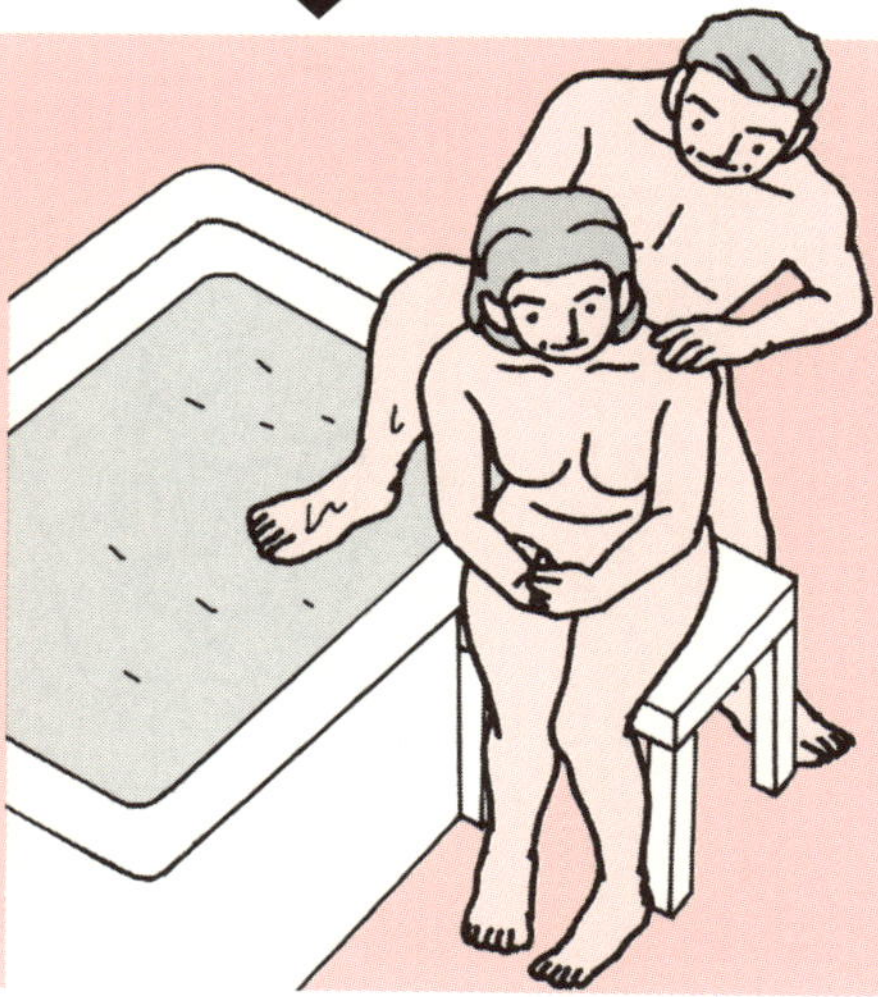

この入浴方法は、**認知症のお年寄りの入浴介助にも非常に有効です。**認知症が深くなると、お風呂の入り方に自信がなくて入浴を面倒に感じたり、自分だけ洋服を脱いで裸になることが納得できずに拒否するなど、意外な理由が隠れていることがあります。これらの「本人なりの理由」は、介護者が一緒に裸になって入れば解決することが多いのです。

また、プライドが高い認知症のお年寄りには、介護者が「お風呂の入り方がわからないので、教えてください」とお願いすると、「仕方がないな」などと言ってスムーズに入浴につながることもあります。**二人浴は人間関係を円滑にする素敵な手段の一つなのです。**

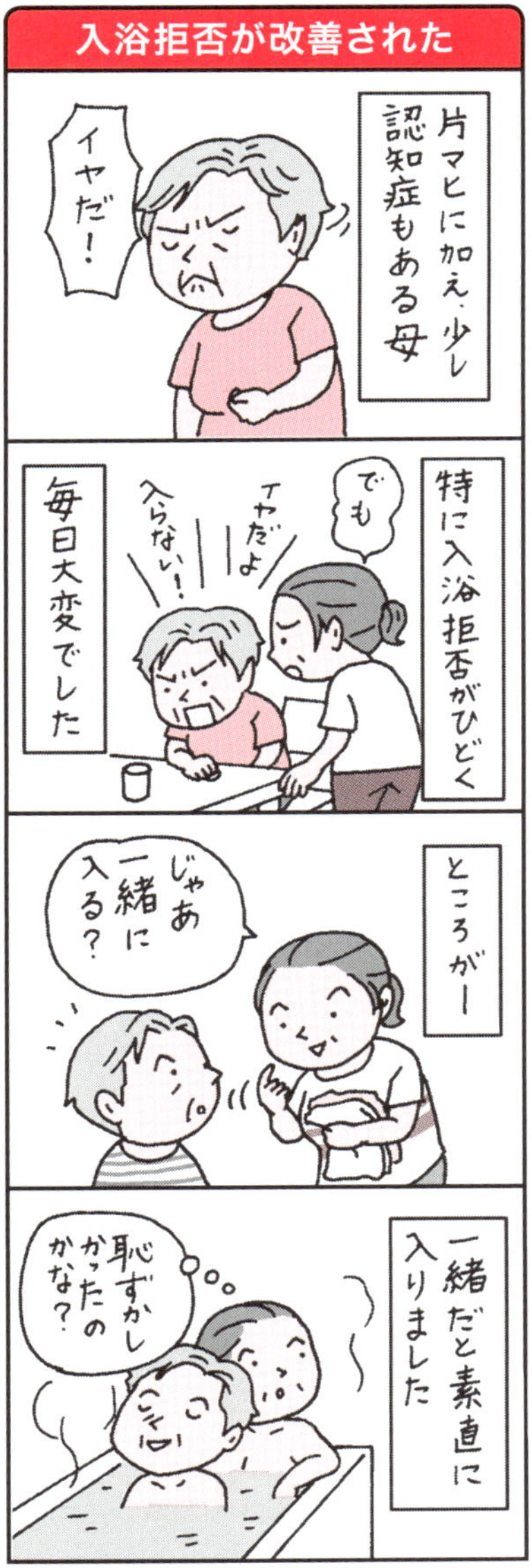
入浴拒否が改善された
片マヒに加え、少し認知症もある母
イヤだ！
特に入浴拒否がひどく
でも
イヤだよ
入らない！
毎日大変でした
ところがー
じゃあ一緒に入る？
一緒だと素直に入りました
恥ずかしかったのかな？

Q18

母の入浴介助をすると、どうしても不安定になってしまって危険です。

母は脳の病気で片マヒになったうえに、一度家の前で自転車と接触事故を起こして骨折しました。それらが原因で、手足の力が非常に弱く、性格も非常に怖がりで消極的です。

そんな母の入浴介助がうまくいきません。浴槽に入れようと思っても、怖がって入ってくれないのです。そのうえようやく浴槽に入ったと思っても、恐怖からか浴槽内ですぐに体勢をくずしてしまいます。

怖がりな母に、何かいい入浴方法はないでしょうか。

A

　怖がりなお母様とのことで、介護者である娘さんはご苦労が絶えないことでしょう。たしかに怖がっていったん浴槽をつかんだら、手を離そうとしないお年寄りを私も何度も見てきました。入浴介助は本人が安心していないと、介助がより大変になってしまうものです。

　一方、特に怖がっているわけではなくても、お湯がいっぱいに張ってある浴槽内で姿勢を保つのは意外と難しく、コツがいります。筋力が衰えている人にとって、浮力は味方にもなりますが、フワフワと浮き上がったり、後ろに倒れてしまう原因にもなるからです。

　浴槽に入ってから姿勢を保つには、前かがみになり、足の裏で浴槽の前の壁を押すようにしてもらうようにしましょう。

安定して入浴するには

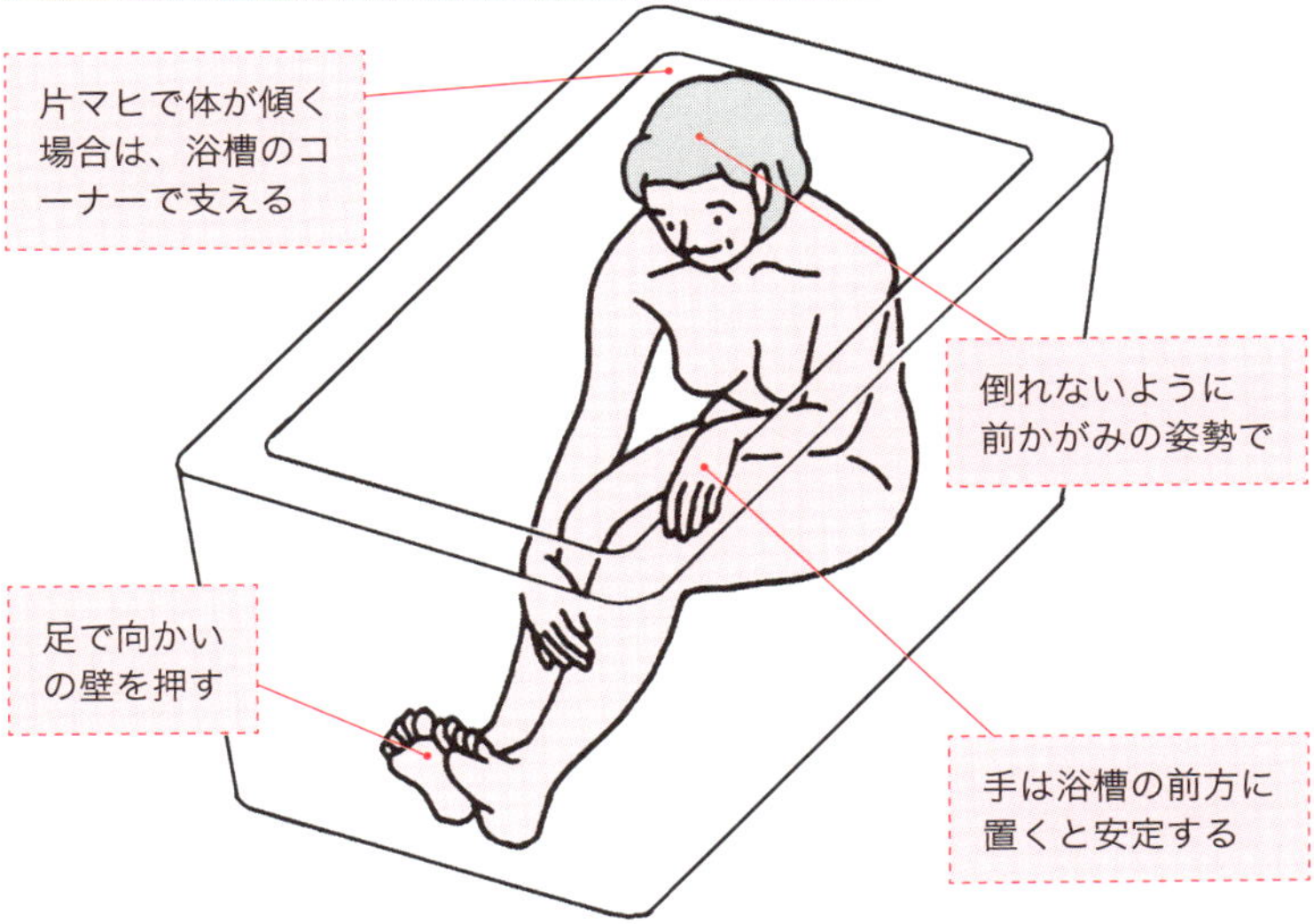

片マヒで体が傾く場合は、浴槽のコーナーで支える
倒れないように前かがみの姿勢で
足で向かいの壁を押す
手は浴槽の前方に置くと安定する

■手を離さずに浴槽に入る方法

脚の力がほとんど入らない人や、恐怖心が強い人には「手を離さずに浴槽に入る方法」がおすすめです。一度浴槽のへりをつかんだら、**ずっと手をそこに置いたまま出入りすることができるので、本人にとって安心感があります。**

不安定な人を浴槽に入れる

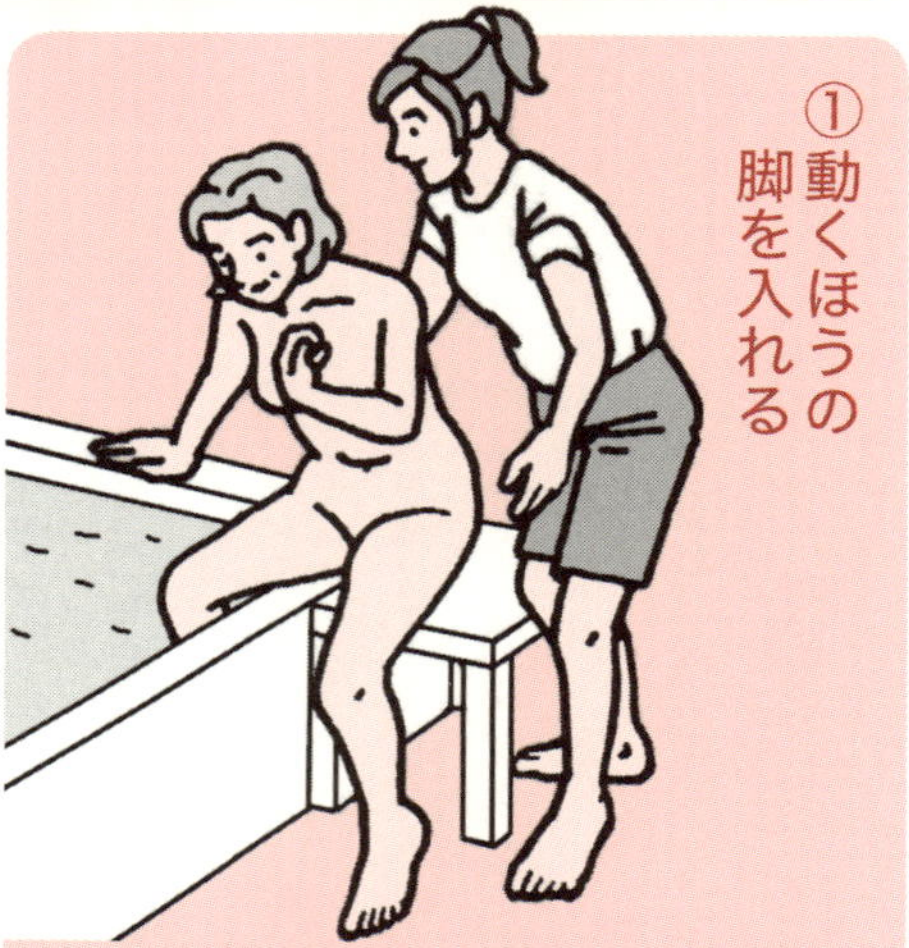

①動くほうの脚を入れる

動くほうの脚を自分で浴槽に入れてもらう。このとき、倒れないように背中を支える

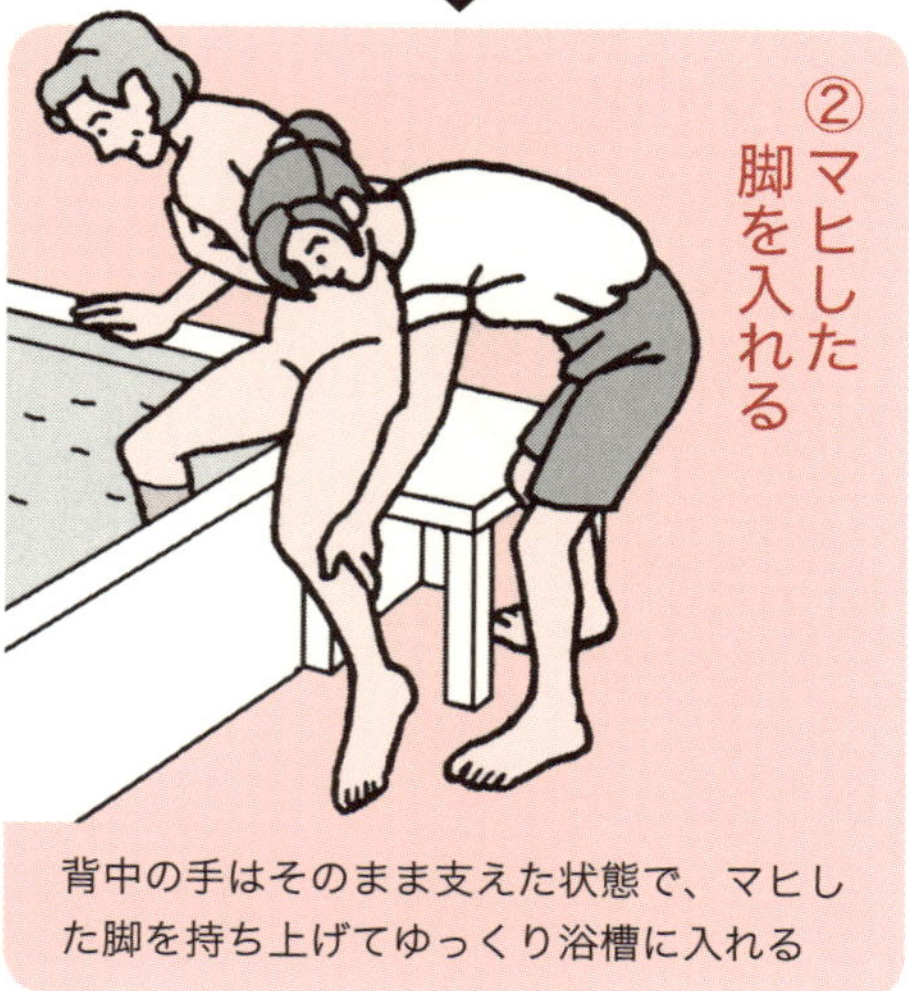

②マヒした脚を入れる

背中の手はそのまま支えた状態で、マヒした脚を持ち上げてゆっくり浴槽に入れる

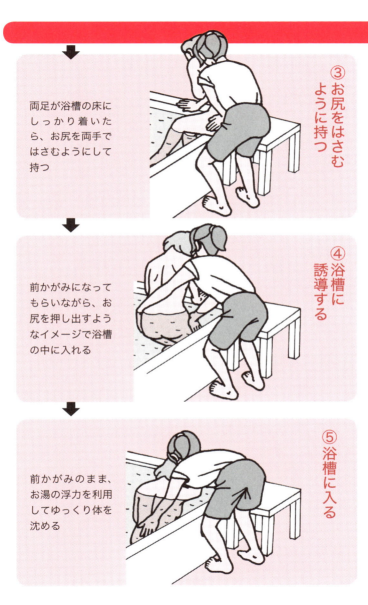

③お尻をはさむように持つ

両足が浴槽の床にしっかり着いたら、お尻を両手ではさむようにして持つ

④浴槽に誘導する

前かがみになってもらいながら、お尻を押し出すようなイメージで浴槽の中に入れる

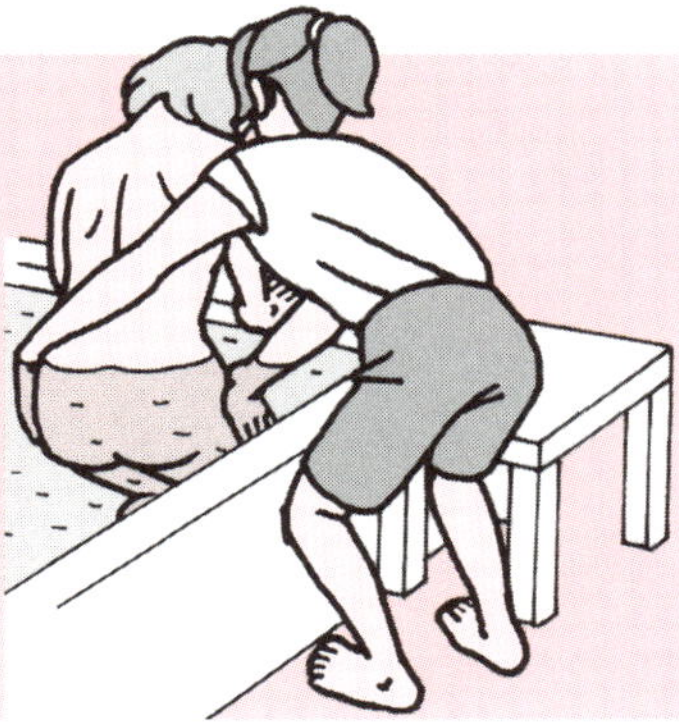

⑤浴槽に入る

前かがみのまま、お湯の浮力を利用してゆっくり体を沈める

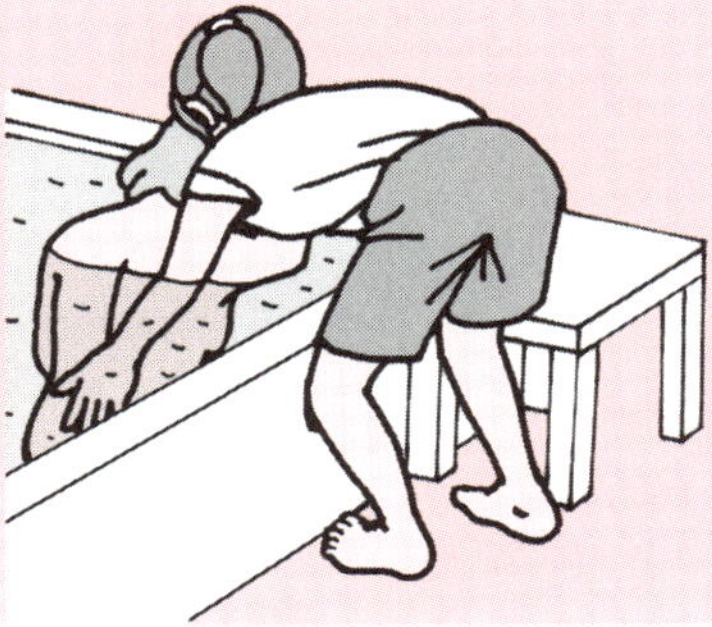

手を離さずに浴槽から出る方法

この方法で浴槽に入ると、終始足が浴槽の壁に当たった状態でブロックされるので、お湯の中でも安定した姿勢を保つことができます。浴槽から出るときは通常の介助と同じで、上に持ち上げるのではなく、お尻を前に押し出すように意識することが大切です。

不安定な人を浴槽から出す

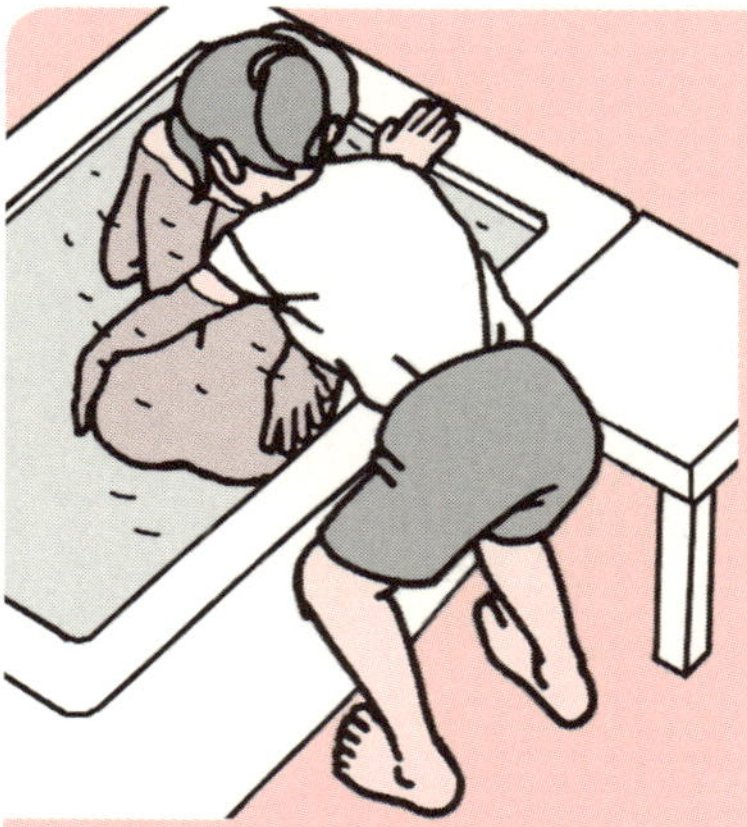

①お尻をはさむように持つ

浴槽の中で前かがみの姿勢をとってもらい、お尻を両手ではさむように持つ

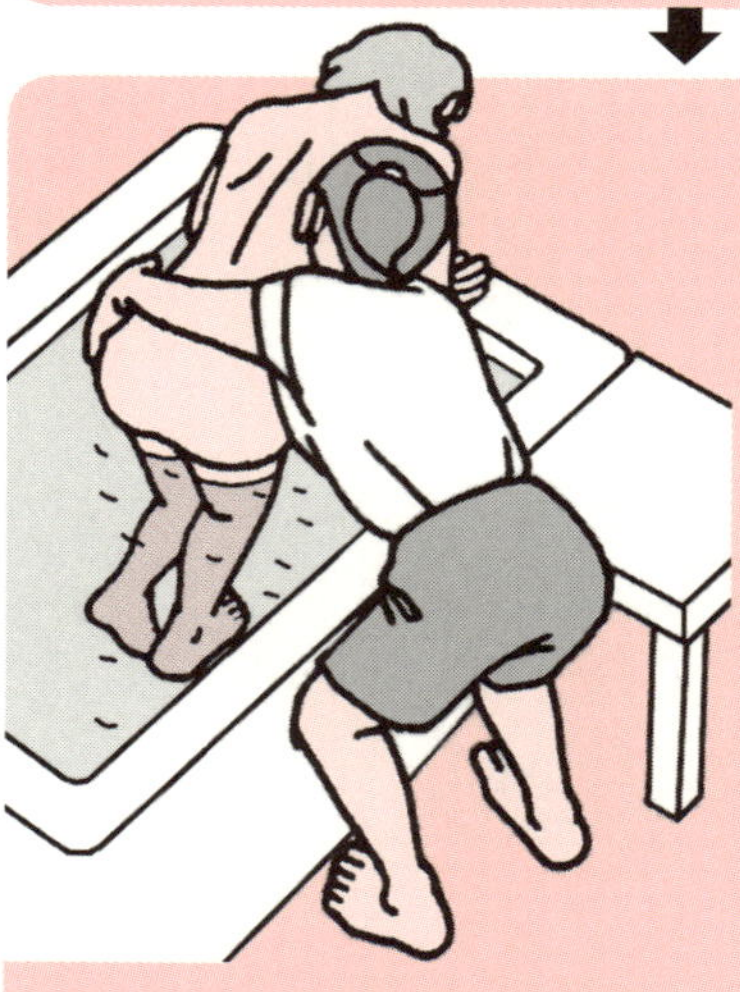

②お尻を押し出す

前かがみの姿勢のまま、介護者はお尻を前に押し出すようにして持ち上げる

③洗い台に誘導する

お尻が浮いてきたら、洗い台のほうに誘導する

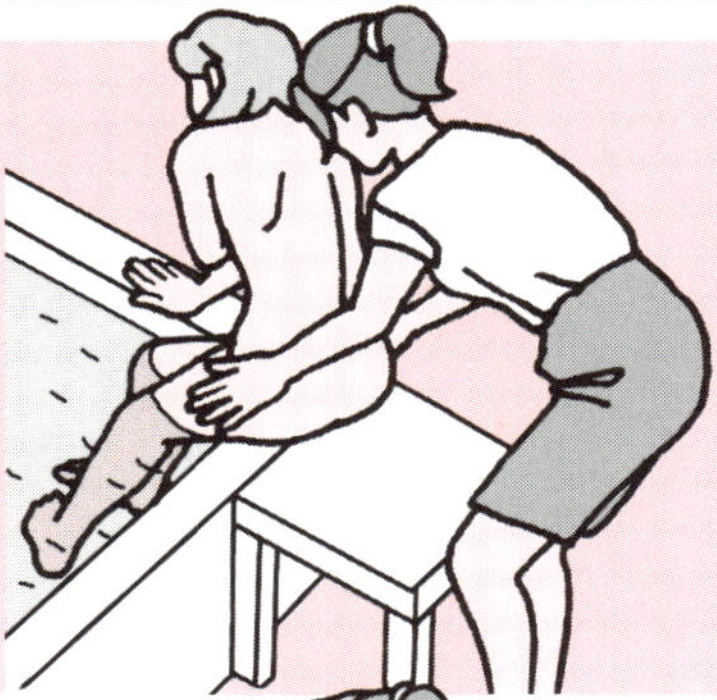

④マヒした脚を出す

お尻を引いて洗い台にきちんと座らせたら、マヒした脚を持ち上げてゆっくりと浴槽から出す

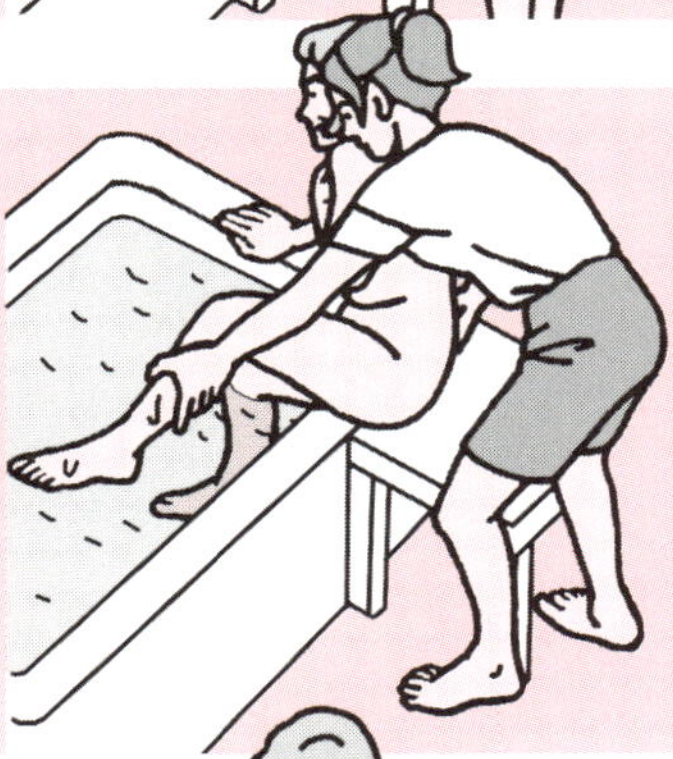

⑤動くほうの脚を出す

倒れないように介護者が背中を支えた状態で、動くほうの脚は自分で出してもらう

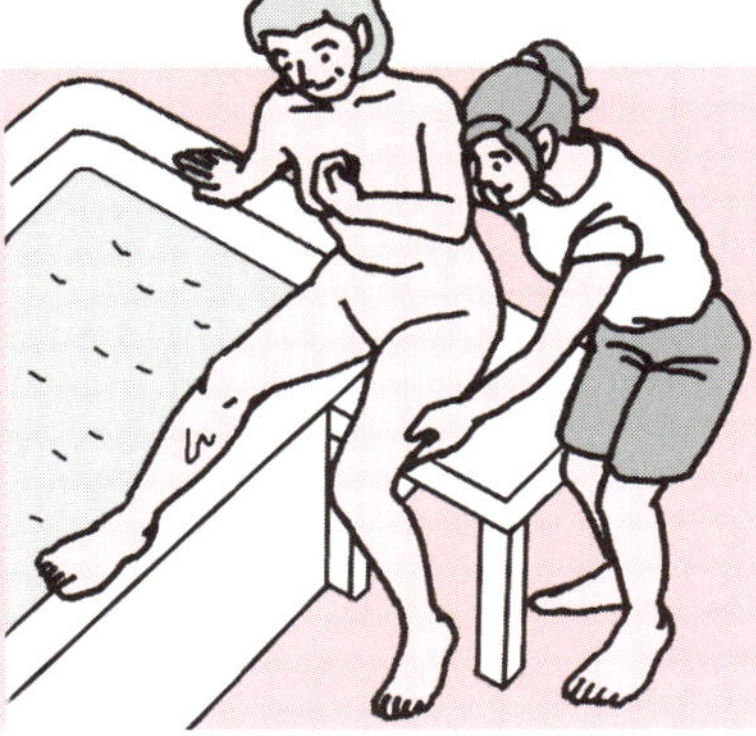

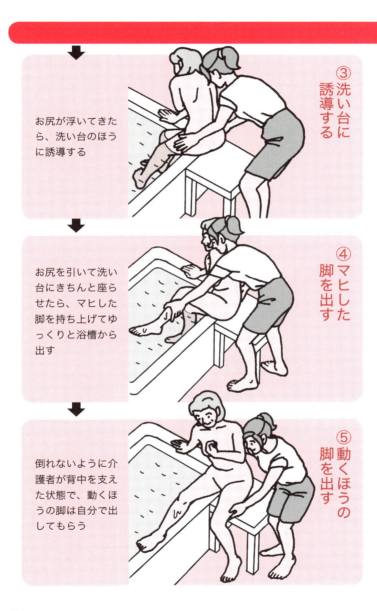

三好 春樹（みよし　はるき）
1950年生まれ。生活とリハビリ研究所代表。1974年から特別養護老人ホームに生活指導員として勤務後、九州リハビリテーション大学校卒業。ふたたび特別養護老人ホームで理学療法士(PT)としてリハビリテーションの現場に復帰する。年間150回を超える講演と実技指導で絶大な支持を得ている。
著書に、『認知症介護 現場からの見方と関わり学』『関係障害論』（以上、雲母書房）、『老人介護 じいさん・ばあさんの愛しかた』（新潮文庫）、『在宅介護応援ブック 認知症ケアＱ＆Ａ』『完全図解 新しい認知症ケア 介護編』『完全図解 新しい介護 全面改訂版』『完全図解 介護のしくみ 改訂新版』『介護タブー集』『認知症介護が楽になる本 介護職と家族が見つけた関わり方のコツ』『最強の老人介護』（以上、講談社）など多数。

東田 勉（ひがしだ　つとむ）
1952年生まれ。コピーライターとして制作会社数社に勤務後、フリーライターとなる。2005年から2007年まで、介護雑誌の編集を担当。医療、福祉、介護分野の取材や執筆多数。著書に『認知症の「真実」』『完全図解 介護のしくみ 改訂新版』（三好春樹氏との共著）『それゆけ！ おやじヘルパーズ』（以上、講談社）がある。

在宅《ざいたく》介護《かいご》応援《おうえん》ブック　介護《かいご》の基本《きほん》Ｑ＆Ａ　　介護ライブラリー

発行日 —— 2015年 1月15日　第1刷発行

著　　者 ———— 三好《みよし》春樹《はるき》
編集協力 ———— 東田《ひがしだ》　勉《つとむ》
装　　幀 ———— 大野リサ
本文・カバーイラスト— 秋田綾子

発行者 —— 鈴木　哲
発行所 —— 株式会社講談社
〒112-8001　東京都文京区音羽2-12-21
電話　出版部　03-5395-3560
　　　販売部　03-5395-3622
　　　業務部　03-5395-3615
印刷所 —— 凸版印刷株式会社
製本所 —— 株式会社若林製本工場

ISBN978-4-06-282467-5　N.D.C.493.7 191p 19cm